A. BONAIN

Traité

de l'Intubation du Larynx

chez l'Enfant et chez l'Adulte

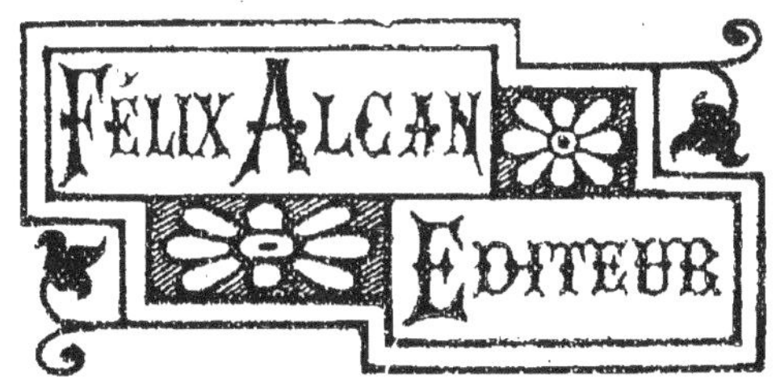

TRAITÉ

DE L'INTUBATION DU LARYNX

TRAITÉ

DE

L'INTUBATION DU LARYNX

DANS LES STÉNOSES LARYNGÉES AIGUËS ET CHRONIQUES

DE L'ENFANT ET DE L'ADULTE

PAR

Le Dr A. BONAIN

Chirurgien adjoint de l'hôpital civil de Brest
Chargé du service spécial
des affections de la gorge, du nez et des oreilles.

Avec 46 figures dans le texte.

PARIS

FÉLIX ALCAN, ÉDITEUR

ANCIENNE LIBRAIRIE GERMER BAILLIÈRE ET Cie

108, BOULEVARD SAINT-GERMAIN, 108

1902

AVANT-PROPOS

—

Il est actuellement permis, d'écrire un traité complet de l'intubation du larynx. Des travaux nombreux ont, en effet, paru dans ces dernières années, concernant cette méthode de traitement qui, après avoir acquis tous les perfectionnements dont elle semble susceptible, a largement donné la mesure de sa valeur.

En tête de cet ouvrage, nous avons tenu à rendre hommage aux deux noms de Bouchut et d'O'Dwyer : l'un, précurseur, l'autre, véritable créateur d'une intervention qu'il n'est pas exagéré de qualifier : un des grands progrès réalisés à notre époque, dans l'art de guérir.

Au Congrès international de médecine tenu à Berlin en 1890, Bouchut se rencontrant avec le Dr Joseph O'Dwyer, de New-York, le salua publiquement en ces termes[1] : « *Je suis heureux de saluer ici M. O'Dwyer* « *et de le féliciter d'avoir pu faire accepter de ses* « *collègues et compatriotes, l'opération du tubage du* « *larynx ou intubation, que j'ai imaginée en 1858, il* « *y a 32 ans, et qui n'a pas été acceptée en France.* « *Elle y a même été condamnée par les corps savants* « *officiels, de la façon la plus sévère, et sa pratique* « *est devenue impossible* *».

---

* Les références indiquées par des chiffres dans le texte se rapportent aux indications bibliographiques numérotées de 1 à 167, pages 253 et suivantes du présent volume.

« *A voir son succès aux États-Unis, on serait tenté*
« *de croire que l'envie et la jalousie n'existent pas en*
« *Amérique.*

« *J'ai pratiqué dix fois cette opération et j'ai obtenu*
« *trois guérisons, ce qui est la proportion ordinaire ;*
« *mais, j'ai été empêché de continuer, par des cir-*
« *constances indépendantes de ma volonté et qu'il est*
« *inutile de dire ici. Elle est le tubage français, pré-*
« *curseur de l'intubation américaine...*

« *M. O'Dwyer et ses collègues, en Amérique, en*
« *Autriche, en Allemagne, ont fait des milliers de*
« *tubages, avec 40 pour 100 et plus, de guérisons.*
« *C'est tout ce qu'il y a de plus encourageant ; et*
« *c'est plus qu'il n'en faut, pour établir que mon idée*
« *de tubage était excellente et que seul, j'avais raison*
« *en 1858, contre ceux qui alors se sont ligués contre*
« *cet immense progrès. Honneur à M. O'Dwyer de*
« *l'avoir démontré !* »

Si l'intubation du larynx est surtout connue pour
les services rendus dans le traitement du croup des
enfants, ses résultats dans la cure des sténoses laryngées d'origines diverses, chez l'enfant et chez l'adulte,
sont aussi des plus intéressants à étudier.

Dans ce livre, notre but a été d'exposer la doctrine
d'O'Dwyer, telle qu'elle ressort de ses travaux et de sa
correspondance. Par ailleurs, si nous avons parfois
formulé notre appréciation sur certains points, si nous
avons aussi, exposé en quelques cas, le résultat de notre
pratique personnelle, nous avons largement mis à contribution les travaux de nos confrères qui se sont le
plus occupés de la question et que nous considérons,
par là même, comme de véritables collaborateurs.

Brest, le 1er mai 1902.

Dr A. BONAIN.

TRAITÉ DE L'INTUBATION DU LARYNX

DANS

LES STÉNOSES LARYNGÉES AIGUËS ET CHRONIQUES

DE L'ENFANT ET DE L'ADULTE

DÉFINITIONS ET DIVISION

Le but de l'intubation ou tubage du larynx est le rétablissement par les voies naturelles, à travers le conduit
laryngo-trachéal obstrué ou rétréci, du libre passage de
l'air nécessaire à la respiration. On y atteint à l'aide de
tubes de forme particulière, laissés plus ou moins longtemps en place.

Cette intervention remplace très avantageusement,
dans beaucoup de cas, la trachéotomie et, constitue dans
un certain nombre d'autres cas, une méthode de traitement difficilement remplaçable par les moyens combinés
de la trachéotomie et des divers procédés connus de dilatation du larynx.

L'expression : *tubage de la glotte*, est de Bouchut qui
voyait quelque analogie entre cette opération et le tubage
d'un puits. Il entendait donc, par là, l'introduction dans
l'orifice glottique, d'une virole ou tube calibrant cette
partie du larynx et maintenant écartées, au maximum,
ses parois.

O'Dwyer a employé le terme : *intubation du larynx*,
voulant indiquer qu'il introduisait dans le conduit
laryngo-trachéal, un tube traversant le larynx et péné-

trant dans la trachée, tube ne visant plus à calibrer la glotte à son maximum, mais s'adaptant aussi exactement que possible, aux formes mêmes du larynx dont il ne doit comprimer aucune partie.

L'expression : *tubage du larynx*, est née dans les hôpitaux de Paris où elle a été adoptée en souvenir du *tubage* de Bouchut. Elle est synonyme d'*intubation du larynx*.

Après un historique de cette intéressante méthode de traitement, nous exposerons les données succinctes d'anatomie et de physiologie du larynx ayant rapport à l'intubation ; puis nous diviserons notre étude en trois parties. Dans la première, nous traiterons de l'intubation chez l'enfant seulement, ayant particulièrement en vue l'intervention en cas de croup ou laryngo-trachéite pseudo-membraneuse.

Dans la seconde, nous étudierons l'intubation dans les sténoses laryngées de nature diverse, chez l'enfant et chez l'adulte.

Dans la troisième, enfin, nous passerons en revue les emplois accessoires de l'intubation du larynx.

HISTORIQUE

Il nous faut bien souvent remonter jusqu'à Hippocrate, pour retrouver l'idée première de nos meilleures méthodes de traitement. Le père de la médecine a eu, en effet, cette idée rationnelle, de rétablir, par les voies naturelles et sans effusion de sang, la respiration compromise par le rétrécissement ou l'obstruction du larynx, et a conseillé, dans ces cas, l'introduction d'un tube dans le conduit laryngo-trachéal[2]. La lutte même entre le tube laryngien et la canule trachéale ne date pas seulement de nos jours ; puisque, nous le savons, la trachéotomie inventée, d'après Galien, par Asclépiade et pratiquée par Anthyllus, fut combattue par Arétée et Cœlius Aurelianus, partisans de l'intervention par les voies naturelles.

Dans des temps plus rapprochés de nous, les vieux conseils d'Hippocrate sont, à plusieurs reprises, tirés de l'injuste oubli dans lequel ils étaient tombés. Bornons-nous à rappeler que le premier, Desault, a réveillé l'attention sur la tolérance du larynx à l'égard d'une sonde et que vers 1813, imité dans la suite par plusieurs chirurgiens de son époque, il a traité, par l'introduction d'une sonde dans les voies aériennes, un cas d'œdème de la glotte. Nous ne retracerons pas ici les tentatives diverses et sans suites pratiques, d'introduction de sondes dans le larynx, d'écouvillonnage, de ramonage suivi de cautérisation de cet organe, en cas de croup, auxquelles sont attachés les noms de Loiseau (Paris), de Serullaz et de Reybard (Lyon). « *Les « idées s'engen-* « *drent les unes les autres*, a écrit Bouchut [3] « *et le* « *tube de Chaussier, ceux de M. Depaul et de M. Loi-* « *seau, les sondes à demeure de M. Reybard, dans* « *les maladies du larynx, ont enfanté ma petite* « *canule.* »

Les expériences de tubage de la glotte entreprises par Bouchut en 1858, dans le but de remplacer la trachéotomie dans le croup, furent loin d'être encouragées.

Bien que ses instruments fussent imparfaits, la conclusion de ses essais, portant sur dix cas, fut que par le tubage de la glotte, il était possible, aussi bien que par l'ouverture de la trachée, de donner passage à l'air, en cas d'asphyxie par croup ou toute autre altération du larynx. « *C'est un problème*, disait-il, *que je ne désespère pas* « *de résoudre.* »

Bouchut insistait, surtout, sur l'utilité de cette méthode, pour les médecins qui dans les petites localités, sans aides et loin de tout secours, pourraient l'employer avec des chances de succès.

A l'Académie de médecine, dans la discussion qui s'éleva au sujet du tubage, Malgaigne fit remarquer l'analogie qui existait d'une part, entre le tubage et la tra-chéotomie, de l'autre entre la lithotritie et la taille [1] : *« Que l'histoire de la lithotritie nous serve d'exemple !* *« Qui sait si le tubage ne sera pas un jour pour le* *« croup, ce que la lithotritie est devenue, après des* *« difficultés inouïes, pour les pierres de la vessie ! »*

Le 30 novembre 1858, Trousseau fit son rapport sur la méthode de Bouchut et présenta à l'Académie, des larynx de chiens soumis au tubage. Les expériences faites à l'école d'Alfort avaient démontré qu'au bout de 24 heures de présence du tube, la muqueuse laryngée était déjà gonflée et enflammée, quelquefois légèrement excoriée. Au bout de 48 heures, la tuméfaction était consi-dérable, les ulcérations déjà si profondes, qu'elles avaient parfois mis à nu les cartilages. Au bout de 72 heures, la dénudation des cartilages était à peu près constante.

Trousseau conclut ainsi [2] : *« Le tube laryngien que* *le larynx supportait, disait-on, avec tant de facilité,* *produit les plus épouvantables désordres et des désor-* *dres tels que si les animaux avaient survécu, ils* *auraient été exposés aux accidents terribles qui sui-* *vent la nécrose du larynx. »*

L'Académie ne condamna pourtant point, sans appel, l'idée de Bouchut, en formulant les conclusions sui-vantes [3] : *« 1° Le tubage du larynx, tel qu'il a été* *« appliqué jusqu'à présent, ne nous a paru ni assez* *« utile, ni assez exempt de danger, pour mériter* *« l'approbation de l'Académie ;*

« 2° *La trachéotomie, dans l'état actuel de la science,*
« *est le seul moyen à employer, lorsqu'il ne reste plus*

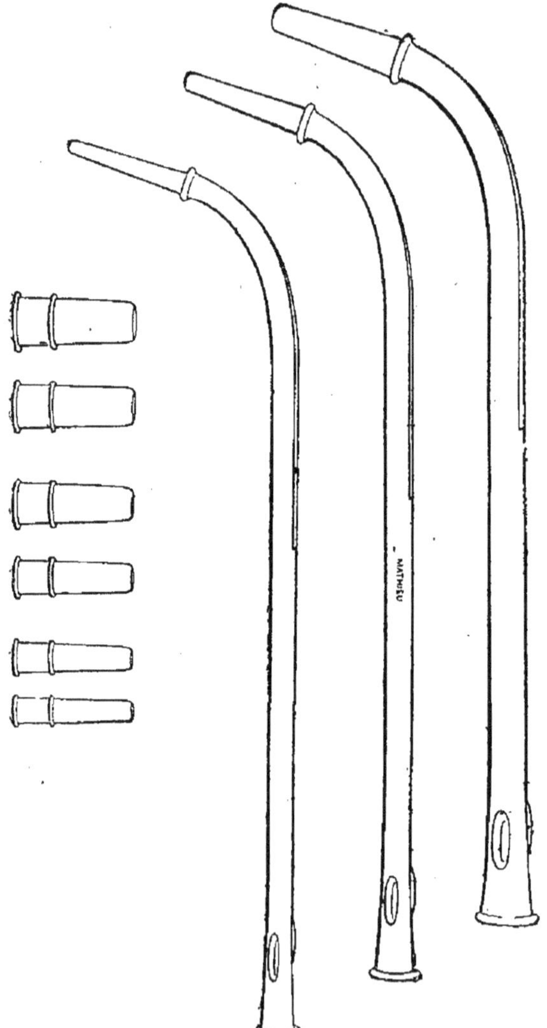

FIG. 1. — Instruments de Bouchut pour le tubage de la glotte.

« *d'autre chance de salut dans l'emploi des moyens*
« *médicaux.* »

Les tubes employés par Bouchut, étaient en argent, à peu près cylindriques, longs de 1 centimètre et demi à 2 centimètres et possédant un diamètre de 6 à 11 millimètres. Légèrement rétrécis à leur extrémité inférieure, ils présentaient, à leur extrémité supérieure, deux bourrelets distants d'environ 5 millimètres. Un œillet, percé près de l'orifice supérieur, servait au passage d'un fil de sûreté destiné à retenir le tube et aussi à l'extraire, en cas de besoin.

Le tube était introduit dans le larynx, à l'aide d'une sonde métallique creuse, de la courbure d'une sonde ordinaire d'homme et percée à son extrémité.

Le doigt indicateur de la main gauche, pénétrait entre les mâchoires, protégé par un anneau métallique laissant libre la phalangette, et allait reconnaître l'épiglotte et le vestibule du larynx. Le tube était alors inséré entre les cordes vocales et maintenu en place par l'index gauche. La sonde servant de mandrin était retirée et le fil de sûreté était fixé autour du cou de l'enfant.

Au Congrès international de médecine tenu à Berlin en 1890, Bouchut, présentant ses tubes modifiés et notamment, allongés, s'exprima ainsi [1] : « *Ma méthode est le* « *tubage français précurseur du tubage américain.* « *L'avenir démontrera quel est le meilleur des* « *deux procédés ; mais je crois que le premier est* « *plus simple, plus pratique et plus facile que le* « *second.* »

Bouchut s'illusionnait encore sur les mérites de ses instruments certainement défectueux et qui n'avaient pu, d'ailleurs, recevoir la sanction de la pratique. Leurs plus graves défauts étaient leur forme cylindrique et leur calibre considérable. Ce n'était guère que par leur pression exercée contre les parois du larynx, qu'ils étaient maintenus en place ; et cette pression, comme l'avaient démontré les expériences de Trousseau, pouvait déterminer des lésions très sérieuses de l'organe vocal.

Dès l'année 1880, un médecin de New-York, Joseph O'Dwyer, ignorant complètement les tentatives de Bouchut, cherchait un moyen d'intervention capable de remplacer, dans le croup, la trachéotomie dont les mauvais résultats le décourageaient. « *Si la trachéotomie* « *m'avait seulement donné une guérison sur dix* « *croups opérés, je n'aurais probablement jamais* « *songé à pratiquer l'intubation du larynx.* »[5]

Tel fut le point de départ de ses recherches. La faillite complète de la trachéotomie à l'hôpital des Enfants-Trouvés de New-York, pendant une période de plusieurs années, le détermina à rechercher un mode d'intervention moins désastreux, permettant de sauver quelques existences. Depuis la fondation de cet établissement en 1869, jusqu'au début de l'année 1880, on n'avait pas obtenu une seule guérison à la suite de trachéotomie pour croup. Comme l'a dit O'Dwyer, la fameuse inscription mise par Dante au-dessus de la porte des Enfers : « *Lasciate ogni speranza* », eût été à sa place sur la porte de la salle des croups à l'hôpital des Enfants-Trouvés. La seule raison, en faveur de l'opération, était qu'elle permettait aux petits malades de mourir plus tranquillement[6].

Les expériences d'O'Dwyer furent longues et pleines de tâtonnements. Il essaya, successivement, une dizaine de procédés différents, corrigeant avec persévérance les défauts que l'expérience lui faisait constater. Ce ne fut guère qu'en 1885 qu'il réussit à obtenir une solution pratique du problème qu'il s'était posé. Seulement alors, il fit connaitre ses instruments ; et pendant deux années consécutives, secondé dans sa tâche par des collaborateurs dévoués, il expérimenta sa méthode.

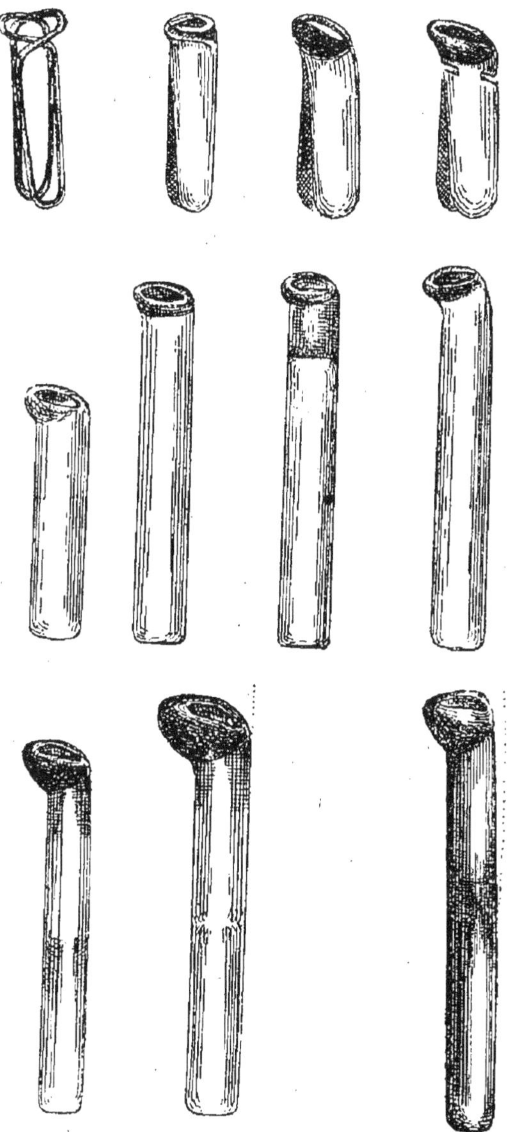

Fig. 2. — Appareils et tubes divers employés par O'Dwyer au cours
de ses expériences.

En 1887, les résultats de l'intubation du larynx dans le croup, furent communiqués par O'Dwyer d'abord, à la « *State medical Society* » (Session de février), puis par Dillon-Brown à l'Académie de médecine de New-York [7] (2 juin) : 806 cas de croup, traités de la sorte par 65 opérateurs différents, avaient donné 221 guérisons, soit une proportion de 27,4 pour 100, de succès ; résultat bien supérieur à celui que donnait alors la trachéotomie.

L'intubation s'imposa rapidement aux États-Unis, comme méthode de choix pour intervenir en cas de croup.

En Europe, la nouvelle méthode fut appliquée pour la première fois, vers 1886, en Espagne, par Ramon de La Sota y Lastra et Gomez de la Malata, puis en Allemagne par Thiersch (Leipzig).

En 1887, parurent, en France, deux thèses traitant la question : celle de Chabanet et celle de Jacques [8] qui le premier dans notre pays a pratiqué l'intubation, d'abord dans les hôpitaux de Marseille, ensuite dans sa pratique privée où depuis, il n'a eu qu'à s'en louer.

A Paris, Lubet-Barbon [9] et d'Heilly [10] vers 1888, s'occupent de la méthode d'O'Dwyer et font quelques expériences qui restent sans suite.

Cependant, autour de nous, en Europe, l'intubation, largement expérimentée dans les hôpitaux, était adoptée et remplaçait peu à peu la trachéotomie dans le croup. Dans des publications successives, Ranke (*Munich*), Von Muralt (*Zurich*), Ganghofner (*Prague*), Bókai (*Budapest*), Moll (*Arnheim*), Wiederhofer et Galatti (*Vienne*), Egidi (*Rome*), Massei (*Naples*), exposaient les bons résultats qu'ils en avaient obtenus.

En 1890, Ferroud, interne à l'Hôtel-Dieu de Saint-Étienne, expérimentait l'intubation dans le service de M. Duchamp et l'introduisait en 1892 à l'hôpital de la

Charité, à Lyon, dans le service de M. Rabot. En 1894, avant l'entrée du sérum antidiphtérique dans la thérapeutique, le nombre des intubations pratiquées pour croup, dans ce service, atteignait déjà 150 [11].

En 1892, nous avons nous-même commencé à nous servir de l'intubation dans notre pratique privée, à Brest, muni des instruments d'O'Dwyer, aidé par les conseils et les travaux de ce regretté maître et de son collaborateur, notre confrère Dillon-Brown de New-York. Nous avons communiqué en 1893 et en 1894 [12], à la *Société française de laryngologie, d'otologie et de rhinologie*, les résultats de notre pratique et exposé les nombreux services que peut rendre l'intubation dans le traitement des laryngo-sténoses aiguës ou chroniques chez l'enfant comme chez l'adulte.

A cette époque, la sérothérapie de la diphtérie, faisait son apparition, venant révolutionner la thérapeutique du croup. Paris, malgré l'exemple de l'étranger et celui de la province, restait toujours attaché à la trachéotomie, en dépit de ses résultats peu brillants.

M. le Dr Roux, au courant des succès obtenus par l'intubation dans le croup, était très désireux de voir cette intervention remplacer, dans les hôpitaux de Paris, la trachéotomie, persuadé qu'elle ne pouvait qu'améliorer les beaux résultats obtenus déjà par la sérothérapie qu'il expérimentait à ce moment. Il n'avait guère à se louer de la trachéotomie, puisque de février à juillet 1894, malgré l'emploi du sérum, la mortalité des enfants trachéotomisés avait atteint, à l'hôpital des Enfants-Malades, la proportion assez élevée de 49 pour 100 [13]. Pendant ce même laps de temps, à l'hôpital Trousseau, où la sérothérapie n'était pas encore appliquée, la mortalité des trachéotomisés était de 86 pour 100.

Nous eûmes le grand honneur d'être appelé à Paris

par M. Roux, pour enseigner aux internes des services de diphtérie, la technique de l'intubation tombée en complet oubli depuis les essais écourtés de 1888. Avec l'assentiment des médecins chargés alors du service des diphtériques à Trousseau et aux Enfants-Malades, MM. les Drs Moizard et Lebreton, la méthode d'O'Dwyer fut expérimentée sous notre direction et avec nos instruments personnels, pendant tout le cours du mois d'octobre 1894.

Malgré des circonstances défavorables, telles que, pénurie, au début, d'instruments en nombre suffisant et inexpérience des internes, la partie fut vite gagnée.

Les résultats comparés de la trachéotomie et de l'intubation dans les deux hôpitaux, d'octobre à décembre, furent, en effet, décisifs. Pendant cette période où le sérum fut constamment employé, la mortalité des cas de diphtérie fut la suivante :

	Mortalité générale des cas de diphtérie.	13,1 %
	Mortalité des croups trachéotomisés (48 cas).	41,6 %
HÔPITAL TROUSSEAU [14]	Mortalité des croups intubés (31 cas).	29 %
	Simplement intubés (21 cas). .	23,8 %
	Trachéotomisés après intubation (pour divers motifs) (10 cas)..	40 %
	Mortalité générale.	12 %
HÔPITAL DES ENFANTS-MALADES [15]	Mortalité des croups trachéotomisés (24 cas).	37,5 %
	Mortalité des croups intubés (51 cas).	27,4 %
	(Cinq trachéotomies secondaires.)	

Actuellement, la méthode d'O'Dwyer dont on a déjà modifié de diverses façons plus ou moins heureuses, les instruments, est, du moins en ce qui concerne les laryngosténoses infantiles, implantée dans les hôpitaux. Sa pratique dans la clientèle, encore discutée, se répand de proche en proche et doit fatalement, comme aux États-Unis, devenir d'un usage courant, comme intervention d'urgence, pour tout praticien soucieux de ses devoirs professionnels.

Dès 1885, O'Dwyer s'occupa de l'emploi de l'intubation chez les adultes et fit construire des tubes de dimensions appropriées. Il fut rapidement suivi dans cette voie par Lefferts (New-York), Massei (Naples) et Schmiëgelow (Copenhague). Mais, si avant sa découverte, le traitement des sténoses aigües du larynx se réduisait à la seule trachéotomie, celui des laryngosténoses chroniques avait suscité un certain nombre de travaux. .

En 1871, Weinlechner, en 1872, Trendelenburg, puis en 1876, Schrœtter (Vienne) avaient fait connaître des procédés de dilatation du larynx, avec ou sans trachéotomie préalable. La méthode de Schrœtter est restée dans la pratique, malgré ses défectuosités. Elle comprend : 1º l'emploi de sondes graduées en vulcanite, de courbure analogue à celle des sondes urétrales, et dont l'extrémité laryngée percée d'œillets latéraux et d'orifices terminaux, est de forme adaptée à la conformation intérieure du larynx. Ces sondes peuvent, en cas de sténose aiguë, suppléer, un moment, à l'ouverture de la trachée. Mais, leur but est, surtout, la dilatation progressive des rétrécissements laryngés. Introduites dans le larynx, elles sont laissées en place aussi longtemps que le patient peut les supporter, c'est-à-dire, de quelques minutes à une heure au maximum.

2º L'emploi de bougies d'étain massif, destinées, après trachéotomie, à être introduites dans le larynx où elles sont maintenues en place par l'intermédiaire d'une canule fenêtrée, introduite par l'ouverture de la trachée. Elles peuvent rester à demeure, d'une demi-heure à quelques heures.

On a fait à la méthode de Schrœtter les reproches suivants : 1° dans les sténoses aiguës, en tant qu'intervention entreprise pour remplacer la trachéotomie, le cathétérisme à l'aide des sondes ne peut avoir en général

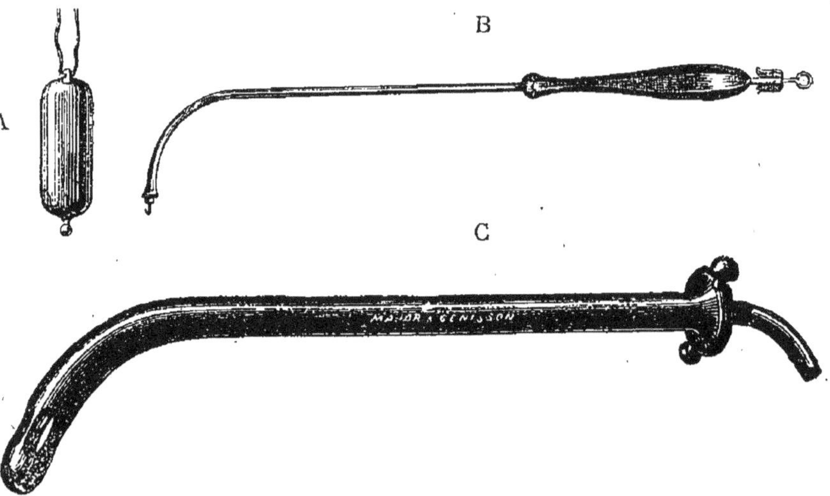

Fig. 3. — Instruments de Schrœtter pour le traitement des sténoses du larynx.

A, bougie d'étain massif munie d'une anse de fil permettant son extraction ; — B, conducteur servant à introduire dans le larynx la bougie de Schrœtter et à ramener par la bouche l'anse de fil ; — C, Sonde dilatatrice en caoutchouc durci.

une efficacité suffisante, vu l'impossibilité de leur maintien dans le larynx, pendant un temps suffisamment prolongé. Tout ce qu'on peut leur demander, c'est la disparition momentanée des phénomènes d'asphyxie, permettant de préparer la trachéotomie. 2° Dans les sténoses chroniques, surtout celles qui sont de nature cicatricielle, la dilatation obtenue parfois assez rapidement, à l'aide des sondes, n'est, le plus souvent, que temporaire. Le patient

est dans l'obligation de se faire passer des sondes indéfiniment pour maintenir le résultat obtenu. 3° La dilatation par les bougies d'étain suppose la trachéotomie préalable et le plus souvent une intervention chirurgicale
ayant rompu les brides cicatricielles et fait disparaitre
les bourgeons charnus. Elle ne peut être mise en œuvre,
qu'après la disparition de tous les phénomènes inflammatoires. Elle n'agit, enfin, que très lentement, la trop courte
durée de la présence de la bougie dilatatrice dans le
larynx, nuisant beaucoup à son efficacité.

En 1881, Macewen (Glasgow), a proposé l'introduction
à demeure, d'un tube trachéal conduit dans le larynx
sur une sonde et laissé en place tout le temps nécessaire.

En 1882, Kappeler a préconisé, pour le traitement des
sténoses cicatrificielles, l'introduction de tubes cylindriques
fixés par deux fils sortant, l'un par la plaie trachéale,
l'autre par la bouche et noués ensemble.

Heryng en 1881, puis Corradi (1895) et Secrétan (1896)
ont employé des tiges de laminaires introduites de bas
en haut par la plaie trachéale.

Newmann (1888), puis De Roaldès (1892) se sont servis
de la dilatation par des fils de plus en plus nombreux introduits de haut en bas, à travers le rétrécissement et
ressortant par la trachée. Ebstein (1897) a vanté l'emploi
de tubes de caoutchouc tendus et agissant comme dilatateurs en revenant sur eux-mêmes grâce, à leur élasti-
cité.

Citons enfin, pour mémoire, les procédés de dilatation
par canules trachéales portant un dilatateur agissant de
bas en haut: canules en T, à cheminée, à ailettes, canule
en verre de Mickulicz; ainsi que les instruments pour dilatation extemporanée, de Navratil, Mackenzie, Whistler,
Moure et Bar.

Quelques-uns de ces procédés ou instruments peuvent

avoir, le cas échéant, leur utilité, mais aucun d'eux ne saurait constituer une méthode générale de traitement. Leur défaut commun est leur caractère peu pratique ou l'insuffisance de leur action. Aucun n'atteint à ce desideratum : la dilatation continue, sans dommage pour le larynx, obtenue de façon pratique et agissant avec efficacité.

L'intubation d'O'Dwyer est certainement venue combler là encore une grande lacune, par la simplicité relative de sa technique, la possibilité de son emploi dans la plupart des laryngo-sténoses de l'enfant et de l'adulte et son efficacité parfois si rapide. Grâce aux travaux d'O'Dwyer, de Lefferts, de Massei, de Bókay et de Sargnon, elle a réalisé un progrès considérable.

ANATOMIE ET PHYSIOLOGIE DU LARYNX DANS SES RAPPORTS AVEC L'INTUBATION

On ne peut se rendre un compte exact de ce qu'est l'intubation, de son manuel opératoire, des incidents et des accidents qu'elle peut déterminer, sans avoir présentes à l'esprit, des données au moins sommaires, sur l'anatomie et la physiologie du larynx. Nous rappellerons seulement, les notions d'anatomie et de physiologie que nous croyons indispensables pour bien comprendre le mécanisme de l'intubation, se rendre compte du mode de fixation du tube dans le larynx, ainsi que des perturbations physiologiques causées par sa présence dans cet organe.

Anatomie.

Le larynx suspendu à l'os hyoïde se continue en bas par la trachée-artère. Recouvert en avant par les muscles de la région sous-hyoïdienne, le peaucier et la peau, il répond en haut et en arrière, au pharynx et se trouve

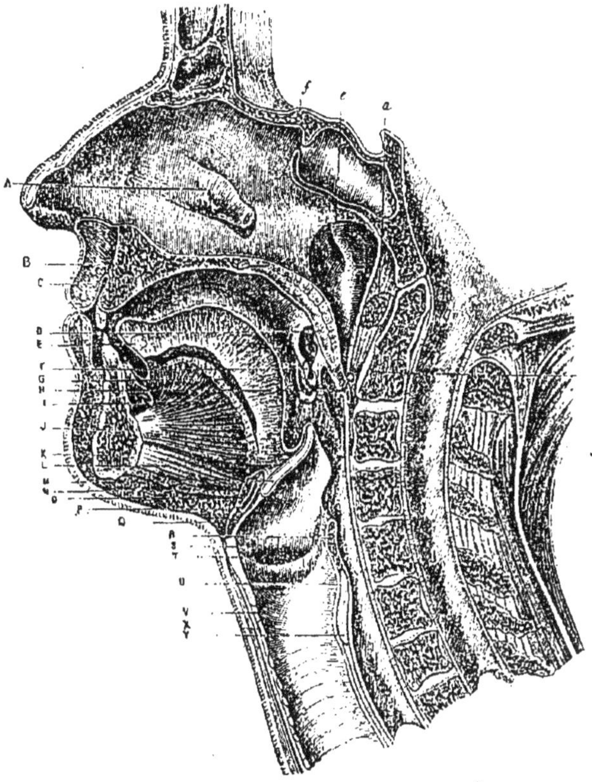

Fig. 4. — Coupe antéro-postérieure et verticale de la face et du cou.
A, cloison des fosses nasales; — B, coupe du maxillaire supérieur; — C, canal palatin antérieur; — D, coupe du voile du palais; — E, glande de Nühn; — F, amygdale; — G, coupe du génio-glosse; — H, luette et pharynx buccal; — J, tendon d'insertion du génio-glosse; — K, maxillaire inférieur; — L, génio-hyoïdien; — M, coupe de l'épiglotte; — N, coupe du mylo-hyoïdien: — O, coupe de l'hyoïde; — P, bourse séreuse rétro-hyoïdienne; — Q, membrane thyro-hyoïdienne; — R, coupe du muscle thyro-aryténoïdien; — S, bande ventriculaire; — T, ventricule laryngé et corde vocale: — U, X, coupes du cricoïde; — V, membrane crico-thyroïdienne; — Y, œsophage; — a, arc antérieur de l'atlas; — e, pavillon de la trompe d'Eustache et pharynx nasal; — f, ouverture du sinus sphénoïdal.

bordé sur les deux côtes par les muscles sterno-mastoï-diens et les gros faisceaux vasculo-nerveux du cou.

Sa charpente est composée de neuf cartilages dont trois impairs : les cartilages cricoïde, thyroïde, épiglottique ; et trois pairs : les cartilages aryténoïdes, de Wrisberg et de Santorini. Ces cartilages sont en partie liés entre eux, en partie rattachés aux organes voisins par des ligaments dont les principaux sont : les ligaments thyro-hyoïdiens unissant le thyroïde à l'os hyoïde ; la membrane crico-thyroïdienne joignant le cricoïde au thyroïde ; le ligament glosso-épiglottique reliant la face antérieure de l'épiglotte, à la base de la langue ; les ligaments thyro-aryténoïdiens supérieurs dits bandes ventriculaires ou fausses cordes vocales, insérés en avant à la partie supérieure de l'angle rentrant du cartilage thyroïde, et en arrière, à la partie supérieure de la face antérieure des aryténoïdes ; enfin les ligaments thyro-aryténoïdiens inférieurs ou cordes vocales vraies, naissant de la partie moyenne de l'angle du thyroïde, au-dessous des bandes ventriculaires et allant s'épanouir sur la région postérieure du larynx où elles s'attachent au sommet de l'angle antérieur de la base des aryténoïdes ou apophyse vocale, à la face antérieure de ces cartilages et à la surface voisine du cricoïde.

Les cordes vocales, outre des éléments élastiques, contiennent des fibres musculaires du muscle thyro-aryténoïdien. Leur section verticale est triangulaire, indiquant que leur forme générale est celle d'un prisme triangulaire dont deux des faces sont libres, regardant l'une en haut, l'autre en bas, et la troisième, externe, se confond avec les parois latérales du larynx.

Entre les cordes vocales vraies et les bandes ventriculaires, se trouve de chaque côté un diverticule. Ces cavités constituent les ventricules de Morgagni ou ventricules du larynx.

Des replis de la muqueuse s'étendent des bords latéraux de l'épiglotte, aux parois latérales du pharynx d'une part : replis épiglotti-pharyngiens ; de l'autre, au sommet

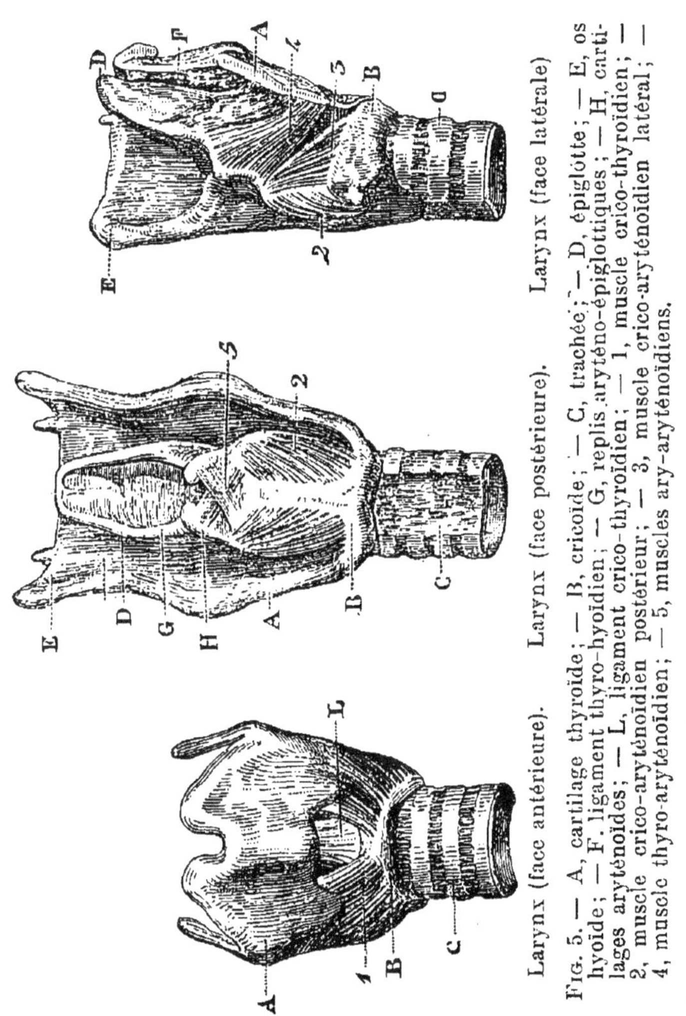

Fig. 5. — A, cartilage thyroïde ; — B, cricoïde ; — C, trachée ; — D, épiglotte ; — E, os hyoïde ; — F. ligament thyro-hyoïdien ; — G, replis aryténo-épiglottiques ; — H, cartilages aryténoïdes ; — L, ligament crico-thyroïdien ; — 1, muscle crico-thyroïdien ; — 2, muscle crico-aryténoïdien postérieur ; — 3, muscle crico-aryténoïdien latéral ; — 4, muscle thyro-aryténoïdien ; — 5, muscles ary-aryténoïdiens.

des aryténoïdes : replis ary-épiglottiques. Entre ces replis, se trouvent les gouttières laryngo-pharyngiennes ou sinus pyriformes.

Les cartilages aryténoïdes s'articulent avec le cricoïde, à la partie postérieure du larynx. Ils affectent la forme d'une pyramide un peu recourbée en dedans. Doués d'une assez grande mobilité, ils président, avec l'aide des muscles intrinsèques du larynx, aux mouvements de la glotte.

Les cartilages de Santorini occupent le sommet des aryténoïdes. Ceux de Wrisberg sont contenus dans les replis ary-épiglottiques, en avant et en dehors des aryténoïdes.

Le cartilage épiglottique forme l'épiglotte. De forme très variable, il s'attache au fond de l'échancrure médiane du bord supérieur du thyroïde, par son extrémité inférieure en forme de pétiole. Cette insertion détermine une légère saillie visible au laryngoscope, juste au-dessus de l'extrémité antérieure des cordes vocales, c'est *le tubercule épiglottique.* Le bord supérieur de l'épiglotte est libre. Sa face antéro-supérieure, convexe dans son ensemble, répond à la base de la langue dont elle est séparée par le *sillon pré-épiglottique*; sa face postéro-inférieure, concave, regarde le vestibule du larynx.

L'inclinaison de l'épiglotte chez l'adulte se rapproche beaucoup de la verticale. Chez l'enfant, au contraire, elle est souvent presque horizontale.

Le cartilage thyroïde est constitué par une lame quadrilatère pliée à angle aigu sur elle-même, au niveau de la ligne médiane, de manière à former en avant une saillie verticale beaucoup plus prononcée en haut qu'en bas où elle s'efface presque complètement.

Son bord supérieur présente, en son milieu, une échancrure : *l'incisure thyroïde supérieure,* donnant attache au ligament thyro-hyoïdien médian. Il se termine de chaque côté, par une apophyse effilée : *la grande corne,* qui donne insertion au ligament thyro-hyoïdien latéral.

Son bord inférieur, moins long que le supérieur, donne insertion, dans sa partie antérieure, à la membrane crico-thyroïdienne et plus en dehors, aux muscles crico-thyroïdiens. Il se termine, de chaque côté, par une saillie : *la petite corne*, s'articulant avec le cartilage cricoïde.

Son bord postérieur, s'étendant de la grande corne à la petite corne, est épais et arrondi ; il donne attache au muscle stylo-pharyngien.

Dans les premières années de l'existence, le bord supérieur du thyroïde vient au contact de l'os hyoïde qui recouvre même, en avant, son point le plus élevé (Galatti). Ce n'est que vers la sixième année que le ligament thyro-hyoïdien médian et latéral est nettement accusé.

Le cartilage cricoïde se présente sous la forme d'un anneau beaucoup plus large en arrière (chaton) qu'en avant, et dont le grand diamètre est dirigé d'avant en arrière.

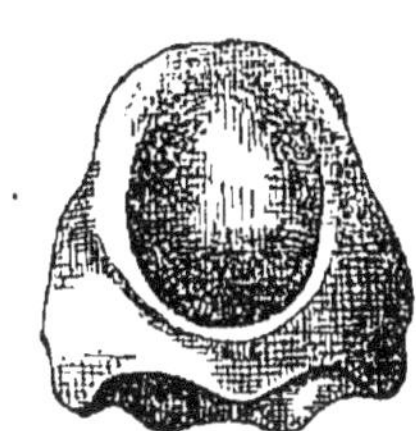

Il s'articule en haut et en arrière, avec les aryténoïdes et les petites cornes du thyroïde. Son bord inférieur est uni au premier anneau de la trachée qu'il surplombe un peu en avant. Sa circonférence inférieure est circulaire avec, cependant, une légère prépondérance

Fig. 6. — Le cartilage cricoïde chez l'adulte.

du diamètre antéro-postérieur qui surpasse de 1/6, environ, le diamètre transverse. Sa circonférence supérieure est, au contraire, nettement ovalaire, à diamètre antéro-postérieur surpassant de 1/3, le diamètre transverse (Sappey). Cette particularité est due à l'obliquité des parois du cartilage, qui augmentent d'épaisseur de bas en haut.

Sa paroi interne, unie dans toute son étendue, est d'autant plus comprimée dans le sens transversal, qu'on

l'examine sur un point plus rapproché de sa circonférence supérieure; elle figure, par conséquent, *un conduit
cunéiforme* dont le sommet tronqué se dirige en haut.
Cette paroi répond à la muqueuse laryngée qui adhère à
son périchondre d'une manière intime.

Chez l'enfant en bas âge, de la naissance à la quatrième
année, le chaton du cricoïde au lieu d'être vertical, est

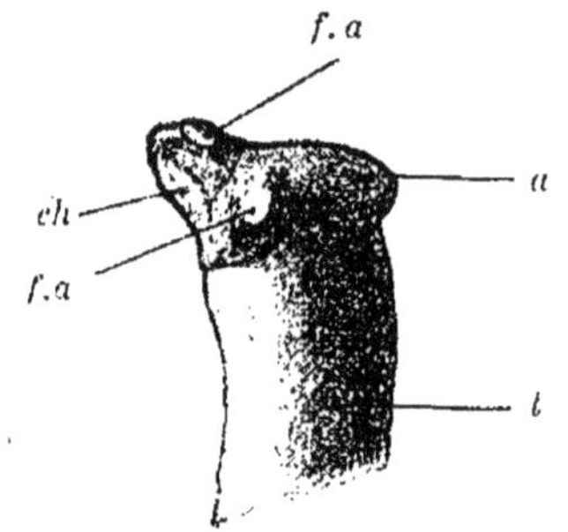
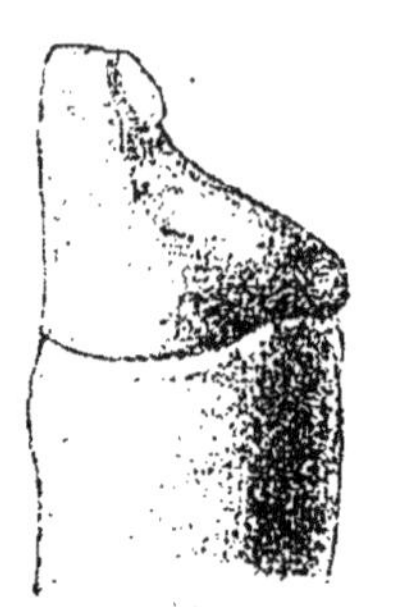

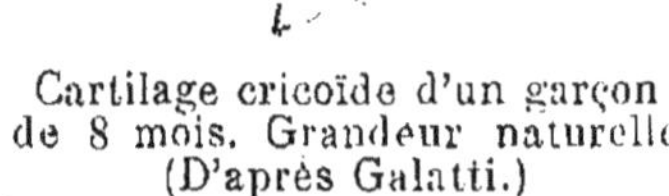

Cartilage cricoïde d'un garçon
de 8 mois. Grandeur naturelle
(D'après Galatti.)

Cartilage cricoïde d'un garçon
de 8 ans. Grandeur naturelle.
(D'après Galatti.)

FIG. 7. — Le cartilage cricoïde chez les enfants.

a, anneau cricoïdien ; — *ch*, chaton ; — *c*, cricoïde dans son ensemble
— *f.a*, facette articulaire ; — *t*, trachée.

infléchi en arrière, de sorte que la portion annulaire
parait située sur un plan plus élevé que lui-même [16].

Les muscles du larynx se divisent en deux groupes, eu
égard à leur rôle physiologique. Le premier groupe
comprend ceux qui ont pour but de mouvoir le larynx
dans son ensemble, de le fixer, de l'élever ou de l'abaisser;
ce sont les muscles dits *extrinsèques* : les sterno-thy-
roïdiens, les thyro-hyoïdiens, et les stylo-pharyngiens.
Les muscles du second groupe ou *muscles intrinsèques*,
sont, en partie, ceux qui maintiennent ouverte la voie
entre l'atmosphère extérieure et les poumons : les muscles respiratoires, *crico-aryténoïdiens postérieurs*,

abducteurs des cordes vocales, dilatateurs de la glotte ;
en partie, ceux qui assurent l'occlusion de la glotte, nécessaire dans la déglutition et l'acte de l'effort : *les aryténo-
épiglottiques*, constricteurs de l'orifice supérieur du
larynx et abaisseurs de l'épiglotte, les *crico-aryténoïdiens latéraux* et l'*ary-aryténoïdien*, adducteurs
des cordes vocales, constricteurs de la glotte ; en partie,
enfin, ceux qui règlent la tension des cordes vocales,
nécessaire à l'émission de la voix : les *thyro-aryténoïdiens* et les *crico-thyroïdiens*, tenseurs des cordes
vocales.

Les artères du larynx sont les artères laryngées supérieure et inférieure branches de la thyroïdienne supérieure.

Les veines dépendent de la jugulaire, interne et forment un plexus très serré sur la face postérieure du
muscle ary-aryténoïdien.

Les vaisseaux lymphatiques sont surtout très nombreux au niveau des replis aryténo-épiglottiques. Il en
existe aussi un riche réseau dans la région sous-glottique.
Ces lymphatiques se jettent dans les ganglions cervicaux
situés sous les muscles sterno-mastoïdiens. Signalons, en
outre, un ganglion prélaryngé, parfois double, situé au-
devant de la membrane crico-thyroïdienne (Poirier) et la
chaîne ganglionnaire péri-trachéo-laryngienne, étendue
de la partie inférieure du larynx à la partie terminale de
la trachée, sur le trajet du récurrent (Léval Piquechef et
Gouguenheim).

Les nerfs viennent du *laryngé supérieur* et du
laryngé inférieur ou *récurrent*, tous deux branches du
pneumogastrique. Les laryngés inférieurs donnent le
mouvement à tous les muscles du larynx, excepté les
crico-thyroidiens innervés par les *laryngés externes*
branches motrices des nerfs laryngés supérieurs. Les

laryngés supérieurs distribuent la sensibilité à toute la
muqueuse du larynx.

CONFORMATION GÉNÉRALE DU LARYNX (fig. 8, p. 26). — Au
point de vue du développement, il existe des différences
sensibles entre le larynx de l'homme et celui de la femme,
comme entre celui de l'adulte et celui de l'enfant. D'une
façon générale, le larynx de l'homme est plus développé
que celui de la femme. Chez les enfants, d'après Galatti [16],
dans les deux premières années de la vie, le larynx des
filles serait plus large que celui des garçons. Vers la fin de
l'enfance, entre 9 et 11 ans, les rapports seraient inter-
vertis. Au point de vue de la conformation, il existe aussi
quelque différence à partir de l'âge de 4 ans. Nous avons
vu que jusqu'à cet âge, le cricoïde était infléchi en
arrière, au lieu d'être dirigé verticalement comme chez
l'adulte (Galatti) [16] (fig. 9, p. 27). Il s'en suit, comme l'a
observé Bauer (Budapest), que jusque vers 4 ans, le larynx,
au niveau du cricoïde, s'incline en arrière vers la colonne
vertébrale, formant avec la trachée un angle obtus ouvert
en arrière, d'autant plus marqué que le sujet est plus
jeune. D'environ 168° à un an, cet angle ne serait plus
que de 178° vers l'âge de 13 ans [17].

Si l'aspect général du squelette du larynx, en majeure
partie formé par les cartilages thyroïde et cricoïde, est
celui d'un entonnoir à extrémité inférieure répondant à
l'entrée de la trachée, celui du larynx lui-même, revêtu
de ses parties molles, est tout autre. Il est, en effet, celui
d'un conduit irrégulier qu'on divise, d'habitude, en trois
portions :

1º L'*étage supérieur* ou *vestibule du larynx*, limité
en avant et en haut par l'épiglotte, en arrière par la partie
supérieure des éminences aryténoïdes et la commissure
inter-aryténoïdienne, sur les côtés par les replis aryténo
épiglottiques, en bas par les bandes ventriculaires.

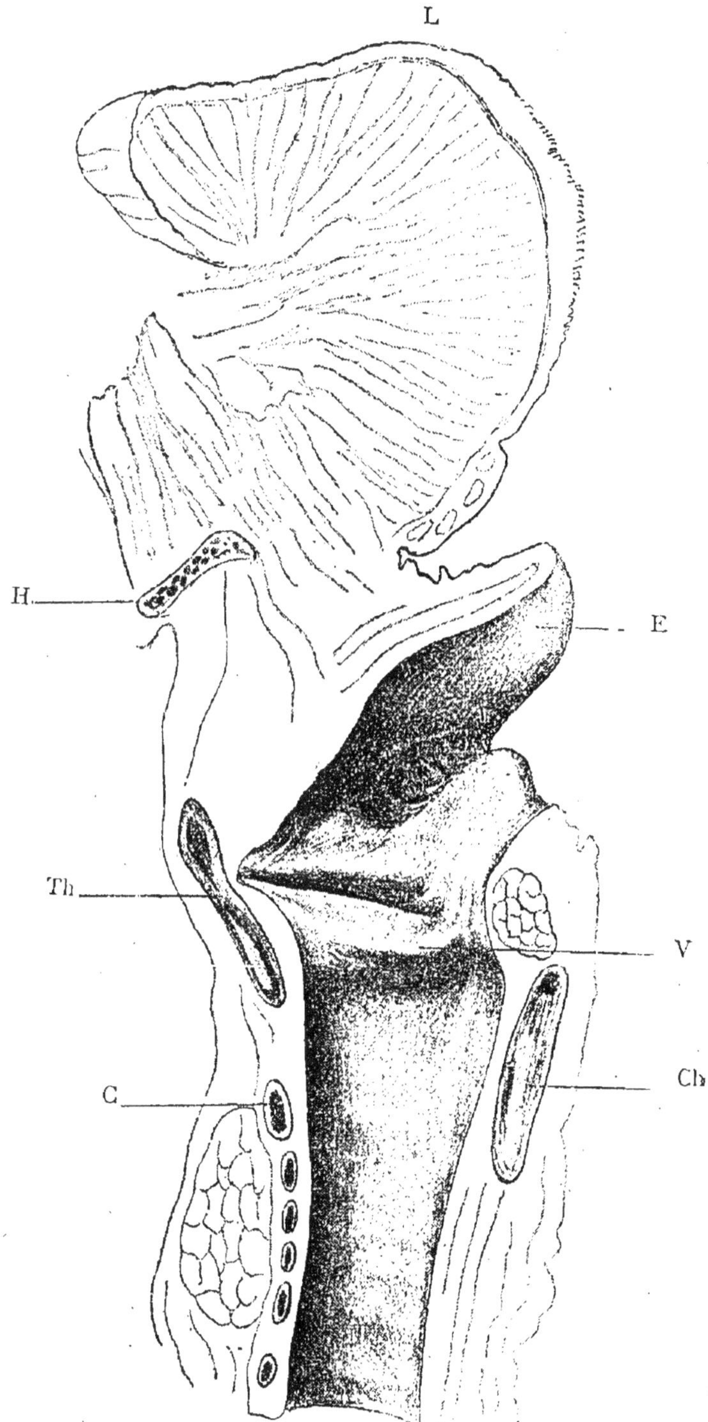

FIG. 8. — Coupe verticale, antéro-postérieure du larynx d'un homme adulte. Grandeur naturelle. (Galatti)

L, langue ; — H, os hyoïde ; — E, épiglotte ; — Th, cartilage thyroïde ; — V, corde vocale ; — C, cartilage cricoïde ; — Ch, partie postérieure ou chaton du cricoïde.

2° *L'étage moyen*, compris entre les bandes ventriculaires et les cordes vocales et limité sur les côtés par les ventricules de Morgagni. L'espace compris entre les cordes vocales, la face interne de la base des aryténoïdes et la partie médiane et postérieure du bord supérieur du cricoïde, représente ce qu'on nomme : *la glotte*.

Les extrémités antérieure et postérieure de la fente glottique ont reçu les noms de *commissure antérieure* et *commissure postérieure* de la glotte. La portion de la glotte comprise entre les cordes vocales est plus spécialement désignée sous le nom de *glotte membraneuse* ; celle qui se trouve entre les cartilages aryténoïdes est la *glotte cartilagineuse*. La forme et les dimensions de l'ouverture glottique varient suivant les mouvements imprimés aux cordes vocales.

3° *L'étage inférieur* ou *portion sous-glottique*, limité, en haut, par la face inférieure des cordes vocales ; en bas, par la circonférence inférieure du cricoïde ; en avant et latéralement, par

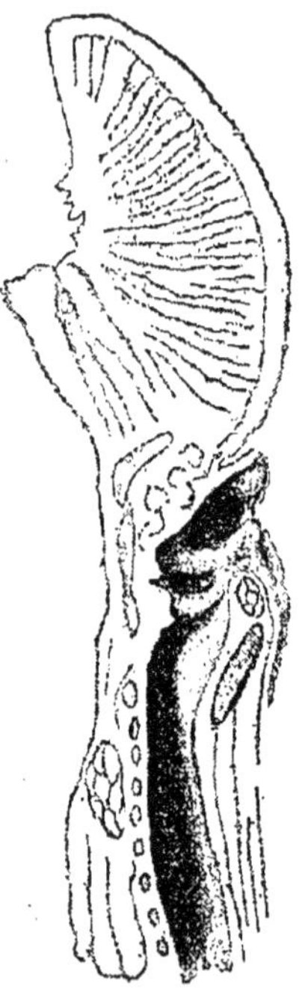

Fig. 9. — Larynx d'un nouveau-né. Grandeur naturelle (Galatti).

le cartilage thyroïde, les parties antérieure et latérale du cartilage cricoïde, la membrane crico-thyroïdienne, les muscles thyro-aryténoïdiens et crico-aryténoïdiens latéraux ; en arrière, enfin, par le chaton du cricoïde et la base des aryténoïdes.

Si les parois antérieure et postérieure de la portion sous-glottique convergent vers la trachée, de sorte que sur une coupe verticale, antéro-postérieure, cette région

semble présenter la forme d'un tronc de cône à *sommet
inférieur*, les parois latérales affectent une disposition
contraire et divergent de la face inférieure des cordes
vocales à l'entrée de la trachée (Gottstein) [18]. Une
coupe verticale et transversale de la région, affecte donc
la forme d'un cône à *sommet supérieur*. D'une façon
générale, la région sous-glottique offre, dans son tiers
inférieur, une forme presque cylindrique ; mais à mesure

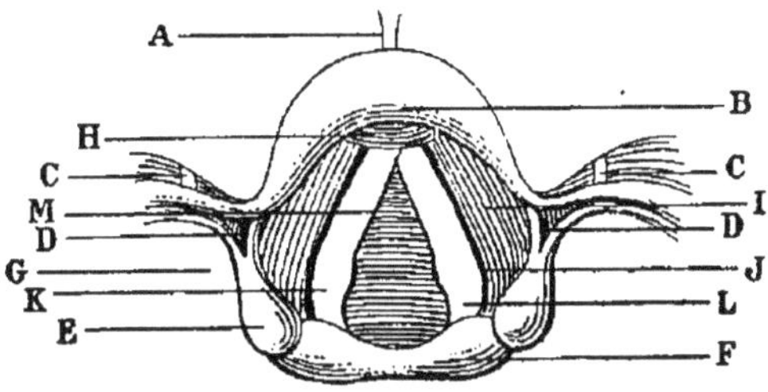

FIG. 10. — *Vestibule du larynx et orifice glottique.*

A, ligament glosso-épiglottique médian ; — B, face laryngée de
l'épiglotte ; — C, C, ligaments glosso-épiglottiques latéraux et ligaments pharyngo-épiglottiques ; — D, D, replis aryténo-épiglottiques ; —
E, cartilages aryténoïdes surmontés par les cartilages de Santorini ; —
F, région inter-aryténoïdienne ; — G, sinus pyriforme ; — H, tubercule épiglottique de Czermak ; — I, Bande ventriculaire ; — J, entrée
du ventricule laryngé ; — K, apophyse vocale ; — L, corde vocale ; —
M, anneaux de la trachée visibles par l'écartement des cordes vocales
au moment d'une inspiration profonde.

qu'elles se rapprochent de la glotte, ses deux moitiés
latérales s'inclinent l'une vers l'autre de plus en plus, en
sorte qu'au niveau de cet orifice, la région sous-glottique
revêt l'aspect d'une fente qu'on voit très bien en l'exami-
nant par la partie inférieure du larynx. Ses parois sont
unies sur toute leur étendue (Sappey) [19].

Cette région présente chez l'enfant la même conformation : au niveau de la portion la plus inférieure du cricoïde, le calibre affecte la forme d'un cercle ; plus haut,
sa surface de section est représentée par une ellipse avec
grand diamètre à direction sagittale ; plus haut encore,

l'ellipse se rapproche d'un ovale à petite extrémité postérieure se rétrécissant de plus en plus, de manière à ne
représenter qu'une toute petite fente au niveau des cordes
vocales (Galatti) [16].

La muqueuse laryngée tapisse ces trois portions, en
adhérant de façon plus ou moins intime à leurs parois. Au

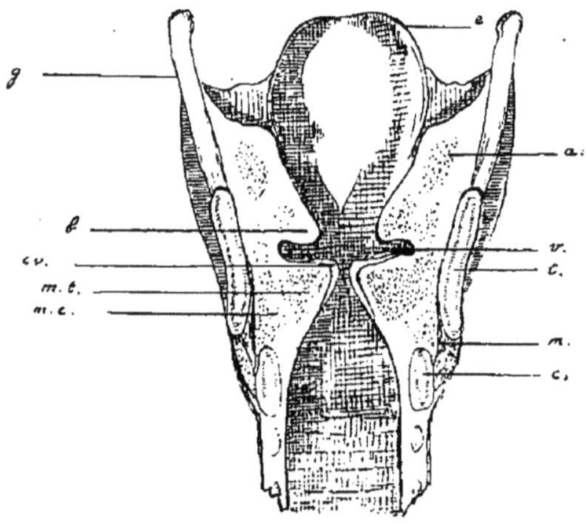

Fig. 11. — *Coupe verticale et transversale du larynx.*

a, coupe du muscle aryténo-épiglottique ; — *b*, bande ventriculaire ;
— *c*, cartilage cricoïde ; — *c. v*, cordes vocales formant l'orifice glottique ;
— *e*, épiglotte ; — *g*, grande corne du thyroïde s'unissant à la grande
corne de l'os hyoïde ; — *m*, membrane crico-thyroïdienne ; — *m. c*, muscle
crico-aryténoïdien latéral ; — *m. t*, muscle thyro-aryténoïdien ; — *v*, ventricules du larynx.

niveau de sa continuité avec la muqueuse pharyngienne,
elle se distingue par son extrème laxité, par l'aspect plissé
et comme chiffonné qu'elle présente et par les papilles
qui la recouvrent. Elle adhère encore assez mollement
au niveau de la région inter-aryténoïdienne et de la paroi
postérieure du larynx, avoisinante, où elle est froncée en
petits plis longitudinaux, s'effaçant par l'élargissement
de la glotte. Il en est de même, au niveau des ventricules
de Morgagni. Des ventricules, elle passe sur les cordes

vocales, sur le bord desquelles elle se distingue par sa minceur, sa transparence et son extrème adhérence. Dans la portion sous-glottique, elle répond aux adducteurs et tenseurs des cordes vocales, à la membrane crico-thyroïdienne et au périchondre des cartilages, qui lui adhère de façon si intime qu'il semble en faire partie.

Physiologie.

Le larynx a une double tâche à remplir : celle d'organe de la respiration et celle d'organe de la phonation. La glotte, dans ces deux cas, y joue un rôle prépondérant.

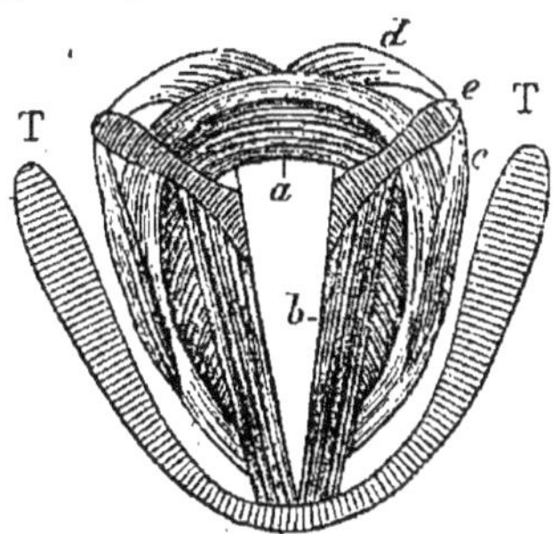

Fig. 12. — Muscles présidant aux mouvements de la glotte.

a, muscle ary-aryténoïdien ; — *b*, muscle thyro-aryténoïdien ; — *c*, muscle crico-aryténoïdien latéral ; — *d*, muscle crico-aryténoïdien postérieur — *e*, cartilage aryténoïde sur lequel s'insèrent ces différents muscles ; — T, cartilage thyroïde.

C'est, en effet, le jeu des cordes vocales, qui d'un côté règle et assure l'entrée de l'air dans l'appareil respiratoire, et de l'autre, préside à la formation des sons de la voix.

L'importante mission d'ouvrir la glotte et de maintenir le libre passage de l'air, est dévolue aux muscles *crico-aryténoïdiens postérieurs*, abducteurs des cordes vocales. Elle s'exerce, la plupart du temps, de façon inconsciente, résultant d'un besoin naturel et impérieux : la pénétration de l'air dans les poumons. Dans la paralysie de ces muscles, l'action des adducteurs des cordes vocales ou constricteurs de la glotte, n'étant plus balancée, les cordes vocales demeurent dans l'adduction et viennent au contact l'une de l'autre, déterminant une dyspnée inspiratoire pouvant créer le danger d'asphyxie.

Dans la respiration habituelle, l'ouverture de la glotte présente l'aspect d'un petit triangle isocèle, à sommet dirigé en avant et dont les côtés s'infléchissent en arrière sous un angle obtus. C'est là, ce qu'on a appelé: *l'état de repos de la glotte.*

Dans la respiration profonde, forcée, l'orifice glottique, au moment de l'inspiration, s'élargit considérablement et prend la forme pentagonale.

Les muscles de la phonation sont les adducteurs et les tenseurs des cordes vocales : *crico-aryténoïdiens latéraux, thyro-aryténoïdiens* et *crico-thyroidiens.* Ils ont également un rôle dans les phénomènes de l'effort, de la toux et dans l'acte de la déglutition où ils interviennent avec les *aryténo-épiglottiques* et les muscles extrinsèques.

Dans la déglutition, deux moyens principaux de défense empêchent la pénétration des aliments dans les voies aériennes : 1° la fermeture de la glotte ; 2° l'élévation du larynx et l'abaissement de l'épiglotte. Les deux mécanismes se complètent et se renforcent ; mais chacun d'eux peut arriver à remplir seul, ce rôle de protection.

Le jeu de l'épiglotte parait surtout utile à la déglutition des liquides et n'est pas absolument nécessaire, puisque Magendie a pu enlever à des chiens l'épiglotte, sans gêner la déglutition des aliments mous ou solides. D'autre part, s'il est prouvé, par les malades dont l'épiglotte a été détruite pathologiquement ou enlevée chirurgicalement, que la déglutition peut se faire sans le secours de cet organe, il est non moins démontré par les malades intubés et qui arrivent au bout de quelque temps à déglutir très convenablement, que l'épiglotte peut suffire à protéger les voies aériennes contre la pénétration des aliments.

Le larynx est soumis à des mouvements fréquents

d'ascension et de descente, nécessités par la déglutition. Au deuxième temps de la déglutition, le larynx est attiré en haut et vient à la rencontre de l'épiglotte refoulée elle-même par la base de la langue. Cette élévation, qui se fait en même temps que celle de la portion inférieure du pharynx, est due à l'action des muscles thyro-hyoïdiens et stylo-pharyngiens, insérés sur les bords supérieurs et latéraux du thyroïde. Les thyro-hyoïdiens élèvent le bord supérieur du cartilage qui remonte jusqu'au bord inférieur de l'os hyoïde, puis le dépasse pour se porter en arrière ; en sorte qu'il se trouve inscrit dans sa courbe parabolique. Telle est la position que prend le cartilage à chaque mouvement de déglutition (Sappey). Uni par ses petites cornes aux parties latérales du cartilage cricoïde, le thyroïde bascule en arrière, tendant la membrane crico-thyroïdienne assez élastique, puis entraîne le cricoïde et la trachée elle-même dans son mouvement d'ascension.

Le larynx et le tube d'O'Dwyer.

Munis de ces données sommaires d'anatomie et de physiologie, il nous sera facile de comprendre la façon dont se comporte le tube d'O'Dwyer dans le larynx.

Une fois mis en place, le tube se trouve suspendu par les parties latérales et l'angle postérieur de sa tête qui reposent sur les bandes ventriculaires et les cordes vocales d'une part, de l'autre sur la région inter-aryténoïdienne. La partie antérieure de la tête, légèrement rejetée en arrière, n'arrive pas au contact, du moins intime, du tubercule épiglottique et de la commissure antérieure du larynx. Les cordes vocales répondent au collet du tube qu'elles entourent presque comme un collier. La région sous-glottique et la trachée logent le corps du tube, dont la partie la plus volumineuse, ou ventre, répond à la partie initiale de la trachée, et dont l'extrémité inférieure atteint presque la bifurcation des bronches.

On conçoit aisément que sa présence ne soit pas sans porter atteinte au fonctionnement normal du larynx. Son interposition entre les lèvres de la glotte, paralyse le jeu normal des muscles dilatateurs et constricteurs : la voix est abolie ; la toux et l'effort, dans leur définition classique, sont rendus impossibles ; enfin, la déglutition est gênée par la pénétration de parcelles alimentaires dans le vestibule du larynx et la glotte rigide, toujours béante que forme l'orifice supérieur du tube. Cette gêne persiste tant que l'épiglotte n'est pas arrivée à protéger efficacement l'entrée du conduit aérien.

Les dilatateurs de la glotte, n'ayant plus de fonction à remplir, demeurent inactifs comme chez le malade trachéotomisé ; et l'action prédominante de leurs antagonistes maintient, à la boutonnière glottique, la tonicité nécessaire pour s'opposer de façon suffisamment efficace, à la sortie de la partie renflée du tube.

Le mode de fixation du tube d'O'Dwyer, dans le larynx, a suscité des controverses. Pour son inventeur, la chose est bien simple : ce qui maintient le tube en place, c'est la tonicité de la boutonnière glottique, « *contraction of the vocal bands alone* [20]. »

Dans sa descente dans le conduit laryngo-trachéal, le tube écarte d'abord les lèvres de la glotte, puis les parois molles et latérales de la région sous-glottique (muscles thyro-aryténoïdiens et crico-aryténoïdiens latéraux, membrane crico-thyroïdienne). Dès que la partie la plus saillante de son renflement bilatéral, est arrivée à une portion du conduit aérien dont les dimensions sont égales ou supérieures aux siennes (ce qui se produit au niveau du *détroit inférieur* ou portion annulaire du cricoïde), toute dilatation a, pour ainsi dire, cessé ; et le tube continue sa descente, jusqu'à ce que sa tête soit

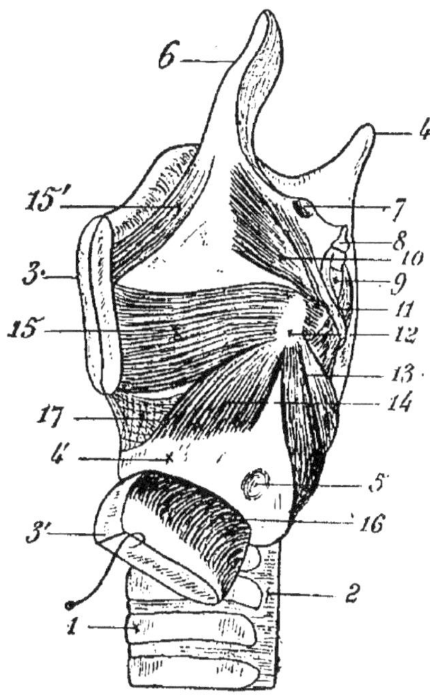

Fig. 13. — Vue latérale du larynx après hémi-section du cartilage thyroïde, montrant la part prise par les muscles thyro-aryténoïdiens et crico-aryténoïdiens latéraux à la formation de la paroi latérale de la région sous-glottique entre le cartilage thyroïde et le cricoïde.

1, 2, trachée ; — 3, section du cartilage thyroïde ; — 3', sa portion latérale gauche renversée ; — 4, sa grande corne ; — 4', cartilage cricoïde ; — 5, facette articulaire pour la petite corne du thyroïde ; — 6, épiglotte ; — 7, cartilage de Wrisberg ; — 8, cartilage de Santorini ; — 9, muscle ary-aryténoïdien ; — 10, muscle aryténo-épiglottique ; — 12. apophyse vocale ; — 13, muscle cricro-aryténoïdien postérieur ; — 14, muscle crico-aryténoïdien latéral ; — 15, muscle thyro-aryténoïdien ; — 16, muscle crico-thyroïdien ; — 17. membrane crico-thyroïdienne.

arrêtée dans le vestibule laryngien. Pour qu'il sorte spontanément des voies aériennes, il lui faut d'abord lutter contre la pesanteur et contre le frottement.

L'obstacle dû au frottement doit, croyons-nous, être pris en considération, si l'on songe que la sortie du tube ne pouvant guère se faire, mathématiquement, dans l'axe du conduit laryngo-trachéal, ses parties supérieure et inférieure doivent, alternativement, venir buter contre les parois de ce conduit.

L'angle variable que forme, dans le bas âge, le larynx avec la trachée, doit augmenter encore ce frottement. Puis, il faut que la portion sus-ventrale du tube, dont les parois latérales divergent de haut en bas, jusqu'à la partie la plus saillante du renflement, écartent de nouveau les parois molles, latérales, de l'espace sous-glottique, qui, elles, convergent de bas en haut, du cricoïde à la fente glottique. La glotte, enfin, doit être dilatée et franchie [21].

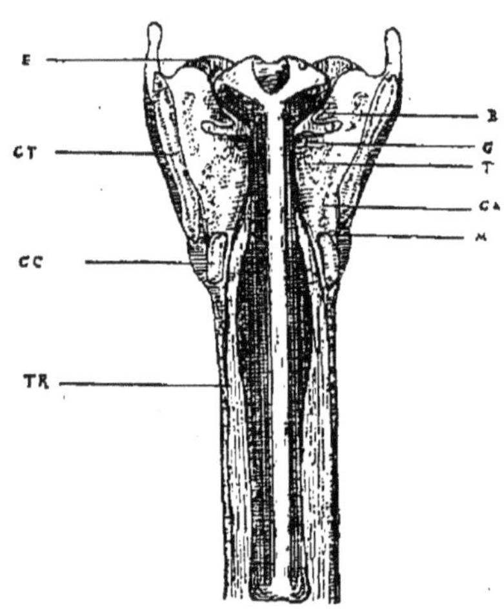

Fig. 14. — Rapports du tube d'O'Dwyer avec le conduit laryngo-trachéal.

E, éminence aryténoïde; — B, bande ventriculaire; — C, corde vocale; — CT, cartilage thyroïde; — T, muscle thyro-aryténoïdien; — CA, crico-aryténoïdien latéral; — M, membrane crico-thyroïdienne; — C, C, cartilage cricoïde; — TR, trachée.

Dans le larynx malade, atteint de diphtérie, la présence de fausses membranes et le gonflement des tissus vient forcément contribuer plus ou moins à la fixation du tube.

Il semble que les différentes raisons que nous venons de donner, de la fixation du tube d'O'Dwyer dans le larynx, soient bien suffisantes. On a cependant cherché autre chose; et un auteur, M. Bayeux (Paris), a voulu attribuer au détroit inférieur du cartilage cricoïde, un rôle prépondérant, exclusif même, dans cette fixation. C'est ce qu'on a appelé, la *théorie cricoïdienne* de la fixation des tubes [22], théorie pouvant se résumer comme suit : le renflement bilatéral du tube traverse en le forçant et en le dilatant, le détroit inférieur du cricoïde. L'anneau cartilagineux un instant forcé, revient ensuite sur lui-même, faisant dès lors, obstacle à la sortie du renflement et fixant ainsi le tube.

Dans un larynx malade, dont la muqueuse au niveau du détroit inférieur du cricoïde, se trouve épaissie, infiltrée, il peut se faire, certainement, que cette portion presque inextensible du larynx, constitue un obstacle à l'entrée comme à la sortie du tube. Mais, c'est là une complication qu'on ne peut invoquer comme moyen normal de fixation. Même, en pareil cas, si l'on a eu la sensation que le renflement du tube a éprouvé quelque peine à franchir le cricoïde, il est indiqué d'extraire le tube et de le remplacer par un tube de calibre inférieur. Car, cette partie du larynx ne doit, à aucun prix, être comprimée par le tube, des lésions à ce niveau pouvant avoir de très sérieuses conséquences.

Les tubes d'O'Dwyer, ont leurs formes et leurs dimensions calculées sur les formes et les dimensions des larynx d'enfants ; et, c'est surtout le calibre du cricoïde qui a déterminé les dimensions de leur renflement bilatéral.

La partie la plus large de ce renflement, mesure de 5 à 9 *millimètres* d'après l'âge des enfants auxquels ils sont destinés.

Or, d'après le tableau dressé par De Saint-Germain dans sa *Chirurgie des enfants*, des dimensions de la trachée, de l'âge de 2 à 13 ans, nous voyons que le diamètre transverse de ce conduit *au niveau du cricoïde*, mesure de 9 à 15 *millimètres*, diminuant peu à peu du cricoïde au 3e anneau trachéal où il varie de 8 à 14 *millimètres*. Nous pouvons accepter les chiffres de 9 à 15 *millimètres* comme ceux des diamètres transverses du détroit inférieur du cricoïde, l'origine de la trachée continuant la lumière du cricoïde, plutôt par une diminution que par une augmentation de calibre. (Sans tenir compte évidemment de la dilatabilité de la trachée.)

D'ailleurs, d'après Galatti [16], le diamètre transverse de la lumière du cricoïde, à sa partie inférieure, serait pour un enfant de *huit mois*, de $7^{mm},5$, le diamètre antéro-postérieur étant de 8 *millimètres*.

M. Bayeux [23], d'autre part, cherchant à déterminer les *dimensions minima* des cricoïdes chez les enfants, pour les comparer aux dimensions du renflement des tubes, a établi les chiffres suivants :

Ages.	Circonférence minima des cricoïdes.	Circonf. des tubes au niveau du renflement.	Écart minimum.
1 an et au-dessous.	20 millim.	17 millim.	3 millim.
1 à 2 ans. . . .	21 —	19 —	2 —
3 à 4 ans. . . .	23 —	20 —	3 —
5 à 7 ans. . . .	25 —	22 —	3 —
8 à 9 ans. . . .	28 —	25 —	3 —
10 à 12 ans. . . .	30 —	28 —	2 —

D'après cet auteur lui-même, nous voyons donc que dans les *larynx les plus étroits*, le cricoïde a toujours en sa partie *la plus resserrée*, un calibre supérieur à celui des tubes de l'âge correspondant; et que d'une façon générale, « *comme dimensions de calibrage, on pourrait toujours introduire, dans un laryx d'un âge donné, le tube de numéro supérieur* [24] ».

Il nous est, par conséquent, impossible d'admettre que dans un larynx normal, le cricoïde puisse fixer le renflement des tubes. Un cylindre de calibre inférieur ne peut forcer au passage, un anneau de calibre supérieur.

Le tube employé chez les enfants, peut être très bien retenu par un larynx normal et sain. En outre, il est avéré qu'un larynx, dont les constricteurs glottiques sont paralysés, ne peut fixer le tube qui lui convient, ni même des tubes de calibre supérieur. En pareil cas, on doit avoir recours à un tube beaucoup plus volumineux, possédant surtout un renflement bien plus accentué qu'à l'ordinaire et reporté plus bas. Ce tube introduit avec effort, à frottement dur, à travers le cricoïde, peut alors, en retour, être fixé par lui dans la trachée.

Une intubation pratiquée dans ces conditions, n'est pas sans dangers. L'augmentation de calibre du renflement, implique un accroissement de volume correspondant, de la portion du tube située au-dessus et qui doit aboutir à sa partie la plus saillante, de façon insensible, sans le moindre ressaut. Accroître le volume du renflement, c'est donc exposer toute la région sous-glottique du larynx, à une pression exagérée, pouvant être suivie de graves conséquences, surtout chez l'enfant atteint du croup. La difficulté a pu être tournée en reportant plus bas le renflement. Mais alors, la partie du tube située au-dessous de ce renflement, devenue plus courte, présente dans son ensemble des proportions plus volumineuses, surtout au niveau de l'extrémité inférieure dont l'introduction est rendue beaucoup plus difficile.

PREMIÈRE PARTIE

DE L'INTUBATION DU LARYNX CHEZ L'ENFANT
SURTOUT CONSIDÉRÉE EN CAS DE CROUP
ou
LARYNGO-TRACHÉITE PSEUDOMEMBRANEUSE

I. — Instruments servant à pratiquer l'intubation du larynx chez l'enfant.

Le rôle des instruments étant considérable dans la méthode de traitement que nous étudions, nous ne saurions nous étendre trop longuement sur leur description. De la parfaite construction des tubes surtout, dépend bien souvent le succès de l'intervention.

Les instruments d'O'Dwyer comprennent : 1º deux séries distinctes de tubes, servant des premiers mois de la vie jusqu'à la puberté exclusivement ; 2º un introducteur et un extracteur des tubes ; 3º un ouvre-bouche.

1. **Les tubes.** — Ils forment, avons-nous-dit, deux séries distinctes, composées l'une, de tubes à section intérieure elliptique et de calibre relativement petit, l'autre de tubes cylindriques et de calibre plus gros. Ces derniers ne sont guère employés en Europe, leur usage étant réservé à certains cas particuliers, assez rares.

A. Tubes de section elliptique. — En métal ou en ébonite doublée de métal, ces tubes comprenaient, il y a peu de temps encore, six numéros. O'Dwyer, dans ces derniers temps, a complété cette série, d'un septième tube.

Au début, les tubes métalliques, très employés encore à l'heure actuelle, étaient construits de la façon suivante [25] : à travers une tige de cuivre pleine et cylindrique, était foré un tube également cylindrique et de dimensions convenables, qu'on transformait ensuite, par martelage sur un mandrin, en tube de section elliptique, d'un diamètre antéro-postérieur double environ du diamètre transverse. Les parois extérieures et latérales de ce tube, étaient alors limées aux deux extrémités, de façon à leur donner la forme d'un double tronc de cône, à base commune, déterminant vers la partie moyenne, un renflement bilatéral. Ce renflement ou ventre, possède à sa partie la plus large, une dimension transversale égale au diamètre antéro-postérieur et extérieur du tube, diamètre invariable sur toute la longueur.

L'extrémité inférieure du tube, susceptible de frottements contre les parois de la trachée, la partie supérieure de son bord antérieur, venant presser contre la commissure antérieure du larynx et la base de l'épiglotte, étaient soigneusement arrondies et polies, pour éviter toute lésion de la muqueuse laryngo-trachéale. De plus, pour réduire à son minimum, la pression de l'extrémité supérieure du bord antérieur, contre la commissure du larynx, la partie supérieure du tube était légèrement rejetée en arrière, par l'ablation d'un coin de métal aux dépens du bord postérieur.

Une tête fabriquée à part, était alors soudée à l'extrémité supérieure du tube. Elle est de forme irrégulièrement ovoïde, à bords épais, mousses et polis. Un œillet destiné à recevoir un fil de sûreté, est percé sur son bord gauche, un peu en avant. Au début, l'orifice supérieur du tube, placé au centre de cette tête, s'évasait en entonnoir, dans le but de faciliter l'introduction de l'extracteur. Cette disposition a été supprimée dans la plupart des tubes, car elle facilitait la pénétration des liquides dans les voies aériennes. Elle n'a été conservée que pour les deux plus

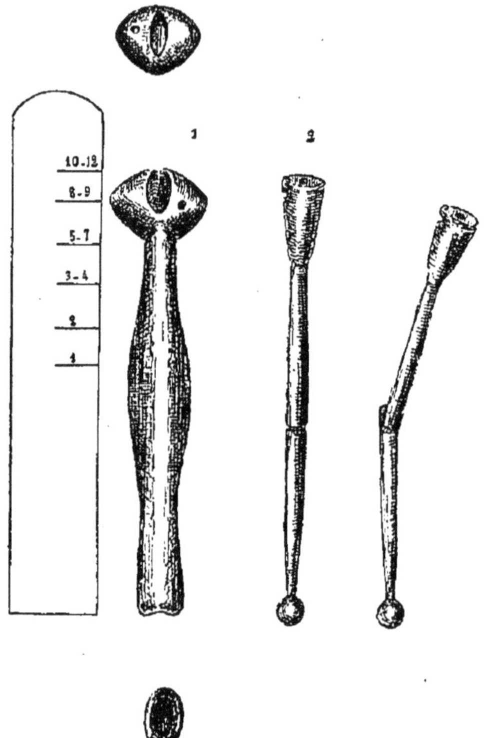

Fig. 15. — 1, tube métallique n° 8-9, de section elliptique (au 7/10° de sa grandeur naturelle); — 2, mandrin; — 3, réglette graduée servant à mesurer les tubes.

petits tubes de la série. Une fois terminé, le tube était recouvert d'une bonne couche d'or.

La fabrication de ces tubes était assez délicate et coûteuse. Maintenant, ils sont construits en étain fondu, recouvert successivement, d'une couche de cuivre et d'une couche d'or, ce qui permet d'obtenir une grande uniformité dans leur fabrication et de réduire leur prix de revient. Longtemps, les inégalités présentées par la paroi interne de ces tubes fondus, empêchèrent leur emploi, ce défaut favorisant le dépôt des sécrétions contre cette paroi. La difficulté fut vaincue, par l'introduction au centre du tube d'étain, d'un autre tube en métal dur, parfaitement poli et capable de résister aux atteintes des instruments d'introduction et d'extraction.

Les dimensions extérieures de ces tubes sont les suivantes : leur longueur varie *d'un pouce et demi* (38 *millimètres*) à *deux pouces et cinq huitièmes* (66 *millimètres*) ; leur diamètre antéro-postérieur varie de *sept trente-deuxièmes de pouce* ($5^{mm},2$) à *douze trente-deuxièmes de pouce* (9 *millimètres*), différant entre chaque tube, de $1/32^e$ de pouce ; leur diamètre transverse est de moitié moindre, sauf au niveau du renflement, qui atteint à sa partie la plus saillante, une largeur égale au diamètre antéro-postérieur, et au niveau de l'extrémité inférieure qui est légèrement enflée et arrondie.

Le calibre intérieur des tubes est le plus grand qui soit compatible avec la solidité de leurs parois.

Une petite règle métallique graduée sert à déterminer le tube convenant à l'âge de l'enfant. Elle est un contrôle utile du choix exact du tube.

Les tubes en métal, répandus dans le commerce, correspondent aux chiffres suivants : 1, 2, 3-4, 5-7, 8-9, 10-12. Ces chiffres indiquent les âges *au-dessous desquels* les tubes correspondant à cette graduation doivent être employés. Ils n'ont cependant rien d'absolu et le développement de l'enfant devra parfois être pris en considération. Par exemple, le tube n° 2 pourra être choisi de préférence au tube n° 1, s'il s'agit d'un enfant de onze mois, très développé.

Dans ces dernières années, O'Dwyer a substitué aux tubes métalliques, des tubes en ébonite doublés à l'intérieur, d'un mince tube de métal dur. En outre, certain tube lui semblant trop volumineux pour l'âge auquel il était destiné, il a augmenté la série d'un numéro. Actuellement, les tubes sont donc au nombre de sept, ainsi gradués [26] :

1, 2, 3, 4-5, 6-7, 8-9, 10-12.

Leur calibre est ainsi mieux adapté à celui du larynx des enfants.

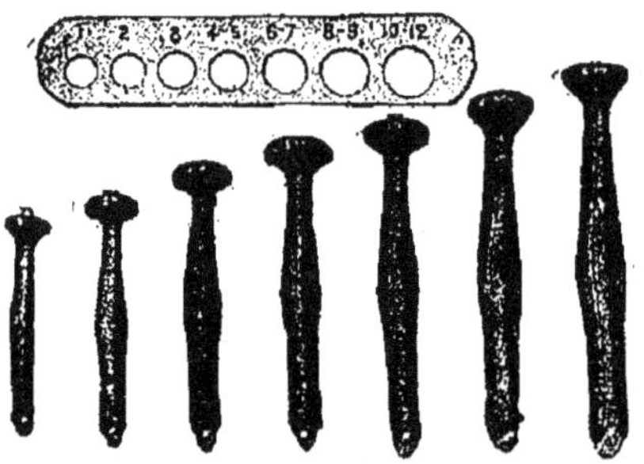

Fig. 16. — Dernier modèle des tubes d'O'Dwyer. Tubes en ébonite et leur filière. — Fabricant : Geo. Ermold, 312 and 314, E. 22 St. New-York.

Une filière métallique sert à reconnaître leur numéro.

Ces tubes en ébonite, construits pour la première fois par Ermold de New-York, constituent un grand progrès. Ils sont d'une grande légéreté, pesant trois fois moins que les tubes métalliques, et n'ont pas, comme ces derniers, l'inconvénient de s'incruster de matières calcaires détériorant le métal et irritant les tissus par leurs aspérités. Moins coûteux, ils ne demandent aucun entretien et supportent parfaitement la désinfection par l'eau bouillante.

B. Tubes cylindriques. — Ces tubes sont au nombre de sept. En argent, la tête peu accentuée, le corps cylindrique et sans renflement, ils possèdent une longueur uniforme

d'un pouce et un huitième (28 *millimètres*), et un diamètre de section, variant de *sept trente-deuxièmes de pouce*
(5ᵐᵐ,2) à *treize trente-deuxièmes de pouce* (10 *millimètres*). Leur extrémité inférieure est très légèrement rétrécie,
pour faciliter leur introduction. Leur extrémité supérieure
n'est pas rejetée en arrière, pour éviter le contact trop
intime avec la base de l'épiglotte et la commissure antérieure du larynx, ces tubes n'étant pas destinés à rester
longtemps en place (une à trois heures au maximum).

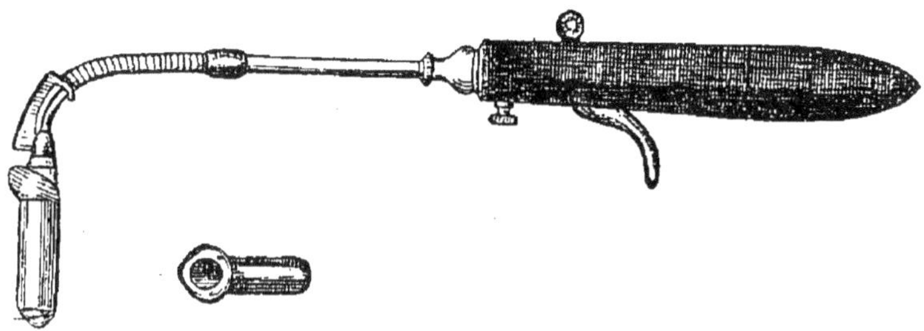

Fig. 17. — Tube court cylindrique et son introducteur.
Fabricant : Ermold, New-York.

Comme ils ne sont maintenus dans le larynx, que par la
pression qu'ils excercent sur ses parois, grâce à leur calibre
et à leur forme cylindrique, un séjour prolongé dans cet
organe déterminerait, presque sûrement, de graves
lésions [25].

Le tube court et cylindrique introduit entre les cordes
vocales, donne à la glotte le calibre de la région sous-
glottique. Comme celui de Bouchut, auquel il ressemble
beaucoup, il tube véritablement la glotte. Son but est de
permettre l'issue des fausses membranes trop volumineuses pour pouvoir être expulsées au travers des tubes
ordinaires. Il a été aussi conseillé pour favoriser l'issue
des corps étrangers de la trachée.

Dillon-Brown (New-York) et Waxham (Chicago) se

sont déclarés très satisfaits de l'emploi des tubes cylindriques. Cependant, d'après O'Dwyer lui-même, l'occasion de les utiliser, se présente assez rarement ; et tout en ne niant pas leur utilité en certains cas, Bókai (Budapest) juge les tubes de section elliptique très suffisants dans la pratique.

2. Instruments d'introduction et d'extraction. — Tous les tubes que nous avons décrits sont munis, pour leur introduction dans le larynx, d'un mandrin d'acier composé de deux parties articulées entre elles. L'extrémité inférieure est terminée par une partie en forme de lentille, à bords arrondis, devant venir faire saillie à l'orifice inférieur du tube. L'extrémité supérieure doit être fixée à l'introducteur, par l'intermédiaire d'une tète creusée d'un pas de vis et portant à sa partie postérieure, une petite encoche, point de repère pour une bonne fixation du mandrin. L'articulation qui unit ces deux pièces doit être une charnière solide et souple. Elle a pour but de faciliter l'extraction du mandrin une fois que le tube a été bien introduit.

L'introducteur proprement dit, auquel les mandrins s'adaptent presque à angle droit, est constitué par une tige d'acier fixée dans un manche et sur laquelle joue librement un tube métallique, que termine un ressort à boudin porteur d'une griffe double. Cette griffe pressera, au moment voulu, sur la tête du tube et libérera le mandrin qui pourra alors être extrait facilement. Un bouton situé à la partie terminale du tube mobile, au niveau du manche, sert à pratiquer cette petite manœuvre. Un appui en forme de gâchette de pistolet, est placé, à peu près au même niveau, à la face inférieure du manche.

L'introducteur des tubes cylindriques possède une forte courbure terminale, destinée à faciliter leur introduction plus difficile à cause de leur petite taille.

L'extracteur a la forme générale des pinces laryngiennes.

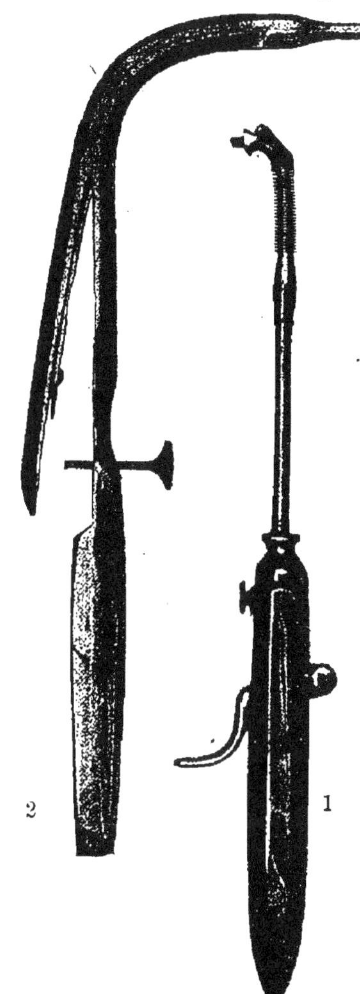

FIG. 18. — 1, introducteur des tubes d'O'Dwyer; — 2, extracteur. — Fabricant : Geo. Ermold, 312 and 314, E. 22 St. New-York.

Ses mors, d'une longueur d'un centimètre et demi, agissent par leur écartement et la pression qui en résulte contre les parois intérieures du tube dans lequel ils sont introduits fermés. L'un des mors est fixe, l'autre est actionné par une pression exercée sur la branche supérieure de l'instrument, formant levier. Un ressort assure le rapprochement des mors, dès que cesse la pression. Une vis mobile traversant la branche inférieure, tout près du manche de l'instrument, permet de régler d'avance, selon le calibre du tube à extraire, l'écartement des mors. Son but est d'éviter, en cas de fausse route, une dilacération du larynx, une fracture du cricoïde.

3. **Ouvre - bouche.** — L'ouvre - bouche qui se trouve dans la plupart des boîtes à intubation, est celui d'O'Dwyer modifié de façon très heureuse par Denhard. Il se compose de deux petits plateaux garnis

d'étain pour recevoir les dents. Leur écartement s'opère par la pression exercée sur l'extrémité des branches qui les supportent, et se trouve maintenu par le jeu combiné d'une crémaillère et d'un ressort. Un simple mouvement en arrière, imprimé à l'extrémité de la crémaillère, suffit pour rapprocher les plateaux, dès que l'ouvre-bouche n'est plus utile.

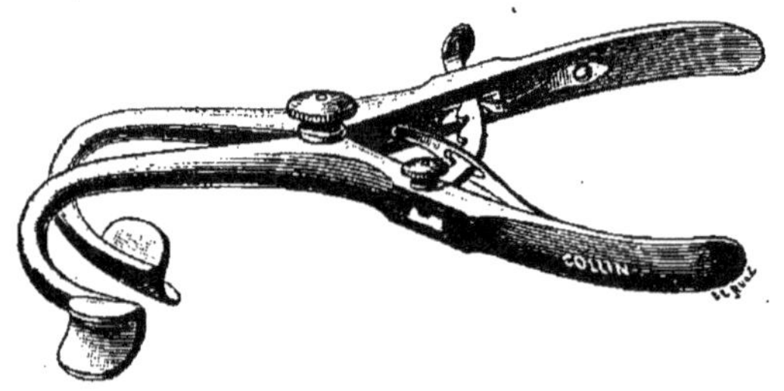

Fig. 19. — Ouvre-bouche d'O'Dwyer modifié par Denhard.

Cet instrument doit, en étant très solide, présenter le moins de volume possible. Les parties les plus susceptibles d'avaries sont le ressort et la crémaillère qui doit être faite très robuste. D'autre part, les deux plateaux rapprochés l'un de l'autre doivent présenter le plus petit volume possible, afin que leur pénétration entre les mâchoires ne présente pas trop de difficulté.

Il sera bon d'avoir, en outre, un abaisse-langue pour préparer la voie à l'ouvre-bouche. Un doigtier métallique trouverait aussi son emploi, pour le cas exceptionnel où l'ouvre-bouche viendrait à subir une avarie sérieuse.

Modifications diverses apportées aux instruments d'O'Dwyer. — A. Modifications des tubes. — Avant d'obtenir des tubes lui donnant, à peu près, toute satisfaction, O'Dwyer avait bien étudié et expérimenté cinq années durant, dix modèles différents. A peine eut-il fait connaître sa méthode et ses instruments, que, comme il est d'usage en pareille circonstance, des modifications et des imitations surgirent de divers côtés.

A vouloir corriger certains inconvénients impossibles à faire disparaître dans ces instruments, on leur donna plus d'une fois, des défauts sérieux. Parfois, simples vues de l'esprit, offertes au public médical sans avoir subi le contrôle d'expériences concluantes, nombre de modifications apportées, aux tubes surtout, ne firent, bien souvent, que reproduire des défauts déjà corrigés par O'Dwyer lui-même. Les imitations furent l'œuvre de fabricants fréquemment peu scrupuleux et qui, sous le nom d'instruments d'O'Dwyer, fournirent des instruments fabriqués à vue de nez, sans indications précises, sans aucune connaissance de la question. Il faut, certainement, rechercher là, la cause du discrédit qui a frappé l'intubation auprès de quelques médecins.

Beaucoup de tubes modifiés ou mal imités, ont des défauts qui les rendent dangereux. Le plus commun de ces défauts, est l'absence du rejet en arrière de l'extrémité supérieure du tube, ayant pour conséquence presque fatale, l'ulcération, la perforation même de la base de l'épiglotte, ainsi que cela a été constaté dans les autopsies.

Un défaut également fréquent, est le mauvais polissage de la paroi intérieure du tube. La présence sur cette paroi, de rugosités, peut favoriser l'obstruction en fournissant des points d'arrêt aux sécrétions et aux fausses membranes. L'ouverture dans le conduit du tube, de l'œillet destiné au passage du fil de sûreté, ou d'un orifice destiné à l'extraction, offre le même danger. Fréquemment aussi, certaines parties du tube ne sont pas assez arrondies, sont parfois même presque tranchantes et peuvent déterminer des lésions du larynx ou de la trachée.

Certains tubes n'ont pas de renflement suffisamment
prononcé, ce qui rend leur maintien en place, difficile.
D'autres même, que nous avons vus, n'ont plus le moindre renflement et affectent la forme cylindrique dangereuse par la pression exercée sur les parois du larynx.

On a supprimé le mandrin obturateur jugé comme
inutile, et pour faciliter l'introduction des tubes, on les a
terminés, soit par un biseau, soit par une anse en saillie

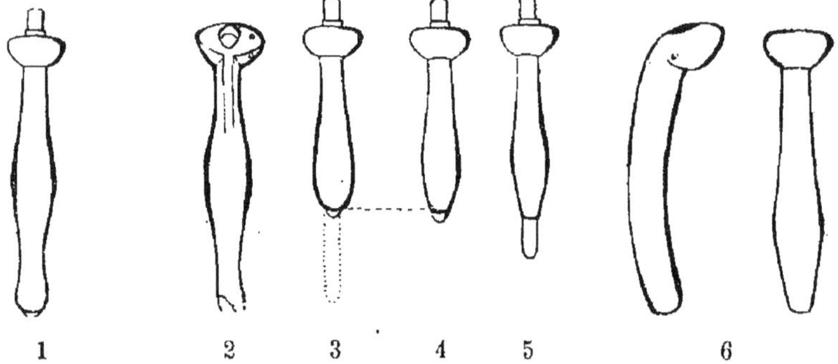

1   2   3   4   5   6

Fig. 20. — Principales modifications du tube d'O'Dwyer : tube sans
mandrin, tube raccourci, tube incurvé.

1, tube d'O'Dwyer ; — 2, tube modifié par Ferroud (tube sans mandrin) ; — 3, tube raccourci de Bayeux (1ᵉʳ modèle) ; — 4, tube raccourci
de Sevestre ; — 5, tube raccourci de Bayeux (2ᵉ modèle) à mandrin
allongé ; — 6, tube de Bauer, à courbure et a renflement abaissé

conique partageant l'orifice inférieur en deux œillets
latéraux.

Ces dernières modifications ont eu surtout pour but, la
simplification des instruments ; un seul et même instrument devant servir pour introduire et extraire les tubes.
En dehors du croup, dans les sténoses laryngées non
pseudomembraneuses, ces tubes peuvent peut-être bien,
donner des résultats satisfaisants. Encore faut-il prévoir
la possibilité de blessures avec une extrémité inférieure
conformée de cette façon. Puisqu'on a réussi à faire des
fausses routes, à traverser le larynx de part en part avec

le tube d'O'Dwyer, dont l'extrémité inférieure offre tant de garanties contre les traumatismes, ne doit-on pas redouter des accidents beaucoup plus fréquents avec des tubes à extrémité inférieure ainsi effilée? Dans le croup, ne doit-on pas craindre l'obstruction, par les fausses membranes de la paroi trachéale, par le seul œdème de la muqueuse ou même la simple accumulation des sécrétions, d'un orifice placé latéralement?

Deguy et Benjamin Weil ont constaté que les tubes terminés en biseau ne pouvaient être extraits par le procédé du pouce (*énucléation*). Ils tournent sur leur axe et se présentant transversalement à l'orifice glottique, peuvent le franchir et tomber dans la trachée. Marfan a été témoin d'un pareil accident pour lequel il fallut pratiquer immédiatement la trachéotomie (*Société de Pédiatrie*, 18 mars 1902).

Le mandrin est utile, sinon indispensable. Il facilite l'introduction du tube ainsi terminé par une saillie conoïde, absolument inoffensive ; il empêche les mucosités et les débris de fausses membranes d'y pénétrer. Aussi, une fois le mandrin extrait, le malade peut-il sans risques, après l'angoisse qu'il vient d'éprouver, faire la profonde inspiration dont il a besoin et qui lui permet d'expectorer les produits encombrant ses voies aériennes.

Enfin, on a raccourci les tubes d'O'Dwyer, en ne leur laissant guère comme longueur, que celle même du larynx, du vestibule de la glotte au commencement de la trachée. Le but de cette modification fut d'abord de diminuer le poids du tube, dans l'espoir de rendre plus facile la déglutition [22]. Puis, on s'aperçut de façon fortuite, que le tube ainsi raccourci pouvait être facilement chassé du larynx par une pression exercée sur son extrémité inférieure, à travers les parois de la trachée. Cette circonstance établit la possibilité de l'extraction sans le secours de l'instrument, extraction pouvant dès lors être pratiquée, en cas d'urgence, par une personne autre que le médecin.

Un tel avantage, dont on a exagéré l'importance, ne compense pas, à notre avis, le danger d'obstruction et d'expulsion du tube, rendu plus fréquent par cette modification. Si la fausse membrane s'étend à la trachée, elle peut venir s'appliquer sur l'orifice inférieur du tube court, à la façon d'une valve. Plus l'orifice inférieur du tube se trouve bas situé, et moins on a à redouter l'obstruction par un débri de fausse membrane. Or, on ne peut déterminer d'avance, dans un cas de croup, l'étendue du processus diphtérique. Il semble aussi que le courant d'air, plus vif dans le tube long que dans le tube court, rende l'obstruction par les mucosités, moins fréquente dans le premier que dans le second. C'est d'ailleurs ce qui ressort d'un travail paru en ces derniers temps, sur les inconvénients du tube court employé dans les hôpitaux de Paris. M. G. Froin, interne à l'hôpital Trousseau, a, en effet, observé sur 62 intubations pratiquées dans le service, 30 fois l'obstruction et 24 fois l'expulsion spontanée du tube [27]. Pareille fréquence d'accidents est la condamnation du tube court.

Une dernière modification du tube d'O'Dwyer a été la courbure de son grand axe, dans un but de meilleure adaptation à conformation du conduit laryngo-trachéal qui chez l'enfant, comme l'a démontré L. Bauer (Budapest) présente, à l'union du larynx avec la trachée, un angle obtus ouvert en arrière et plus ou moins accentué d'après l'âge.

Cette courbure du tube, très légèrement marquée sur les tubes d'O'Dwyer par le rejet de la tête en arrière, rend son introduction plus difficile sans paraître présenter, à d'autres points de vue, un avantage bien marqué.

Nous ferons une remarque générale sur la matière même dont les tubes et leurs mandrins ont été fabriqués. Il est d'une importance capitale, que le mandrin soit fabriqué d'un acier très résistant et que l'articulation de ses deux parties soit des plus robustes. Or, nous avons vu des mandrins en métal mou, se courbant facilement, composés de deux pièces articulées latéralement, au lieu de l'être en charnière. Nous avons assisté en 1894, à l'hôpital Trousseau, à la rupture d'un pareil mandrin pendant une intubation.

Ce n'est pas au hasard, qu'O'Dwyer avait construit ses premiers tubes en métal doré. L'or est le métal qui s'altère le moins facilement, au contact des tissus et des humeurs de l'organisme. L'argent, le nickel, l'aluminium surtout, se détériorent assez vite.

Le tube en or, ou recouvert d'une couche d'or résiste bien. Quand leur couche d'or n'est pas suffisamment épaisse, les tubes de cuivre ou d'étain dorés s'incrustent de matières calcaires, surtout au niveau du collet et de la tête en contact immédiat avec les tissus. Les tubes en ébonite sont exempts de cet inconvénient et semblent réaliser les meilleures conditions. Si pendant longtemps on n'a pas utilisé cette matière pour la fabrication des tubes d'enfants, c'est qu'on ne parvenait pas à donner à ces tubes une solidité suffisante. Cet obstacle a été vaincu en doublant les tubes d'une paroi métallique résistante.

B. Modifications des instruments d'introduction et d'extraction. — Des modifications parfois heureuses, ont été apportées aux instruments d'introduction et d'extraction.

Dans l'instrument d'O'Dwyer, l'union du mandrin à l'introducteur a lieu par l'intermédiaire d'un pas de vis, ce qui présente des inconvénients. La petite tige formant

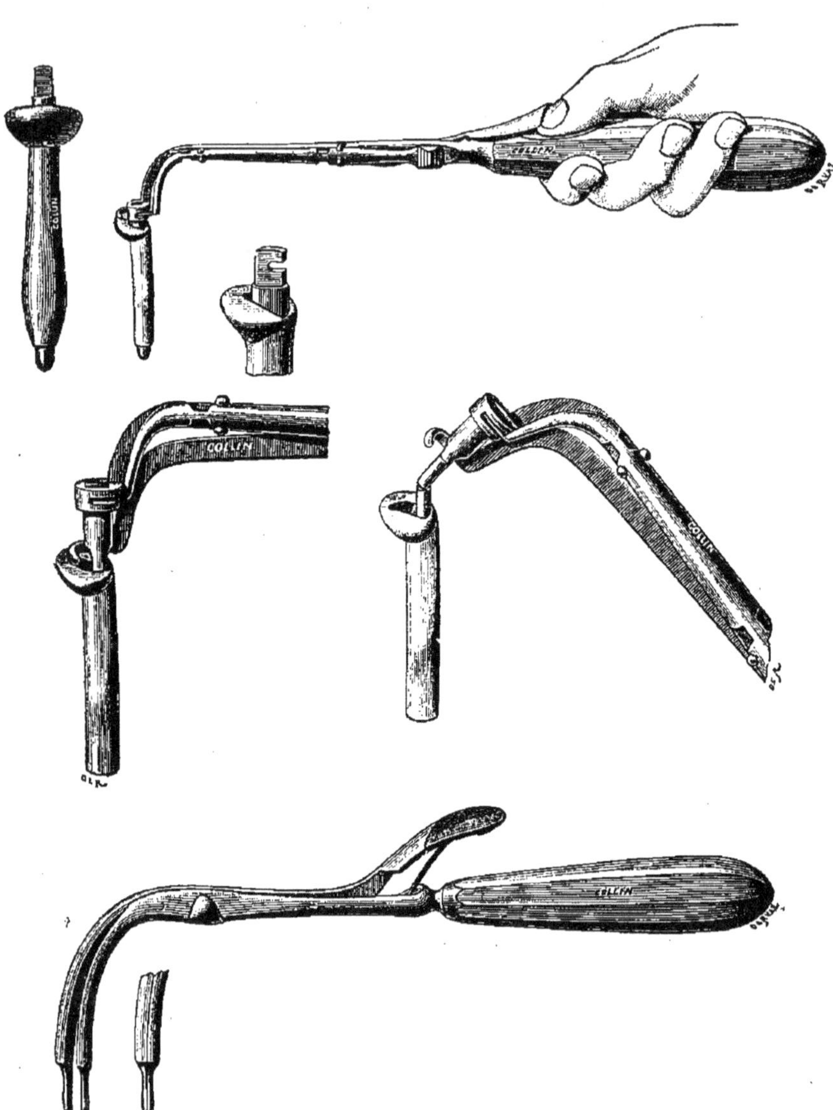

FIG. 21. — Instruments de Collin-Bayeux. Tube court, introducteur
et extracteur. (Collin, fabricant à Paris.)

N. B. — Les tubes courts construits par M. Collin, ont le même calibre que les tubes longs d'O'Dwyer. Ils sont numérotés de I à VI et
doivent, d'après M. Bayeux, être employés pour les âges suivants :
I. 6 mois et au-dessous ; II, 7 à 18 mois ; III, 18 mois à 3 ans 1/2 ; IV,
3 ans 1/2 à 6 ans 1/2 ; V, 6 ans 1/2 à 8 ans 1/2 ; VI, 8 ans 1/2 à 12 ans.

vis peut, exceptionnellement il est vrai, se briser. — Le
cas a été observé à l'hôpital des Enfants de Zurich dans
le service du Pr Von Muralt. — En tout cas, elle s'use à
la longue et le mandrin ne peut toujours être bien fixé,
immobilisé dans la position requise. Baër (Zurich),
Carstens (Munich) ont remédié à ce défaut, en faisant
fabriquer d'une seule pièce le mandrin et la tige de l'introducteur, de sorte qu'il existe autant de tiges s'adaptant
à un manche unique, que de mandrins et de tubes. C'est
là une certaine complication de l'instrumentation. L'ha-
bile fabricant parisien, M. Collin, a résolu le problème
d'une solide et immuable fixation des mandrins, dans un
introducteur de tubes construit sur des données complètement inédites. Dans ce nouvel instrument, l'union
du mandrin à l'introducteur se fait au moyen d'une sorte
de verrou venant s'engager dans une encoche que porte
la partie supérieure du mandrin. Celui-ci peut donc être
rapidement fixé dans une position invariable. Un levier
actionné de bas en haut par le pouce de l'opérateur, vient,
au moment voulu, presser sur la tête du tube et dégager
ainsi le mandrin. L'instrument composé de trois pièces
métalliques est robuste et d'un nettoyage très facile. Le
seul reproche qu'on lui a fait, c'est d'être un peu volumineux.

L'extracteur de Collin diffère peu de celui d'O'Dwyer.
Comme dans celui de Bleyer, les mors un peu plus longs
s'écartent parallèlement ; leur pression est ainsi mieux
répartie sur les parois intérieures du tube et moins
offensive pour elles. Il lui manque la vis permettant de
régler d'avance l'écartement des mors, suivant le tube à
extraire.

Plusieurs auteurs ont pensé à utiliser pour l'introduction et l'extraction, un seul instrument. En Allemagne,
Schweiger et Gersuny ont employé une sorte de pince, à

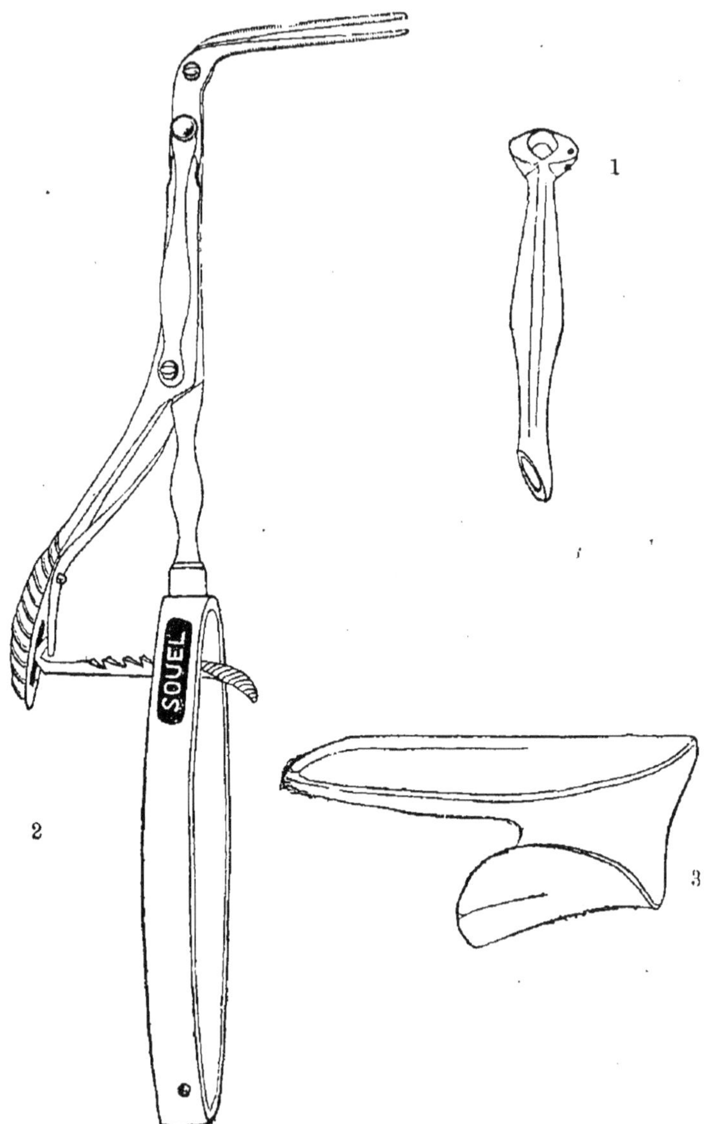

Fig. 22. — Instruments du Dr Ferroud.

1, tube sans mandrin se terminant en biseau ; — 2, pince servant à l'introduction et à l'extraction des tubes ; — 3, doigtier métallique pouvant remplacer l'ouvre-bouche. Fabricant : Souel, à Lyon, 16, rue de la Barre.

mors coudés à angle droit et s'ouvrant dans le sens antéro-postérieur.

En France, un instrument analogue a été préconisé par Ferroud (Chasselay) [14]. « Les mors coudés à angle droit, « mesurent 4 centimètres, sont très amincis et peuvent, « en conséquence, pénétrer profondément dans la lu- « mière de tous les tubes, *sans cependant la combler*. « Une pression sur le levier les écarte l'un de l'autre, « mais alors, au lieu de former un angle aigu, comme « dans l'extracteur d'O'Dwyer, ils restent à peu près pa- « rallèles entre eux. » La branche formant levier, porte une crémaillère permettant de maintenir écartés les mors de la pince introduite dans le tube.

En supprimant le mandrin, Ferroud a dû modifier l'extrémité inférieure du tube qu'il a taillée en biseau pour faciliter l'introduction.

P. Avendaño (Buenos-Aires) a tout dernièrement reproduit en les modifiant quelque peu, les instruments de Ferroud.

Tsakyris (Paris) [28] a fait construire un instrument analogue se montant sur le manche des instruments laryngiens de Schrœtter. Il a également combiné un extracteur fonctionnant comme un serre-nœud laryngien et dont l'anse métallique, doit aller enserrer un crochet situé à l'angle postérieur de la tête du tube spécial imaginé par lui.

L'instrument de Bayle (Lyon) [29] sert encore d'introducteur et d'extracteur. C'est encore une sorte de pince dont les mors coudés à angle droit et munis à l'extérieur de cannelures, s'écartent parallèlement. Pour l'introduction, on peut, à volonté, y adjoindre un mandrin venant fermer l'orifice inférieur du tube.

Le reproche qu'on peut adresser d'une façon générale, à ces pinces à deux fins, est le manque de rigidité de

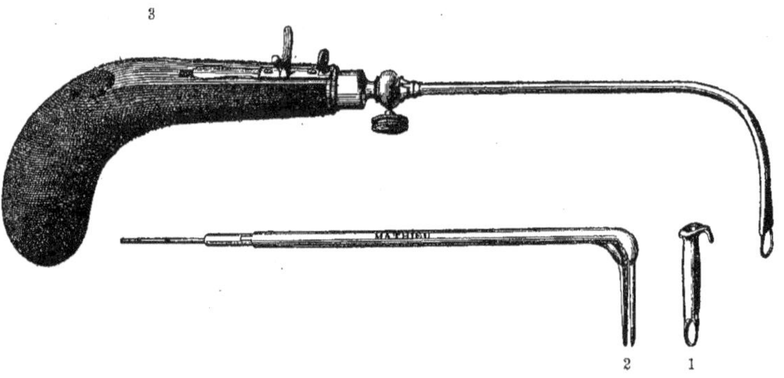

Fig. 23. — Instruments de Tsakyris. Fabricant : Mathieu à Paris.

1, tube à anse terminale et à tête munie d'un crochet; — 2, introducteur; — 3, extracteur monté sur le manche de Schrœtter.

leurs mors trop minces, trop longs et dérapant, même
avec le maximum de pression, pour peu que le tube soit

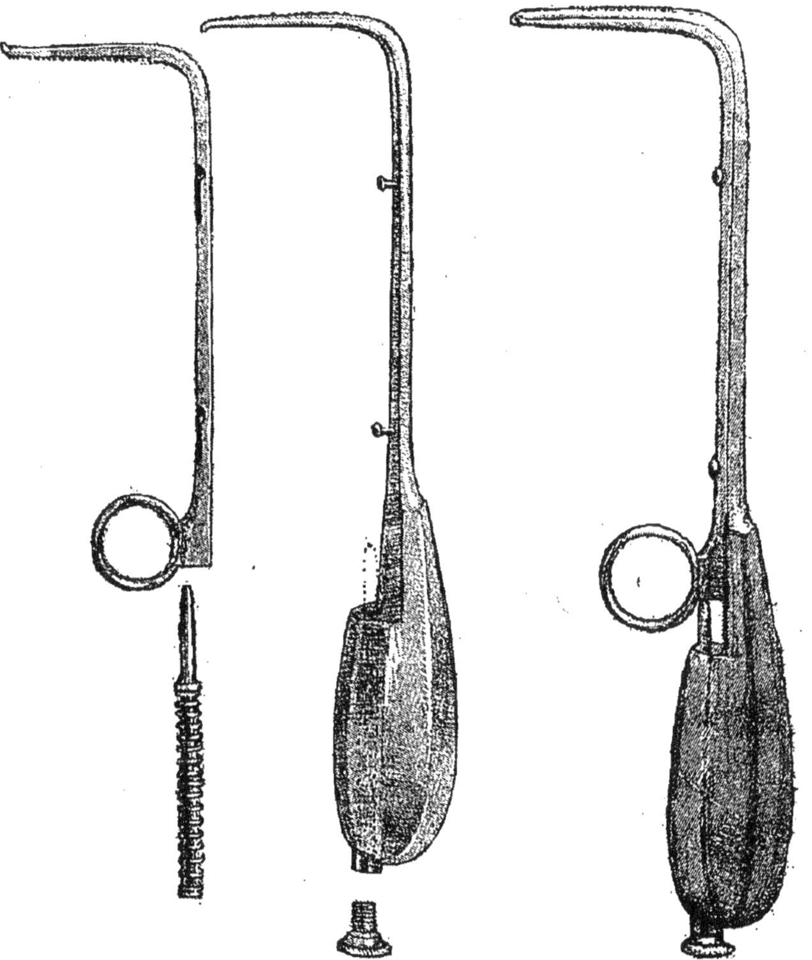

Fig. 24. — Pince introductrice-extractrice à écartement parallèle de
M. Bayle, montée et démontée.

difficile à extraire. La crémaillère dont sont munis certains de ces instruments et quelques extracteurs, est inutile et peut être dangereuse en cas de fausse route des mors.

Un extracteur d'un genre tout nouveau est celui qu'a décrit M. Froin, interne de l'hôpital Trousseau. Il consiste

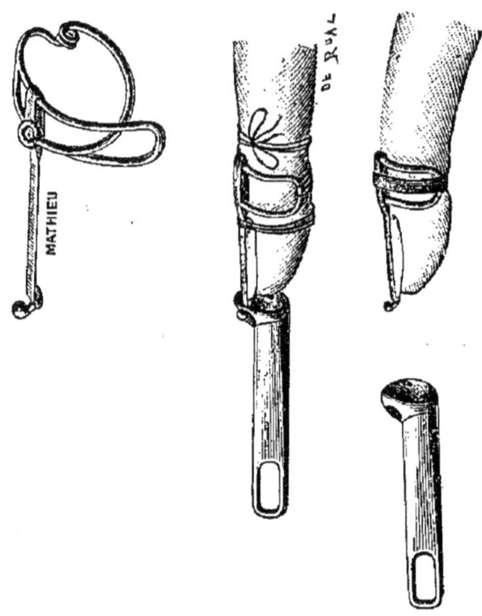

Fig. 25. — Extracteur de Froin.

en un doigtier très simple, fixé au doigt par un anneau de caoutchouc et porteur à son extrémité d'un petit crochet mousse qui va s'introduire, pour l'extraction, dans un orifice de la paroi postérieure de la tête d'un tube spécial.

Préoccupés d'assurer l'accès de l'air dans les poumons pendant l'introduction du tube dans le larynx, et ne voulant pas cependant renoncer au bénéfice du mandrin, certains ont fabriqué des mandrins creux. En vérité, si l'on considère, d'une part, le bien faible volume d'air admis par de tels mandrins, et de l'autre, la rapidité avec laquelle doit être pratiquée l'introduction du tube dans le larynx, on trouve bien vaine une telle modification toujours faite d'ailleurs au détriment des qualités essentielles du mandrin et du tube même.

Dans les instruments d'Egidi (Rome) le mandrin articulé en son milieu, est creusé d'un conduit se continuant avec celui qui parcourt l'introducteur de bout en bout. Théoriquement, l'accès de l'air n'est pas supprimé pendant l'introduction du tube, et un sifflement particulier permet de reconnaître si le tube est bien en place. Cet avantage peu important, à notre avis, est acquis au prix d'un danger réel créé par la conformation de l'extrémité libre du mandrin tubulaire, brusquement terminée par un bord presque tranchant et dépassant de plusieurs millimètres l'orifice inférieur du tube qui forme au-dessus d'elle un ressaut trop accentué.

Dans la suite, ce praticien a modifié et simplifié ses instruments [30], en n'employant pour l'introduction et l'extraction, qu'une seule pince analogue à celle de Ferroud. Le mandrin creux a cependant été conservé, se fixant à l'extrémité des mors qui rapprochés l'un de l'autre forment une véritable vis. Les mors eux-mêmes sont creusés d'un conduit continuant celui du mandrin et venant déboucher au niveau du coude formé par les branches de l'instrument. La libération du mandrin se fait simplement à l'aide de l'index gauche pressant sur la tête du tube, pendant que la main droite s'efforce de l'extraire hors du tube.

La pince privée de mandrin peut servir d'extracteur.

Cette préoccupation de l'accès de l'air, se retrouve dans le tube de Stœrk qui est uniformément cylindrique. Le mandrin a son extrémité libre constituée par une petite sphère creuse, percée de plusieurs trous.

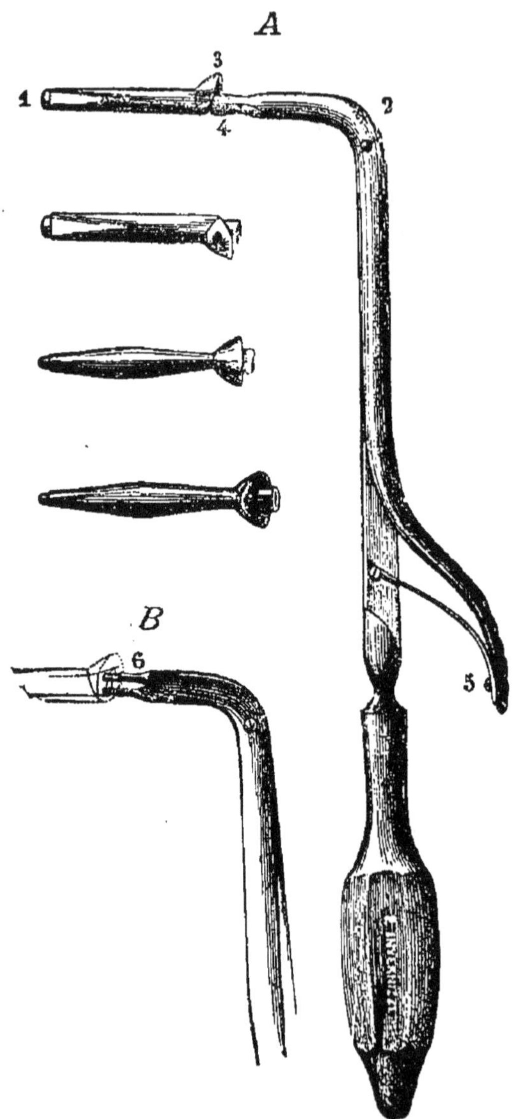

Fig. 26. — Instruments d'Egidi (modification de 1895). Fabricant : Invernizzi, Rome.
A, Pince fonctionnant comme introducteur ; — B, Pince fonctionnant comme extracteur.

Donnons pour terminer ce qui a trait aux modifications apportées aux tubes d'O'Dwyer, les caractéristiques d'un certain nombre de tubes connus sous le nom de leur auteur.

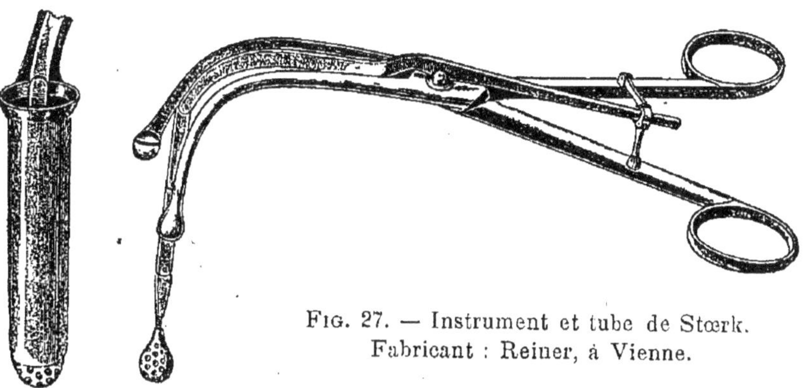

Fig. 27. — Instrument et tube de Stœrk.
Fabricant : Reiner, à Vienne.

1º *Tube d'Hoadley*. — Tube court, mesurant, à peu près, la hauteur du larynx. Tête en forme de petit entonnoir ou pavillon, à bords mousses et arrondis, échancrée au niveau des aryténoïdes et se logeant entre les cordes vocales supérieures et inférieures. C'est ce que l'auteur appelle l'*intubation profonde*.

Tube de Waxham (Chicago). — Porte une épiglotte artificielle destinée à rendre plus facile la déglutition des liquides.

Tubes de M. Bleyer (New-York). — Deux tubes portent ce nom :

1º Un tube long, sans renflement, avec tête en entonnoir dans l'intérieur duquel s'ouvre l'œillet du fil de sûreté. L'extrémité inférieure du mandrin est percée de deux orifices latéraux.

2º Un tube long à occlusion automatique pendant la déglutition. Ce tube est en vulcanite, *avec collet en caoutchouc souple* sur lequel peut s'exercer l'action des constricteurs du larynx.

Tube de Dillon-Brown (New-York). — La tête du tube d'O'Dwyer, est excavée et surmontée d'une petite anse métallique pouvant être, à volonté, abaissée et relevée. Cette anse est destinée à l'extraction du tube. Il s'agit seulement d'aller avec l'ongle de l'index ou à défaut, un ongle métallique, la relever, puis de l'accrocher avec le bout du doigt. Un tube construit sur des données analogues avait été déjà, auparavant, imaginé par O'Dwyer.

Tube de Webster. — Tube en zinc, attaquable à dessein, par l'acidité des sécrétions, d'où action antiseptique ettriteugeus a sur les tissus. Tête étroite en forme d'entonnoir.

Tube d'Egidi (Rome). — En métal blanc, analogue comme forme à celui d'O'Dwyer. Bords de la tête et du tube pas assez mousses ni arrondis. Absence de rejet en arrière de l'extrémité supérieure. Renflement peu marqué.

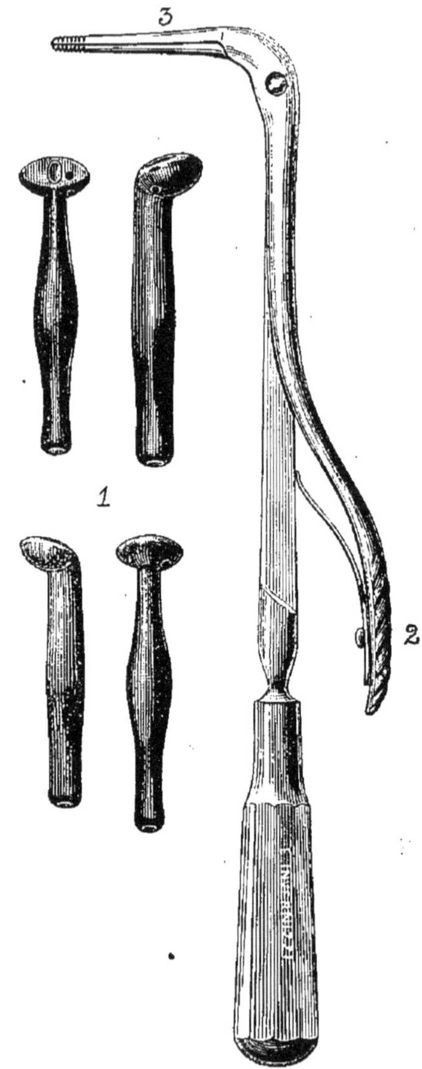

Fig. 28. — Pince d'Egidi servant à l'introduction et à l'extraction des tubes en ébonite d'O'Dwyer privés de leur mandrin. Fabricant: Invernizzi, à Rome.

Mandrin défectueux. Tout récemment (1901), Egidi a

abandonné ses tubes pour les tubes en ébonite, d'O'Dwyer, qu'il emploie sans mandrins, se servant pour l'introduction et l'extraction, d'un seul instrument analogue à la pince de Ferroud.

Tube de Ferroud. — En métal blanc, analogue comme forme à celui d'O'Dwyer. Orifice supérieur évasé. Extrémité inférieure taillée en biseau. Pas de mandrin. Introduction et extraction avec un seul instrument. L'ouvre-bouche est supprimé et remplacé par un doigtier métallique.

Tube d'Avendaño. — En métal doré ; à tête excavée, pour faciliter l'introduction de l'instrument au moment de l'extraction ; à extrémité inférieure taillée en biseau aux dépens d'une des parois latérales. Tube court, mais plus long que celui qui est en usage dans les hôpitaux de Paris, ce dernier chez les enfants âgés de plus de 5 ans, ayant souvent son extrémité inférieure cachée par le cricoïde, ce qui rendrait difficile ou impossible son extraction par pression extérieure à travers les parois de la trachée.

Tube de Tsakyris. — Tube en aluminium à tête de moitié moins haute que celle du tube d'O'Dwyer et non rejetée en arrière. Renflement situé un peu plus haut que le milieu du tube. Extrémité inférieure terminée par une anse de faible épaisseur délimitant deux œillets latéraux. Pas de mandrin. Pour remédier à la difficulté de l'extraction accrue par la réduction de volume de la tête du tube, cet auteur a imaginé un second tube dont la tête se termine en arrière par une sorte de crochet mousse formant la courbe au-dessus de l'espace inter-aryténoïdien et venant faire saillie dans le pharynx. Une anse métallique manœuvrée par un serre-nœud laryngien, doit aller enserrer ce crochet pour extraire le tube. L'extrémité inférieure du tube est rejetée à gauche ; et en outre des deux œillets latéraux, deux autres petits orifices ont été percés sur les piliers de l'arcade terminale.

Introduction et extraction avec une seule pince pour le premier tube. Le second tube exige deux instruments se montant sur le manche de Schrœtter.

Tubes de Bayeux. — Tubes d'O'Dwyer coupés au-dessous du renflement. Pour être introduits, ils exigent des mandrins de deux sortes : les uns courts pour les petits tubes dont ils mesurent la longueur, les autres longs pour les trois plus grands tubes dont ils dépassent d'une façon notable l'extrémité inférieure. Cette saillie très prononcée du mandrin est dangereuse et a été condamnée par Sevestre et Variot. Les petits mandrins rigides au début, ont été dans la suite également munis d'une articulation.

Ces tubes courts ont été remaniés plusieurs fois, à cause des inconvénients constatés à l'expérience. Le tube classique d'O'Dwyer fut transformé par M. Bayeux et successivement, en un premier tube court à extrémité globuleuse, puis en un second tube court à extrémité conique plus effilée, plus longue de 2 millimètres.

Tube de Sevestre. — C'est le tube primitif de Bayeux dont l'extrémité a été effilée en conservant cependant sa longueur primitive. Ce tube est employé par M. Sevestre pour les enfants d'âges inférieurs, les tubes modifiés de Bayeux étant parfois nécessaires pour les grands enfants.

Le seul mérite des tubes courts est leur extraction plus facile sans instrument, par pression sur la trachée. Ils sont moins stables dans le larynx et s'obstruent plus facilement. Sans mandrin allongé, ils sont d'introduction difficile. Le mandrin allongé peut être dangereux en facilitant les fausses routes.

Tube de Froin [27]. — Tube en métal doré, court, à tête évasée, portant à sa partie postérieure un orifice destiné à l'extraction. L'extrémité inférieure est terminée par une anse limitant deux orifices latéraux. L'introduction se fait à l'aide d'une pince spéciale et l'extraction, par un

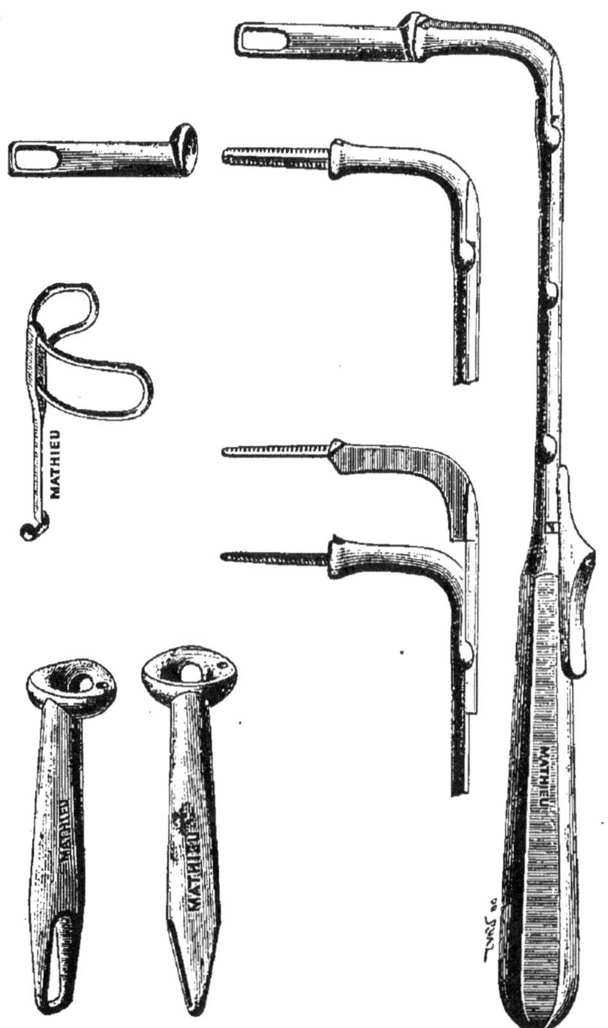

Fig. 29. — Instruments de Froin. Fabricant : Mathieu, à Paris.

doigtier muni d'un petit crochet arrondi venant s'engager
dans l'orifice de la tête du tube. Ce tube, expérimenté en

ces derniers temps à Trousseau, paraît remédier, d'après son auteur, aux inconvénients constatés par l'emploi des tubes de Bayeux ou de Sevestre. L'orifice percé dans la tête du tube est, pour nous, une source de danger en favorisant l'obstruction par arrêt de mucosités ou de fausses membranes. Nous en dirons autant de la disposition de l'extrémité inférieure.

Tube de Bauer. — Tube long, à courbure longitudinale et à concavité postérieure, variant suivant l'âge des enfants. En outre, le renflement a été abaissé de 4 à 5 millimètres, de manière à correspondre au 2e et 3e anneau de la trachée où il ne court pas le risque d'exercer des pressions nuisibles. Essayé à Budapest dans le service du Pr Von Bókay, il aurait donné de bons résultats. Expérimenté, d'autre part, à Leipzig, dans le service de Soltmann, il n'a pas été reconnu supérieur au tube d'O'Dwyer [31]. Son introduction dans le larynx serait plus difficile, à cause de sa courbure prononcée et peut-être aussi, à cause de l'abaissement du renflement.

Tube de Dionisio (Turin). — Tube long d'O'Dwyer, percé de deux séries circulaires de sept trous d'un millimètres de diamètre, dont une à quelques millimètres au-dessus de l'orifice inférieur, et l'autre plus haut, au-dessus du renflement.

Les avantages de cette modification seraient : 1º D'éviter le danger, de *l'obstruction brusque* au niveau de l'extrémité inférieure du tube ; car dans ce cas, la circulation de l'air pourrait encore se faire par les trous latéraux situés an-dessus du point obstrué. 2º D'empêcher *l'obstruction lente* par dépôts de mucosités ou fragments de fausses membranes sur les parois du tube, grâce aux courants d'air pénétrant par les trous percés dans la paroi. 3º Enfin, de diminuer la fréquence des *rejets spontanés* ; le courant d'air ne pénétrant plus seulement par l'orifice inférieur du tube, mais aussi par les trous latéraux, d'où diminution de la force expiratrice de la toux.

Les expériences de Casassa (Turin) avec le tube court de Bayeux, ainsi modifié, auraient donné de bons résultats, tant au point de vue de l'obstruction que du rejet spontané ; mais l'emploi, par cet auteur, de tubes volumineux tels que les numéros 8-9 et 10-12, chez des enfants de 4 à 6 ans, leur ôte, à notre avis, toute valeur. (*Recueil de Mém. ital. sur la laryngologie*, etc. n° 1. Turin, nov. 1901).

Tube de Fischer. — En caoutchouc, strié, à l'extérieur, de côtes destinées à empêcher le rejet hors du larynx. Expérimenté avec succès, paraît-il, dans le service de V. Muralt (Zurich).

Tube d'Hagenbach (Bâle). — Tube de Fischer dont le renflement a été supprimé. Les côtes seraient suffisantes pour fixer le tube dans le larynx. Ainsi pourraient être évitées les lésions sous-glottiques occasionnées par un renflement parfois trop volumineux. (Galatti. Das intubationsgeschwür und seine Folgen. Wien, 1902).

Nous résumerons brièvement nos appréciations sur les diverses modifications passées en revue : beaucoup d'entre elles, comme nous l'avons fait remarquer, reproduisent des imperfections corrigées déjà par O'Dwyer au cours de ses expériences. D'autres ne présentent pas d'avantages bien marqués. Seul l'introducteur fabriqué par Collin, en faisant disparaître le pas de vis et le ressort à boudin de l'instrument d'O'Dwyer, nous semble réaliser un progrès réel.

Avec beaucoup de nos confrères, nous sommes restés fidèles aux tubes longs d'O'Dwyer et plus spécialement à ses tubes en ébonite qui semblent réaliser la perfection. Ces derniers peu employés en France sont très appréciés à l'étranger.

II. — Technique de l'intubation.

1. Introduction du tube. — Le tube choisi d'après l'âge et le développement de l'enfant, puis pour plus de sûreté, mesuré sur la réglette ou la filière, sera muni d'un cordonnet de soie tressée, résistant, long d'environ 0^m,60 centimètres, dont les extrémités seront nouées ensemble pour former l'anse. Il sera prudent de préparer également, les tubes de tailles supérieure et inférieure au numéro choisi. Les tubes et les instruments seront stérilisés à l'eau bouillante. Les mains lavées au savon et passées ensuite à la solution de phéno-salyl à 1 pour 100. Le tube sera fixé à l'introducteur à l'aide de son mandrin, et le bon fonctionnement de l'appareil sera vérifié.

La partie la plus saillante ou angle postérieur de la tête du tube, doit regarder en avant; et l'œillet du fil de sûreté, doit se trouver à droite de l'instrument tenu en main par l'opérateur. Une fois dans le larynx, l'angle postérieur regardera en arrière et l'œillet se trouvera à gauche, par rapport à l'enfant. L'enfant étant bien emmailloté dans un drap ou une couverture de laine, *les bras appliqués le long du corps, les épaules et le haut de la poitrine dégagés*, un premier aide le prendra dans ses bras et le maintiendra assis sur ses genoux, *les jambes immobilisées* entre les siennes. Un deuxième aide, debout derrière la chaise occupée par le premier aide, fixera et maintiendra de ses deux mains, placées latéralement, la tête immobile et bien droite.

L'opérateur assis en face du malade et ayant à portée de sa main, les instruments, placera l'ouvre-bouche entre les mâchoires, à gauche, et l'ouvrira aussi grand que possible. Quelques médecins, avant d'introduire le tube, trempent son extrémité dans de l'huile mentholée, dans le but de faciliter sa pénétration dans le larynx.

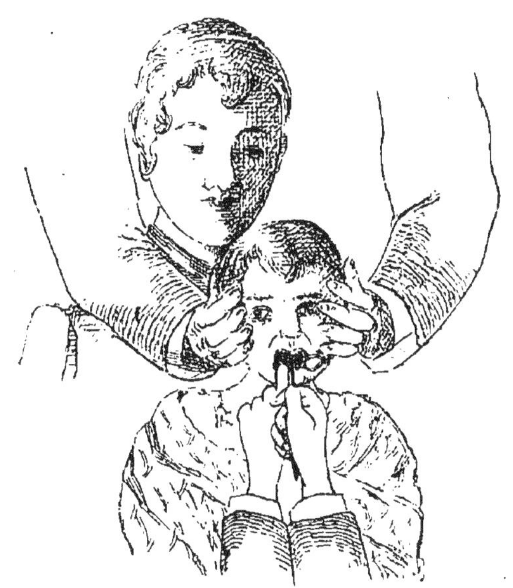

Fig. 30. — Intubation d'un enfant. Positition des aides
et de l'opérateur.

L'introducteur armé du tube est alors saisi de la main droite et tenu un peu *à la façon d'un pistolet,* le pouce en dessus, le médius accrochant l'appui, en forme de gâchette, situé à la face inférieure du manche. *Le coude, autant que possible, doit toucher le corps.*

L'index de la main gauche est introduit dans l'arrière-bouche, et relevant l'épiglotte, détermine l'entrée du larynx, en se maintenant au contact des éminences aryténoïdes. Puis, le tube porté par l'introducteur est présenté horizontalement sur la ligne médiane, traverse rapidement la bouche et va à la rencontre de la pulpe de l'index gauche, point de repère et guide pour la pénétration dans le larynx (1er *temps*).

Le tube, d'horizontal est devenu oblique, et pour traverse la glotte doit prendre la position verticale, son diamètre antéro-postérieur correspondant, aussi exactement que possible, au diamètre correspondant de l'orifice glottique. Dans ce temps, le manche de l'introducteur, d'abord parallèle au plan du corps de l'enfant, se relève rapidement, pour lui devenir perpendiculaire au moment de l'entrée du tube dans le larynx.

Il est essentiel, nous le répétons à dessein, de ne pas s'écarter de la ligne médiane. La cause la plus fréquente d'échec de l'introduction, est, en effet, l'oubli de ce précepte ; la main qui tient l'instrument tendant naturellement à le présenter quelque peu obliquement.

L'extrémité du tube arrive au contact de la pulpe de l'index qui, d'une part, repose sur les aryténoïdes, et de l'autre maintient relevée l'épiglotte. Insinuée entre cette pulpe et l'épiglotte, désormais guidée et maintenue entre cet opercule et le doigt qui se retire peu à peu sur la gauche, pour lui faire place, elle doit fatalement s'engager à travers la glotte, si elle s'est présentée bien verticalement, sur la ligne médiane (2e *temps*).

Dès que le renflement du tube a franchi les cordes vocales, le pouce de la main droite pousse le bouton situé à la partie supérieure du manche de l'introducteur et libère ainsi le mandrin. Celui-ci est rapidement extrait hors du tube et de la bouche, pendant que l'index gauche, qui n'a pas perdu le contact du tube, vient appuyer sur sa tête et le maintenir (3e *temps*).

Il est important de ne libérer le mandrin qu'une fois le tube bien introduit, c'est-à-dire dès que la partie la plus large du renflement a franchi les cordes vocales et que sa tête est arrivée au niveau du vestibule du larynx.

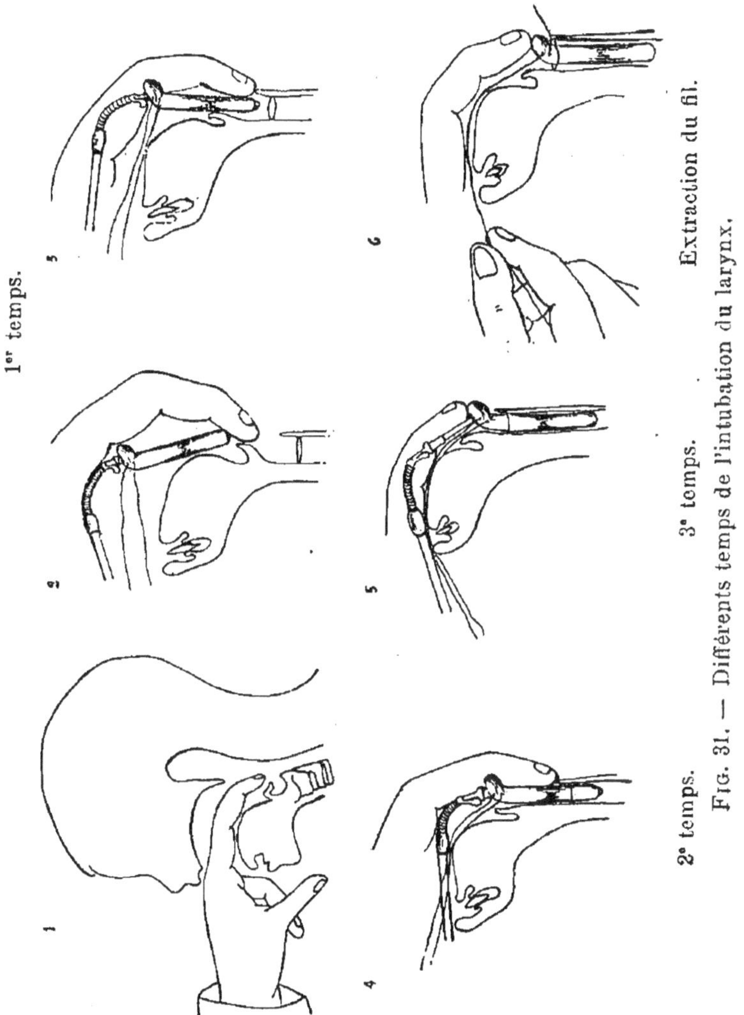

Fig. 31. — Différents temps de l'intubation du larynx.

De cette façon, le tube ne risque pas d'être immédiatement rejeté. En outre, son conduit se trouve absolument libre, au moment où après une apnée passagère, le petit malade fait sa première inspiration.

Ces différents temps doivent être effectués très rapidement, *en dix secondes au plus*. On ne s'acharnera donc pas à introduire, coûte que coûte, le tube dans une seule tentative dont la trop longue durée serait pleine de danger. Mieux vaut faire plusieurs tentatives très courtes et espacées, qu'une seule prolongée.

On est averti de la réussite de l'intervention, par un timbre particulier, tubaire, que prend la respiration et surtout l'expiration saccadée qui remplace la toux rendue impossible par la béance permanente de la glotte.

Les symptômes de sténose ont nettement disparu, dès que l'agitation provoquée par la présence du tube et l'expectoration des produits accumulés dans les voies respiratoires s'est à peu près calmée.

Si rien n'est venu annoncer le rétablissement de la respiration, soit, chose assez rare, que le tube ait refoulé dans la trachée une fausse membrane, soit, ce qui est plus fréquent, surtout pour les débutants, qu'au lieu d'être entré dans le larynx, il ait glissé dans le pharynx, on devra, sur-le-champ, extraire le tube à l'aide du fil de sûreté. Avant de tenter une deuxième tentative, on laissera l'enfant se reposer un instant.

L'introduction ayant réussi et la respiration se faisant de façon satisfaisante, on retirera l'ouvre-bouche et on fera boire au malade quelques gorgées de grog ou de lait additionné d'un peu de cognac, qui exciteront la toux et aideront à l'expulsion des sécrétions et des débris pseudomembraneux encombrant parfois la trachée et les bronches.

On fera bien attention au fil qui, pour plus de sécurité, sera passé autour du pavillon de l'oreille gauche, et on maintiendra encore quelque temps, l'enfant emmailloté. Si la liberté des mains lui était laissée à ce moment, son premier mouvement serait de tirer sur le fil de sûreté et d'extraire ainsi son tube.

Dès que la respiration est devenue calme et régulière, et si l'auscultation n'a décelé dans les bronches aucun débri flottant de fausse membrane, l'ouvre-bouche est remis en place, et l'un des chefs de l'anse formée par le fil est coupé au ras des lèvres. L'index gauche est alors introduit dans la gorge et va maintenir la tête du tube pendant que la main droite tire doucement sur l'autre chef et extrait complètement le fil.

L'enfant peut alors, sans danger, être débarrassé de ses entraves et porté dans son lit où il sera tenu, autant que possible, dans la position assise, les épaules et la tête soutenues par des oreillers.

L'alimentation se fera surtout avec des aliments mous, demi-solides tels que bouillies, purées, gelées, crèmes ; les liquides étant d'habitude plus difficilement déglutis et les solides pouvant être dangereux par leur pénétration dans le tube. On réservera les liquides pour le cas où il sera nécessaire d'exciter la toux, pour chasser des produits arrêtés dans le tube et que l'enfant n'aura pu expulser de lui-même. Le contact du liquide : lait, café et, en cas de besoin, grog un peu fort, avec le vestibule du larynx mal protégé par l'épiglotte, détermine une série d'expirations spasmodiques, plus ou moins accentuées, qui ramonent complètement les parois du tube.

2. **Extraction du tube.** — Avant de procéder à l'extraction, il sera bon de préparer, s'il est possible, un tube de même numéro que celui placé dans le larynx et de l'ajuster à l'introducteur. En cas de retour rapide de la sténose, on aura de cette façon le moyen d'intervenir immédiatement avec un tube propre et aseptique. Dans la grande majorité des cas, cependant, on aura le temps de nettoyer le tube extrait et de le munir d'un fil. A défaut de tube

de même calibre, on peut, d'ailleurs, préparer les tubes de numéro immédiatement inférieur ou supérieur. L'extraction sera pratiquée le matin, de préférence, l'enfant étant à jeun. La surveillance sera plus facile pendant la journée, et en cas de nécessité, l'enfant pourra être intubé de nouveau, avant la nuit.

L'emmaillotement sera fait comme pour l'introduction. L'enfant et les aides seront placés de même façon.

L'ouvre-bouche écartant les mâchoires, l'index gauche va relever l'épiglotte et reconnaitre la tête du tube, plus spécialement son angle postérieur répondant aux aryténoïdes. L'extracteur dont l'écartement des mors aura été

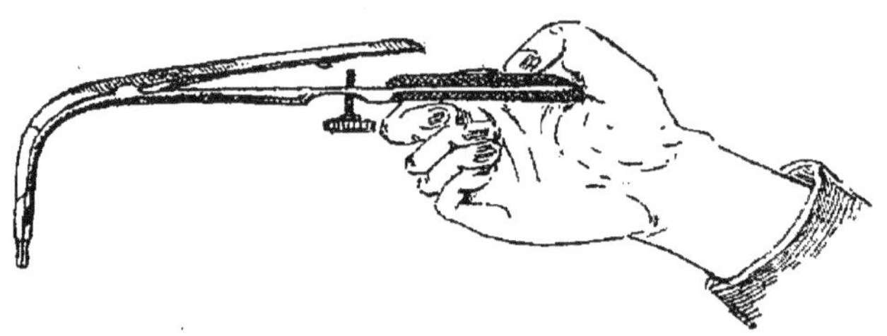

FIG. 32. — Façon dont doit être tenu l'extracteur.

réglé d'avance, pour assurer une bonne prise, est tenu de la main droite, comme l'introducteur, le pouce en dessus, prêt à presser sur la branche formant levier, l'index en dessous, s'appuyant à la vis réglant l'écartement des mors. Il est présenté fermé à l'entrée du larynx, et son extrémité va buter contre la pulpe de l'index laissé au contact de l'angle postérieur de la tête du tube. Le bec de l'instrument est ainsi conduit, guidé par l'index, au contact de la tête du tube. Ramené alors très légèrement d'arrière en avant, il doit *tomber de lui-même* dans l'orifice du tube, si l'extracteur a été très exactement tenu sur la ligne médiane.

La main droite ne doit pas faire le moindre effort ; elle

doit plutôt, simplement, soutenir entre le pouce d'une part, l'index et le médius de l'autre, le manche de l'instrument, que le tenir véritablement.

La sensation de pénétration des mors dans l'orifice du tube est généralement très nette. Une pression du pouce sur le levier détermine à ce moment leur écart et leur prise sur la paroi intérieure du tube. Maintenant cette pression, la main n'a plus qu'à opérer un mouvement de traction, en sens inverse de celui qui a présidé à l'introduction. Le manche de l'extracteur d'abord perpendiculaire au plan du corps, lui devient peu à peu parallèle, décrivant ainsi un quart de cercle complet.

Il faut donc tirer, d'abord, de bas en haut pour extraire du larynx la plus grande partie du tube ; puis agir peu à peu, d'arrière en avant, pour le dégager entièrement. La mobilité du larynx facilite cette manœuvre qui doit être faite avec douceur, pour ne pas blesser avec l'extrémité inférieure du tube, trop brusquement portée en arrière, la paroi postérieure du conduit laryngo-trachéal. L'extraction n'est pas toujours facile chez certains enfants à pharynx peu profond et à larynx incliné en arrière.

Chez certains enfants très nerveux, on a conseillé quelques inhalations de chloroforme, pour supprimer le spasme glottique qui survient quelquefois après l'extraction. Dans le même but, quelques auteurs prescrivent, deux heures avant l'extraction, 10 centigrammes de poudre de Dower, ou 0^{gr},50 à 1 gramme de bromure de sodium.

Nous croyons que la parésie des dilatateurs de la glotte, due à l'immobilisation forcée des articulations crico-aryténoïdiennes pendant le séjour du tube dans le larynx, doit fréquemment être plutôt mise en cause que le spasme des constricteurs, dans ce retour subit de la sténose respiratoire.

Beaucoup d'enfants respirent très librement après l'extraction. D'autres, tout en présentant une certaine gêne, respirent de façon suffisante pour écarter toute crainte de danger, du moins immédiat. Dans la plupart des cas, cette gêne s'atténue peu à peu, en quelques heures, parfois en quelques jours. Chez ceux dont la respiration est franchement mauvaise, il est plus prudent, après un certain temps de surveillance, de pratiquer une nouvelle intubation. Dans tous les cas, d'ailleurs, après l'extraction du tube comme après son introduction, on restera au moins une demi-heure et mieux une heure, auprès de l'enfant. Cela permettra mieux de juger de la conduite à tenir.

Nous avons employé avec succès, en plusieurs occasions, pour combattre le retour de la sténose après l'extraction, la sublimation d'un gramme de calomel, sous une tente bien close, entourant le lit du malade. Cette méthode américaine dite *méthode de Brooklyn*, a donné, comme on le sait, avant l'emploi de la sérothérapie, de très bons résultats aux États-Unis dans le traitement du croup. Nous conseillons également ces sublimations dans le cas de rejet spontané du tube. Elles seront répétées à deux heures d'intervalle, tant qu'il subsistera une gêne marquée de la respiration [32].

Ce traitement est des plus simples et complètement inoffensif pour les enfants. Nous l'avons souvent employé avant et depuis l'emploi du sérum; et plusieurs fois, il nous a permis d'éviter l'intubation à des malades atteints de tirage très prononcé. Un gramme de calomel bien pur est placé sur une petite plaque de tôle, un couvercle de boîte de fer-blanc déprimée en son milieu, au-dessus de la flamme d'une lampe à alcool. Dès que le calomel est complètement sublimé, la lampe est éteinte et la tente maintenue close pendant encore dix minutes.

Sous l'influence des vapeurs de calomel agissant selon

toute apparence, de façon mécanique, en asséchant les tissus œdématiés ou même les fausses membranes, et en les réduisant de volume, la respiration s'améliore peu à peu et souvent de façon suffisante pour bannir toute crainte d'asphyxie. Si aucune amélioration n'est observée à la suite d'une première sublimation, nous faisons l'intubation.

Modifications diverses apportées à la technique d'O'Dwyer. — 1. Introduction. — Certains praticiens intubent les enfants simplement étendus sur leur lit et bien maintenus par des aides, dans la position horizontale. C'est évidemment là une simplification du manuel opératoire, offrant des avantages marqués en cas très urgent, pour un malade épuisé chez lequel une syncope est à redouter. Mais, elle réclame une certaine habileté, une certaine habitude de l'intubation.

Nous avons plusieurs fois opéré de cette façon, non seulement pour l'introduction, mais aussi pour l'extraction du tube, sans y trouver de grande difficulté. Le lit sur lequel repose l'enfant doit être peu élevé et offrir un plan peu dépressible. L'opérateur se met à la droite du malade étendu à sa portée, près du bord du lit, et bien maintenu au niveau de la tête, des épaules et des membres inférieurs. Deux aides sont encore nécessaires, l'un pour le maintien de la tête et de l'ouvre-bouche, l'autre pour l'immobilisation du tronc et des membres. Ce dernier peut très bien, en se couchant en quelque sorte à moitié sur le malade, fixer de ses deux mains les membres supérieurs et immobiliser en même temps avec ses avant-bras et ses coudes, le bassin et les cuisses. Les pieds auront été emmaillotés.

Aussitôt l'intubation pratiquée, on redressera l'enfant et on le tiendra assis pour le placer dans les conditions les plus favorables à la respiration et à l'expectoration.

Le retrait du fil pourra s'opérer dans cette position assise, dès que l'état des forces le permettra.

A part le cas d'extrème urgence, il vaut mieux, cependant, opérer d'après la technique d'O'Dwyer, l'enfant tenu entre les genoux. L'intubation est ainsi, certainement, plus facile ; en outre, la position est plus favorable à l'action des muscles expiratoires. Par contre, nous trouvons plus commode de pratiquer l'extraction du tube dans la position horizontale.

Une autre modification légère de la technique d'O'Dwyer, consiste dans la suppression de l'ouvre-bouche proposée par Bell [33], Galatti [34], Ferroud [11], et son remplacement par un doigtier métallique, comme le faisait Bouchut. On a reproché à l'ouvre-bouche de déraper, d'exiger un aide pour le maintenir en place et en somme, de ne rendre de services que lorsque l'enfant lutte et se débat. Nous comprenons mal ces reproches. Le petit ouvre-bouche de Denhard tient d'habitude très bien en place quand il est ouvert au maximum compatible avec les dimensions de l'orifice buccal de l'enfant. Quand il n'existe pas de dents, il aurait, il est vrai, quelque tendance à déraper ; mais il suffit pour l'en empêcher, que l'aide maintenant la tête maintienne aussi, en même temps, avec deux doigts de la main gauche, les branches de l'ouvre-bouche fixées contre la joue. Si l'ouvre-bouche n'est pas absolument indispensable, il est, croyons-nous, très utile.

Le maintien à demeure du fil de sûreté a été préconisé par quelques médecins, surtout en Europe. Les uns le laissent en place, de façon systématique, dans tous les cas ; les autres, seulement dans des cas spéciaux : emploi de tubes de calibre trop faible, éloignement du malade, crainte d'obstruction par une fausse membrane. Le fil est alors inséré, s'il est possible, entre deux dents pour éviter sa section, puis fixé hors de la bouche, soit à la joue, soit à l'oreille. Escat (Toulouse) conseille d'engainer les deux chefs de l'anse, dans un drain de caoutchouc n° 6 ou 7 qui les protège contre le mâchonnement [35].

L'enfant sera emmailloté ou, plus simplement, les mains seront attachées aux bords du lit. D'après Bókai [36], cette surveillance des mains n'est utile que pendant vingt-quatre heures; les enfants, même les plus jeunes, ne touchant plus alors au fil, passé ce temps.

Le maintien du fil à demeure a quelques avantages : il simplifie l'extraction du tube ainsi devenue, en cas d'urgence, à la portée de la première personne venue, et empêche sa chute dans l'estomac, au cas assez rare où, à la suite de sa sortie du larynx, il viendrait à être dégluti.

Ses inconvénients semblent plus sérieux. Outre l'ennui et la gêne causés à l'enfant par l'attache des mains, la présence du fil irrite l'épiglotte, excite la toux et la salivation, gêne la déglutition et favorise les infections secondaires. Les Américains ont toujours insisté sur ce dernier point, dont M. Chaillou a reconnu l'exactitude à l'hôpital des Enfants-Malades [37].

Malgré les précautions prises, le fil est assez souvent coupé par les dents et l'extrémité de l'anse encore adhérente au tube peut, ainsi que cela a été observé plusieurs fois, être aspirée dans l'intérieur de celui-ci, et y former bouchon avec les sécrétions retenues dans ses mailles. Mais, ce qui, à nos yeux, présente le plus de gravité, c'est la possibilité pour le malade ou les personnes qui l'entourent, de tirer volontairement ou involontairement sur le fil et d'extraire ainsi le tube. Les frottements de la tête contre l'oreiller, les tiraillements exercés sur le fil à l'aide de la langue, peuvent faciliter la sortie du tube hors du larynx.

Autant *l'expulsion spontanée* du tube non muni de son fil est un accident d'habitude peu sérieux, autant peut être redoutable *son extraction* en l'absence du médecin. La sténose subite, sans transition, du larynx peut amener très vite la mort par asphyxie.

La sortie du tube a été signalée comme un accident assez fréquent, par les médecins laissant le fil à demeure. Dans ces conditions, les manœuvres répétées d'introduction peuvent devenir dangereuses.

Avec les Américains, nous sommes partisan résolu de la suppression du fil, à moins d'indication toute particulière, fournie par la constatation au-dessous de l'extrémité inférieure du tube, d'un lambeau de fausse membrane détaché et flottant dans les voies aériennes.

Le maintien du fil a, du reste, de moins en moins d'adeptes. L'expérience a montré, sur ce point encore, le bien-fondé de la technique d'O'Dwyer.

2. EXTRACTION. — Les instruments d'extraction, nous l'avons vu, ont été modifiés de diverses façons. Mais, l'extraction du tube, étant malgré tout, restée plus difficile que l'introduction, on a recherché le moyen de la pratiquer sans le secours d'un instrument et surtout, d'un instrument spécial. L'idéal était, l'extraction facile, à la portée d'un débutant, d'une infirmière même, l'extraction surtout rapide en cas de danger pressant. Les recherches dans ce sens ont abouti à plusieurs solutions différentes et plus ou moins pratiques.

O'Dwyer avait imaginé, dans ce but, un tube pouvant être accroché avec l'index introduit dans la gorge, il l'avait abandonné, à cause de ses résultats peu satisfaisants. Dillon-Brown reprit plus tard cette idée et fit construire un tube à anse relevable qui semble pratique.

Mount-Bleyer indiqua ensuite le procédé suivant, qui permet en cas de besoin, de se passer de l'extracteur. L'ouvre-bouche étant mis en place, un aide presse latéralement le larynx et le soulève de bas en haut le plus possible, pendant que l'opérateur va saisir, avec l'index et le médius droits, le tube émergeant de la glotte.

Puis, Cheatam et Pusey (Louisville, Kentucky) décrivirent en 1892, leur procédé : l'ouvre-bouche est mis en place et l'enfant est assis, le cou légèrement tendu par une extension modérée de la tête. L'index gauche, introduit dans l'arrière-bouche, va prendre le contact de la tête du tube, pendant *qu'une pression exercée à l'aide du pouce droit, de bas en haut* sur son extrémité inférieure, à travers les parois de la trachée, le fait remonter facilement. L'index gauche accroche le tube à sa sortie du larynx et l'attire à l'extérieur; pour plus de sécurité, une pince demi-courbe maniée de la main droite, peut aller le saisir et le ramener au dehors [38].

En 1895, M. Tsakyris (Paris) [36] a décrit et appliqué un procédé d'extraction des tubes longs, par pression sur le tube à travers les parois de la trachée et traction sur la tête du tube à l'aide de l'index recourbé en crochet.

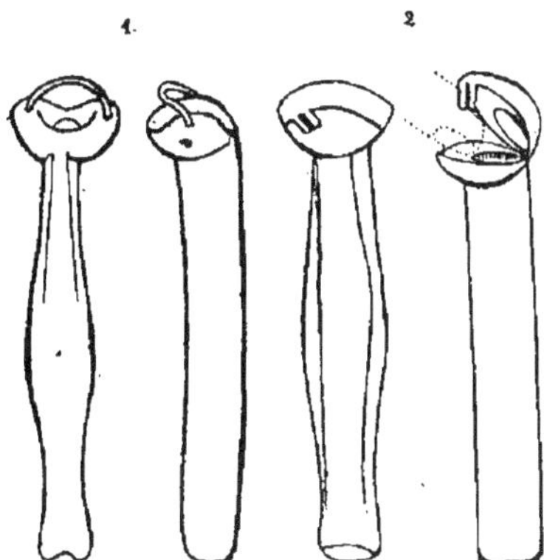

Fig. 33. — 1, tube de Dillon-Brown permettant l'extraction sans instrument; — 2, tube d'O'Dwyer construit dans le même but.

La même année, M. Bayeux, interne des hôpitaux de Paris, publiait un mode d'extraction basé sur le même principe [22] : pression sur l'extrémité inférieure du tube à travers la trachée, exercée par le pouce droit, la tête étant en extension. Ce procédé, désigné par son auteur sous le nom d'*énucléation du tube,* diffère cependant du précédent, en ce que l'on n'est plus obligé d'aller avec la main gauche cueillir le tube émergeant du larynx. Un mouvement de flexion imprimé à la tête, dès que le tube a été chassé de la trachée, suivi d'un réflexe nauséeux provoqué par son arrivée dans le pharynx, détermine la sortie du tube hors de la bouche.

Cette façon d'extraire le tube est assez élégante, pratique, et a l'avantage de pouvoir être exécutée par une infirmière *bien entraînée*.

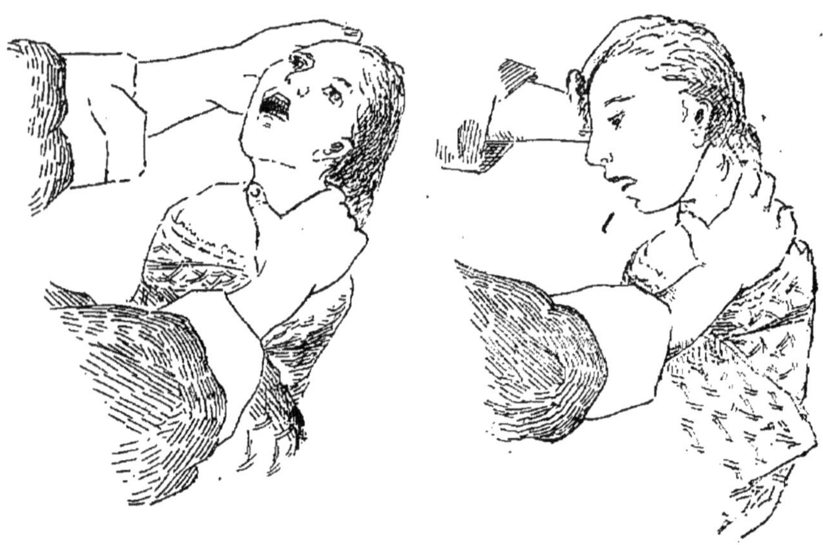

Fig. 34. — Extraction du tube par le procédé de l'*énucléation*.

L'emploi d'un tube raccourci pour être rendu plus léger, ayant été l'occasion de l'invention de ce procédé d'extraction, M. Bayeux a cru bon d'adopter le tube court, c'est-à-dire le tube d'O'Dwyer, coupé un peu au-dessous du renflement. Mais, comme l'a démontré en 1896 [40], Trumpp (Munich), le procédé est parfaitement applicable au tube long qui peut être extrait de cette façon, aussi facilement et aussi sûrement. Nous l'avons, pour notre part, employé plusieurs fois avec succès.

La recherche de l'extrémité inférieure du tube nous a seulement, en quelques cas, paru présenter quelque difficulté. Avec le tube court, au-dessus de l'âge de 5 ans, l'application du procédé ne serait pas, non plus, toujours aisée, l'extrémité inférieure du tube se trouvant parfois masquée par le cartilage cricoïde (Avendaño).

L'énucléation du tube est le mode d'extraction employé dans les hôpitaux de Paris : l'enfant est assis, comme pour l'extraction classique, sur les genoux d'un aide qui le maintient solidement. L'opérateur placé, en face de lui, saisit de la main gauche la tête, au niveau des pariétaux, et la porte en arrière dans l'extension. En même temps, embrassant le cou dans la concavité de la main droite, il va rechercher avec la pulpe du pouce, l'arc antérieur du cricoïde au-dessous duquel se trouve l'extrémité inférieure du tube court. S'il s'agit d'un tube long, c'est au niveau de la fourchette du sternum, à la partie terminale de la trachée, que le pouce devra se porter.

Le pouce placé au-dessous du cricoïde, presse alors légèrement sur la trachée, et *simultanément,* la main qui maintenait la tête en arrière, la *ramène brusquement en avant.* A ce moment précis, on commande à l'enfant de cracher ; il crache, — sauf s'il est trop jeune pour comprendre ce qu'on lui demande, — et le tube est *presque toujours* rejeté.

Le mécanisme de la sortie du tube par ce procédé, a fait justement remarquer L. Martin (*Paris*), ne saurait s'expliquer par une simple énucléation, comme le pensait Bayeux. Tout ne se réduit pas à une simple pression sur l'extrémité inférieure du tube. « *Le mouvement final d'abaissement de la tête joue un rôle très important. Ce mouvement, en effet, raccourcit le larynx et la trachée ; or, comme le tube qui est fixé par le doigt ne peut, lui, se raccourcir, il est bien forcé de sortir* » [41].

En outre, suivant ce même auteur, une fois hors du larynx, le tube pourrait s'engager dans l'œsophage ou dans les fosses nasales, s'il n'y avait pas, en même temps, à ce moment, un mouvement réflexe de régurgitation indispensable pour fermer l'œsophage, soulever le voile du palais et obturer les fosses nasales.

« *S'il ne se produit pas, — comme cela se voit chez* « *les enfants indociles, — le détubage est bien plus* « *difficile. Aussi, attachons-nous à ce réflexe de* « *régurgitation une importance telle que, pour les* « *très jeunes enfants, à qui on ne peut dire : crache !* « *nous plaçons le corps horizontalement, quelquefois* « *même les pieds en l'air, autrement dit, dans la* « *position la plus favorable au vomissement. Et de* « *fait, le tube est alors vomi.* »

Nous avons dit les avantages du procédé.

D'après G. Froin (Paris), il aurait certains inconvénients, même avec l'emploi du tube court : il serait souvent douloureux. « *Dans la majorité des cas, surtout s'il y a résistance de la part de l'enfant, il faut comprimer fortement le tube entre le pouce et la colonne vertébrale, pour le chasser. Il en résulte, soit des érosions de la muqueuse trachéale, soit des efforts de toux et de vomissement souvent très prolongés, et quelquefois même des spasmes laryngés mortels* (Massei). *Quand le cas n'est pas urgent, un extracteur est préférable* » [27].

Un dernier procédé d'extraction sans instrument, a été décrit par Rabot (Lyon) [42] : l'enfant est couché transversalement, sur les genoux d'un aide qui l'immobilise en lui tenant les mains. La tête, par son propre poids, pend en dehors du genou droit de l'aide, et donne à la région cervicale la plus grande longueur possible. L'enfant ainsi placé, l'ouvre-bouche est mis en place. L'opérateur, à la droite du patient, applique le pouce et l'index de la main droite sur les parties latérales et supérieures du larynx qu'il immobilise après l'avoir refoulé aussi haut que possible. L'index gauche est alors introduit dans la bouche, son bord cubital reposant sur la langue ; il va relever l'épiglotte et chercher la tête du tube. Puis, son bord radial soulève l'épaulement latéral répondant au côté droit du larynx, et chemine aussi loin que possible, jusqu'à la partie postérieure de la tête du tube qui se trouve ainsi, quelque peu tirée au dehors. L'index, faisant alors un léger crochet, se retire, appliquant sur la langue le tube qu'il ramène hors de la bouche. Il peut ainsi être extrait avec un seul doigt, ou bien, dès qu'il se trouve dans le fond de la bouche, être en outre saisi par l'index droit de l'opérateur qui ne fixe plus le larynx.

Ce procédé aurait toujours réussi, à la première tentative, à M. Rabot, qui l'a utilisé dans des moments critiques. Il nous semble pratique, d'exécution surtout facile et, chose précieuse, exempt de tout danger.

Ces divers procédés sont utiles à connaître, soit que systématiquement on ne veuille pas se servir de l'extracteur, — dont nous jugeons pourtant indispensable de savoir se servir, — soit que, dans un cas pressant, quelque difficulté imprévue survienne dans son emploi.

Les procédés de Bayeux et de Rabot surtout, semblent applicables par une garde-malade bien au courant de leur technique ; ce qui constitue une garantie contre le danger d'obstruction brusque du tube, survenant en l'absence du médecin.

III. — Durée de séjour du tube dans le larynx.

Dans des conditions normales, au bout de combien de temps convient-il d'opérer l'*extubation* ou extraction du tube? Avant l'emploi de la sérothérapie, la règle fixée par O'Dwyer était un séjour d'au moins cinq jours, du tube dans le larynx. En Europe néanmoins, quelques médecins tentaient l'extubation au bout de 24 ou 48 heures. Mais, dans la grande majorité des cas, ils étaient dans l'obligation de pratiquer, immédiatement ou peu de temps après, une nouvelle intubation.

Depuis l'emploi du sérum dans le traitement du croup, la durée moyenne du séjour du tube dans le larynx a notablement diminué. D'après Heubner (*Berlin*), elle était autrefois à Leipzig d'une centaine d'heures; et maintenant à Berlin, elle n'est plus que de quarante heures [43].

D'après Ranke, à Munich, l'extubation au 2e jour réussissait, auparavant, chez 8 pour 100 des malades ; actuellement, cette proportion s'élève à 17 pour 100. Elle donnait, au 3e jour, 26 pour 100 de succès, et maintenant, elle en donne 44,8 pour 100 [44].

A Budapest, d'après Bókai, la durée moyenne de l'intubation était, avant le sérum, de 79 heures ; elle se trouve maintenant réduite à 61 heures. Cet auteur a comparé, dans le tableau suivant, les proportions de guérisons obtenues avec une même durée de l'intubation, avant et depuis l'emploi du sérum [45].

DURÉE DE L'INTUBATION	PROPORTION DES GUÉRISONS AVANT LE SÉRUM	PROPORTION DES GUÉRISONS DEPUIS LE SÉRUM
1 à 24 heures.	12,55 %	18,18 %
24 à 48 —	26,04 %	40,90 %
48 à 72 —	24,18 %	18,18 %
72 à 96 —	13,50 %	9,09 %
96 à 120 —	6,06 %	4,54 %
120 à 144 —		
144 à 168 —		
168 à 192 —		
192 à 216 —	17,67 %	9,11 %
216 à 240 —		
Au-dessus de 240 heures.. .		

Tous les cas ne sauraient admettre une règle unique. Si l'on a pu observer des guérisons, après des intubations d'un quart d'heure à quelques heures, terminées par le rejet spontané du tube, on ne peut cependant se faire une règle de ces exceptions heureuses. Dans les intubations pratiquées par Bókai depuis l'emploi du sérum et suivies de guérison, la durée de séjour du tube dans les voies aériennes, en moyenne de 61 heures, a varié d'un quart d'heure à 360 heures. D'après le tableau ci-dessus, nous voyons qu'un peu plus de 75 pour 100 des cas, ont guéri en moins de 72 heures et que 86 pour 100 environ, ont guéri en moins de 96 heures.

Nous ne sommes pas partisan de l'extraction précoce. Extraire, comme le conseillent certains auteurs, le tube au bout de 24 heures, intuber de nouveau et extuber 24 heures après, encore, et ainsi de suite, est à notre avis, faire subir au petit malade des souffrances souvent inutiles, et de plus lui faire courir quelque danger.

Si nous éliminons les sténoses laryngées susceptibles de s'atténuer peu à peu et de guérir par le simple emploi judicieux du sérum, des sublimations de calomel ou des fumigations de vapeurs d'eau, nous n'aurons guère plus à intervenir que dans les cas sérieux où l'infiltration des tissus, l'épaisseur et l'extension des fausses membranes, constitueront un obstacle sérieux demandant quelques jours pour disparaitre. Dans ces conditions, il peut être dangereux d'extraire trop tôt le tube. Au bout de 48 heures par exemple, sous l'action du sérum, un moule pseudomembraneux de la trachée peut être décollé en partie seulement et aussitôt après l'extraction du tube, peut venir obstruer le conduit aérien. Si cette fausse membrane est encore assez épaisse et si elle adhère assez solidement en quelques points de la muqueuse, son expulsion peut devenir difficile ou même impossible. Il se peut qu'on soit dans la nécessité de pratiquer immédiatement une nouvelle intubation qui pourra déterminer le refoulement de la fausse membrane et créer un danger sérieux d'asphyxie. Nous avons été témoin à l'hôpital Trousseau, en 1894, d'un accident survenu dans ces conditions et pour lequel il fallut faire sur-le-champ la trachéotomie.

On ne saurait donc être trop prudent. Si le rejet spontané du tube vient abréger la durée de l'intubation, tout sera bénéfice pour le malade. Mais, en règle générale, nous ne faisons l'extubation que trois jours au moins, soit 72 heures environ *après la première injection de sérum*. A ce moment, les fausses membranes sont, en général, délitées ou complètement détachées de la muqueuse, ne devant guère constituer, désormais, un obstacle sérieux au passage de l'air, ou pouvant être expectorées sans grande difficulté. Toutes les fois que nous avons tenté de nous départir de cette règle, nous en avons éprouvé des regrets. L'examen bactériologique pourrait fournir d'ailleurs à ce sujet des indications utiles. D'après Sevestre, les fausses membranes de la strepto-diphtérie disparaîtraient beaucoup plus lentement.

Quelques médecins, dans la crainte de lésions du larynx par une trop longue présence du tube dans cet organe, ont voulu qu'on pratiquât la trachéotomie secondaire, dans le cas où l'extubation ne donnerait pas, au bout de cinq jours, un résultat définitif.

Avec la majorité de nos confrères ayant une grande pratique personnelle de la méthode d'O'Dwyer, nous sommes d'avis que la crainte de lésions du larynx par un séjour trop prolongé du tube, ne saurait être une indication pour une trachéotomie secondaire. Nous verrons plus loin que, même en cas de lésions déterminées, c'est encore à l'intubation pratiquée d'après certaines règles qu'il faut avoir recours dans la plupart des cas, et non à la trachéotomie.

D'ailleurs, les exemples ne manquent pas d'intubations de longue durée et n'ayant déterminé aucune lésion consécutive, tant soit peu appréciable après la guérison. Nous relevons dans les observations publiées par Bókai, des intubations de 184, 227, 243, 360 heures, suivies de parfaite guérison [46]. O'Dwyer sur les 535 cas de sa pratique personnelle, cite des intubations de 27, 29, 34, 77 jours, suivies de complète guérison [26].

Mount-Bleyer a pratiqué avec succès l'extubation défi-nitive, 4 fois au dixième jour, 3 fois au onzième, 2 fois au quinzième, 2 fois au vingtième [47].

Baër (Zurich) mentionne aussi parmi ses cas guéris sans trachéotomie secondaire, trois intubations de 192 heures, deux de 240 heures, une de 792 heures et une de 816 heures [48].

Seward (New-York) a rapporté le cas suivi de guérison,

d'un enfant de sept ans qui, dans l'espace de 61 jours, conserva son tube, 1 128 heures [49].

Jacques (Marseille) a observé, dans sa clientèle, un enfant de trente mois atteint de croup et de rougeole, avec adénopathie trachéo-bronchique consécutive, intubé en 5 reprises, du 4 avril au 13 juin 1895, pendant 1660 heures et heureusement guéri [50].

Nous-même, enfin, dans la clientèle, nous avons obtenu deux guérisons : l'une avant le sérum, en 1893, chez un enfant de onze mois, après 288 heures d'intubation, en deux reprises ; l'autre en 1896, chez un bébé de *sept mois*, après 528 heures d'intubation, en *neuf reprises* [51].

Retard ou impossibilité de l'extraction définitive du tube. — Ce qui se produit pour le retrait définitif de la canule chez les enfants trachéotomisés, s'observe également pour l'extraction du tube : la perméabilité du conduit laryngo-trachéal, ne se trouve pas toujours rétablie au moment où l'on tente la première extubation. L'extubation définitive peut être retardée ; il se peut même, dans des cas exceptionnels, qu'elle soit rendue impossible, par suite de lésions sérieuses du larynx ou de modifications graves dans le fonctionnement de la glotte.

Quand peut-on dire qu'il y a retard de l'extubation ? Si, nous considérons la statistique de Bókai, nous voyons que près de 91 pour 100, des cas traités depuis l'emploi du sérum, ont pu être extubés en moins de cinq jours. Nous pouvons donc admettre qu'au delà de ce laps de temps, l'enfant intubé devient, comme on dit, « *tubard* », par analogie avec le « *canulard* », après trachéotomie.

Le tubard guérit plus facilement et plus souvent que le canulard, pour lequel l'intubation est une précieuse ressource.

L'impossibilité de l'extraction définitive du tube est exceptionnelle ; et sur plusieurs milliers d'intubations

déjà pratiquées en Europe, on peut compter les cas où
elle a nécessité de façon absolue, une trachéotomie secondaire. Dans la plupart de ces cas, il s'agissait de rétrécissements cicatriciels du larynx contre lesquels, la seule
trachéotomie est impuissante.

Avec le Pr. Bókai [52], nous ne voyons aucune raison
de pratiquer la trachéotomie, tant qu'il n'est pas évident
que ce sont des lésions sérieuses du larynx déterminées
par la présence du tube qui empêchent l'extubation définitive. Nous verrons que, même.en cas de rétrécissement
cicatriciel du larynx, l'intubation pratiquée dans certaines conditions est encore le meilleur traitement à
employer.

Quelles sont les causes du retard ou de l'impossibilité
de l'extubation définitive ? En l'absence d'un examen
laryngoscopique, le plus souvent impossible en pareil cas,
il sera difficile de déterminer très exactement la nature
de l'obstacle opposé au libre passage de l'air par le larynx.
Est-il dû à un spasme, ou à une paralysie des muscles de
la glotte ? Est-il causé par la formation de fongosités, de
bourgeons charnus, ou simplement par un œdème de la
muqueuse laryngée, avec ou sans lésions de la région
sous-glottique ?

Pour O'Dwyer, le *traumatisme* doit en presque tous
les cas être mis en cause. Une seule exception à cette
règle serait fournie par la *paralysie des cordes vocales*.
Nous croyons, cependant, que la simple infiltration persistante de la muqueuse sous-glottique, parfois observée
dans des croups non intubés, doit être prise en considération. De même qu'après la trachéotomie, comme l'a
démontré Köhl [53], la chordite inférieure, la laryngite
hypoglottique peut être la cause de l'impossibilité du
décanulement, de même pareille explication du retard
de l'extubation, est parfaitement plausible.

L'expression de « *spasme* », employée couramment par nombre d'auteurs pour expliquer le retour et la persistance de la sténose laryngée, ne correspond dans l'immense majorité des cas, à aucune réalité. Le spasme glottique est, en effet, un phénomène aigu et de durée très courte. La laryngite striduleuse, le spasme glottique des tout jeunes enfants, les accès de suffocation observés au cours du croup nous en offrent des exemples. Il semble difficile d'y rattacher la dyspnée qui suit en certains cas l'extubation, dyspnée s'établissant immédiatement ou de façon progressive, avec plus ou moins de rapidité, et dans les deux cas, persistant assez longtemps.

Quand après l'extraction du tube, il vient à se produire un spasme des constricteurs de la glotte, c'est sur-le-champ, sous forme d'un accès de suffocation de violence variable, mais de courte durée. D'après Escat, ce spasme se généralise parfois à tout l'appareil moteur de la respiration et le tableau clinique devient celui du spasme phréno-glottique. Il peut même s'accompagner de tétanie et de convulsions généralisées. L'inspiration sonore, caractéristique, le stridor laryngé rendra le diagnostic facile.

Le spasme glottique cède d'habitude assez facilement, à des applications chaudes sur le cou et à des inhalations de vapeurs d'eau. Il peut cependant nécessiter une réintubation immédiate, si son intensité et sa durée font craindre pour la vie. Avant de procéder à une nouvelle extubation, il sera prudent de faire prendre à l'enfant des antispasmodiques : légère dose d'opium, chloral et mieux, bromure de sodium à bonne dose : au moins un gramme en une seule fois.

La paralysie des cordes vocales serait assez rare. Les paralysies musculaires précoces ne sont pas très fréquentes dans la diphtérie et Richardière sur 696 cas, ne les a observées que 19 fois [54].

L'impotence fonctionnelle des dilatateurs de la glotte par suite de l'immobilisation temporaire des articulations crico-aryténoïdiennes, doit être sans doute beaucoup plus fréquente et aussi de pronostic bien moins sérieux, car elle se guérit peu à peu, par des intubations répétées et de courte durée, pratiquées avec des tubes de calibre croissant. Les tubes cylindriques sont surtout indiqués pour ce traitement, leur calibre uniforme se prêtant mieux à la dilatation prolongée de la glotte.

Dans la paralysie véritable des cordes vocales et surtout dans la paralysie des dilatateurs, ni l'intubation, ni la trachéotomie ne sont des moyens de traitement curatif. La trachéotomie offre seulement, une garantie contre l'asphyxie. L'intubation n'est pas indiquée, le tube tenant mal en place et son rejet pouvant être suivi d'une asphyxie rapide. Le seul traitement de la paralysie médicalement incurable des dilatateurs, consiste dans la résection des cordes vocales après thyrotomie, ou par voie endo-laryngée après trachéotomie.

O'Dwyer est cependant d'avis que la simple section transversale des cordes vocales, suivie de l'introduction dans la glotte, d'un gros tube cylindrique, est suffisante. Après la résection des cordes vocales, l'introduction de tubes dans la glotte est également nécessaire pour obtenir un résultat satisfaisant.

La paralysie précoce des muscles de la glotte est souvent accompagnée ou précédée de paralysie du voile du palais. Le rejet répété du tube suivi de dyspnée immédiate, le cornage, la gêne surtout marquée de l'inspiration, en constituent les principaux symptômes.

Mais, la cause la plus fréquente du retour de la sténose après l'extubation, est, comme l'a avancé O'Dwyer, le traumatisme, c'est-à-dire l'action du tube sur la muqueuse laryngée. L'œdème secondaire dû à la compression des tissus infiltrés par les parois du tube, l'explique très bien dans nombre de cas. Si cet œdème est limité à la région sous-glottique et, surtout au niveau du détroit inférieur du cricoïde, la sténose ne se reproduit, en général, que peu à peu, parfois plusieurs heures après l'extraction du tube. Les parois molles du larynx, comprimées entre le tube et le cartilage cricoïde, doivent mettre, en effet, un certain temps à se tuméfier. Si cependant, l'œdème a gagné la partie supérieure de la région sous-glottique, où les effets de la compression exercée par le tube se sont fait moins sentir, par la raison que les tissus infiltrés ont pu être refoulés en avant et sur les côtés, au niveau de la membrane crico-thyroïdienne et du thyroïde, la sténose peut se reproduire rapidement. Les parties œdématiées, qui n'étaient qu'écartées par le tube, se développent immédiatement après l'extubation, et viennent obstruer la lumière du larynx.

La compression modérée des tissus de la région sous-glottique n'amène pas leur ulcération. Si elle persiste, elle entretient simplement l'œdème par entrave apportée à la circulation locale. Un exemple emprunté à notre pratique, montrera l'importance de la compression exercée par un tube trop volumineux sur la muqueuse sous-glottique infiltrée. Il montrera, en outre, le résultat heureux et rapide qu'on obtient en pareil cas, par l'introduction d'un tube de calibre inférieur n'entravant plus la circulation. et amenant, en conséquence, une prompte disparition de l'œdème : un petit garçon de 26 mois, atteint d'angine et de croup diphtériques, est intubé par nous le 2 avril, sur la demande de notre confrère, M. le Dʳ Guyot (Brest). L'intubation est faite le soir, d'urgence, avec un tube en ébonite n° 3, qui pénètre sans difficulté dans le larynx. Au bout de 90 heures, après la disparition de symptômes assez graves d'infection ayant nécessité des emmaillotements froids répétés, le tube est extrait pour la première fois. La sténose se reproduit au bout d'une heure environ et réclame une nouvelle intubation. L'état général restant désormais satisfaisant, le tube est extrait pour la deuxième fois, le 9 au matin. La sténose ne se reproduit pas aussi vite, cette fois ; mais elle s'accentue cependant progressivement. Le 10, le tirage est devenu très accentué, inquiétant même ; nous patientons toutefois jusqu'au 13, dans l'espoir d'éviter une nouvelle intervention. Dans la nuit, des accès de suffocation ont failli emporter le petit malade. Au matin, l'asphyxie est imminente et nous intubons d'urgence, employant, cette fois, le tube n° 2, immédiatement inférieur au tube introduit les autres fois. Avec l'index nous nous rendons parfaitement compte de l'intégrité du vestibule laryngien et de la glotte. La sténose est certainement sous-glottique. Le 16, au matin, le tube est extrait de nouveau : la respiration reste, cette fois absolument calme, très libre, et la guérison se produit sans aucun autre incident.

La seule explication plausible de ce retard de l'extubation définitive, est celle d'un œdème déterminé par une pression trop forte du tube contre les parois infiltrées du cricoïde. Après les deux premières extubations, cet œdème s'est développé librement dans la lumière du larynx, atteignant son summum au moment où une nouvelle intubation est devenue urgente. L'introduction d'un tube de calibre inférieur, n'exerçant plus qu'une compression très modérée sur les tissus, a permis à cet œdème de rétrocéder dans les trois jours suivants.

C'est là le seul traitement rationnel à employer en pareil cas. Pour bien faire, il faudrait avoir à sa disposition, comme O'Dwyer, deux séries complètes de tubes, les uns à large tête, les autres à larges renflements. On peut cependant, sans crainte, faire usage d'un tube immédiatement inférieur, la tête de ce tube étant encore de dimensions suffisantes pour empêcher la chute du tube dans la trachée. Par excès de prudence on peut laisser le fil à demeure.

Une cause rare du retard de l'extubation peut enfin se trouver dans le rétrécissement congénital ou acquis du larynx ou de la trachée, rétrécissement ayant passé inaperçu et ne devenant manifeste qu'à l'occasion de l'affection présente. Rist et Bensaude, Bókai, d'Orgères, Grégor, ont publié des cas de rétrécissement laryngé ou trachéal, dans lesquels l'intubation ne put être faite et où après trachéotomie, le décanulement demeura impossible.

L'impossibilité de l'extraction définitive est due, en dehors de la paralysie des dilatateurs glottiques, à des lésions sérieuses du larynx : ulcérations suivies de rétrécissement cicatriciel, nécrose et destruction du cartilage cricoïde, production incessante de fongosités. Nous étudierons ces lésions avec grand soin, au chapitre des complications occasionnées par l'intubation.

IV. — Accidents opératoires et complications.

Comme la plupart des interventions chirurgicales
d'une certaine importance, l'intubation a ses accidents
et ses complications. Ils sont assez variés, mais la longueur de leur exposition n'est certes pas en rapport direct
ni avec leur gravité, ni avec leur fréquence. Nous les
diviserons en : 1° accidents opératoires, pouvant se produire pendant l'introduction ou l'extraction du tube ; 2°
accidents ou complications, pouvant survenir pendant le
séjour même du tube dans le larynx.

1. Accidents opératoires. — A. Syncope. — La
syncope est un accident très rare, lié à l'état même du
malade débilité par l'intoxication diphtérique, et dont
souvent le muscle cardiaque, est en voie de dégénérescence. Elle se produit sans cause bien appréciable, très
probablement par voie réflexe, le simple contact du doigt
ou de l'instrument avec la muqueuse du pharynx ou du
larynx, pouvant la déterminer. Nous avons ainsi vu, — et
le fait a été signalé par d'autres auteurs — un enfant
atteint de simple angine diphtérique, mourir subitement d'une syncope déterminée par un badigeonnage
de la gorge. La mort par syncope chez les diphtériques
peut d'ailleurs survenir en dehors de toute intervention.

Rien ne peut faire prévoir cette redoutable éventualité.
L'état précaire du malade, même la mort apparente, ne
sont pas des contre-indications de l'intubation. Nous
avons intubé un enfant en état de mort apparente

par asphyxie suite de croup, et nous avons réussi, après vingt-cinq minutes de respiration artificielle, à le ramener à la vie [51]. A l'hôpital des Enfants-Malades, M. Chaillou (Paris) a également pu intuber trois enfants en état de mort apparente, et les ranimer par la respiration artificielle [37].

Quelques précautions peuvent cependant être prises pour se mettre, autant que possible, à l'abri de cet accident. On fera prendre à l'enfant, avant l'opération, un stimulant : vin chaud, grog, un peu d'éther en boisson ou en injection hypodermique. Si l'état des forces inspire des craintes sérieuses, on fera l'intubation dans la position horizontale. En cas de syncope, on terminera l'introduction du tube, puis on pratiquera la respiration artificielle et des tractions rythmées, sur la langue.

B. **Asphyxie.** — L'asphyxie peut être occasionnée soit par l'apnée que déterminent des manœuvres maladroites et prolongées, soit par le refoulement dans la trachée, d'une fausse membrane volumineuse. Ces deux causes s'ajoutent parfois l'une à l'autre, des tentatives plusieurs fois répétées d'introduction, pouvant favoriser le décollement d'une fausse membrane et son refoulement.

O'Dwyer prétendait que l'intubation pratiquée par un débutant, d'emblée sur le malade, est une opération plus difficile et plus dangereuse que la trachéotomie. Aussi, réclamait-il qu'avant de l'entreprendre, le médecin se soit livré à un certain nombre d'expériences sur le cadavre.

De son côté, Dillon-Brown (New-York) s'exprime ainsi à ce sujet [25] : « Je ne connais pas, en chirurgie, d'opération « plus brutale et déterminant un choc plus considérable « que l'intubation, pratiquée par un opérateur inexpé- « rimenté. A chaque tentative infructueuse, l'enfant se

« cyanose et se refroidit de plus en plus. Le visage et
« les vêtements du médecin sont souillés de sang, et à
« moins d'un sang-froid peu commun, celui-ci perd ses
« moyens et cause de sérieuses lésions du larynx. Ce
« tableau n'est pas exagéré et je suis persuadé que la
« grande majorité des décès attribués au refoulement de
« la fausse membrane, est plutôt le résultat d'efforts ma-
« ladroits, et doit être attribuée, soit à l'apnée que déter-
« minent les tentatives prolongées d'introduction du tube,
« soit à l'asphyxie causée par l'engagement forcé du tube
« dans une fausse voie ».

Il nous semble que ce tableau est quelque peu poussé
au noir. Sans doute, il est désirable que le médecin ou
l'étudiant, apprenne à pratiquer l'intubation, d'abord sur
le cadavre, ensuite sur le malade. Mais, certainement,
tout médecin, après avoir vu opérer une fois ou deux, et
muni de tous les renseignements utiles, peut sans trop de
crainte, tenter l'intubation d'emblée sur le vivant. Plusieurs de nos confrères, après avoir assisté à l'opération
et guidés par quelques conseils, l'ont employée avec succès
dans leur clientèle. Sans doute, il leur est arrivé, plus
d'une fois, de ne pouvoir introduire du premier coup, le
tube dans le larynx; mais cet inconvénient est la plupart du temps de peu d'importance, si l'opérateur s'est
strictement conformé aux règles établies et que peut résumer le vieil adage chirurgical : *cito, tuto* et *jucunde.*

L'intubation, avons-nous dit, doit être faite d'une main
légère et en quelques secondes. Quelque rompu que soit
un médecin à cette pratique, il peut lui arriver de ne pas
réussir du premier coup, l'introduction ; et cela, pour des
motifs indépendants de son habileté, tels, par exemple,
qu'un mouvement de l'enfant mal maintenu ou une mauvaise position de la tête. Dans ce cas, on ne doit pas in-
sister, mais retirer au plus vite le tube, et laisser à l'en-

fant un moment de repos. Il sera bien rare qu'un deuxième ou même un troisième essai, ne soit pas couronné de succès.

L'asphyxie par refoulement d'une fausse membrane détachée des parois du larynx ou de la trachée, est certes un danger plus sérieux et moins facilement évitable. Pareil accident s'observe et plus fréquemment peut-être, après la trachéotomie, pendant l'introduction de la canule qui, plus volumineuse et plus offensive à son extrémité, racle parfois les parois de la tranchée, en refoulant devant elle la fausse membrane ainsi détachée.

Quelles sont la fréquence et la gravité de cet accident ? Tous ceux qui ont une compétence personnelle de l'intubation, insistent sur sa rareté toute à fait exceptionnelle. Dans un travail sur ce sujet, M. le Pr. Bókai [55] a recherché les raisons de la rareté d'un accident, que des vues théoriques pourraient faire considérer comme facile à déterminer. D'après cet auteur : 1° la gêne respiratoire, même dans les cas très graves, n'est pas toujours causée par l'exsudat fibrineux, mais est assez souvent due au gonflement de la région sous-glottique du larynx (Rauch-fuss) ; 2° les fausses membranes épaisses et de grandes dimensions sont très rares, même dans les épidémies les plus graves. Les fausses membranes de faible épaisseur, même avec de grandes dimensions, passent assez facilement à travers le tube, de sorte que leur décollement peut à peine être considéré comme une complication ; 3° quand d'épaisses fausses membranes existent dans les parties supérieures des voies aériennes, elles prennent la plupart du temps naissance au-dessous des cordes vocales et, dans ce cas, le tube pénètre sans difficulté dans l'intérieur même du conduit pseudomembraneux. Quand la fausse membrane est fixée aux cordes vocales elles-mêmes, elle y est d'habitude très adhérente (Birch-Hirschfeld), et le tube introduit avec des précautions suffisantes, peut difficilement pénétrer entre elle et les parois du larynx ; 4° enfin, le tube d'O'Dwyer possède une extrémité inférieure à contours parfaitement arrondis, et quand, muni de son mandrin bien ajusté, il est introduit à travers la glotte et n'est pas trop tôt libéré, la possibilité du décollement de la fausse membrane est bien faible.

Bókai n'a pu trouver, dans les diverses publications relatives à ce sujet, que 18 cas sur 498 intubations, où une trachéotomie immédiate ait été nécessitée par cet accident. Deux fois seulement, le danger ne put être conjuré et l'on eut à déplorer un décès. L'un de ces deux cas, observé dans le service de Von Muralt (Zurich), concernait un enfant agonisant au moment où il fut intubé. L'autopsie fit constater outre le refoulement de la fausse membrane, de la diphtérie des bronches et de la broncho-pneumonie.

Beaucoup de praticiens, affirment n'avoir jamais eu de décès par refoulement de la fausse membrane. O'Dwyer et Dillon-Brown, sur plus de six cents intubations pratiquées jusqu'en 1891 [56], n'ont pas perdu un seul malade pendant l'intervention ; et dans ses deux cents premières intubations, O'Dwyer n'a vu que deux fois se produire des symptômes d'asphyxie causée par le refoulement de la fausse membrane, symptômes qui se dissipèrent rapidement après l'extraction immédiate du tube et l'expectoration du corps du délit.

Sur 538 intubations faites dans son service du *Stephánie-Kinderspital*, à Budapest, Bókai, jusqu'au début de 1894, n'avait jamais non plus, observé de décès causé par cet accident survenu dans quelques cas. Dans quatre circonstances, où des fausses membranes de grandes dimensions et particulièrement épaisses ayant été refoulées dans la trachée, on eût pu redouter une issue fatale,

.l'extraction immédiate du tube, suivie de l'expectoration
de la fausse membrane fît disparaître tout danger. Deux de
ces membranes expectorées mesuraient 0,13 centimètres de long ; les deux autres avaient 0,10 et 0,11 centimètres, formant des moules complets des voies aériennes, s'étendant de l'entrée de la trachée à sa bifurcation,
et gagnant de là des ramifications bronchiques de 3e, 4e
et 5e ordre [55].

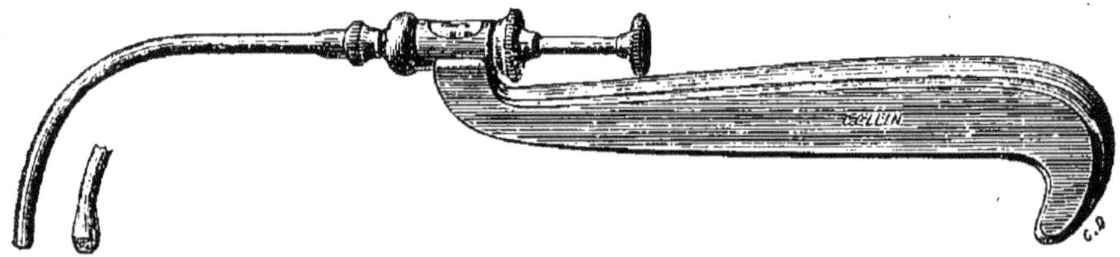

FIG. 35. — Seringue de Bayeux, pour injection d'huile mentholée
dans le tube.

De ce qui précède, nous pouvons conclure que cet accident est rare et très rarement suivi d'un dénouement fatal.
La plupart du temps, l'extraction immédiate du tube fera
disparaître le danger. Si l'expectoration de la fausse
membrane ne se produit pas sur-le-champ, on devra provoquer la toux ou les efforts de vomissement, en dirigeant
dans l'arrière-bouche le jet d'un irrigateur rempli d'eau
froide ou, ce qui est plus compliqué et d'exécution plus
difficile, en injectant dans la trachée à l'aide de la seringue de Beehag ou de la seringue construite spécialement
dans ce but, par Collin, de l'huile mentholée à 1/50. En
cas de non-réussite de ces manœuvres, on pratiquera
énergiquement la respiration artificielle, en attendant la
trachéotomie. La trachée une fois ouverte, on continuera
la respiration artificielle, jusqu'à ce que l'enfant ait été
ranimé. Par l'ouverture trachéale, il sera parfois possible
d'extraire avec des pinces la fausse membrane refoulée.

C. Lésions du larynx pendant l'introduction et l'extraction du tube. — Au premier abord, il semble presque impossible de blesser tant soit peu sérieusement le larynx, avec un tube tel que celui d'O'Dwyer, présentant de toutes parts des surfaces mousses et arrondies. Mais nous avons vu, en 1894, dans un hôpital de Paris, des tubes avec lesquels il eût été presque miraculeux de ne pas produire de lésions. Ces tubes de forme d'ailleurs fort défectueuse, étaient munis d'un mandrin terminé en fer de lance, aigu, dépassant d'un bon centimètre l'extrémité inférieure du tube, et constituant ainsi un véritable trocart des plus dangereux.

D'habitude, les lésions légères et superficielles causées par un opérateur maladroit ou inexpérimenté, n'ont pas de conséquences bien fâcheuses. Plus sérieuses, elles peuvent déterminer des complications graves telles que : emphysème, phlegmon, ulcérations suivies de périchondrite et de nécrose des cartilages.

D'après des expériences faites par Variot (Paris) [57] sur le cadavre, des intubations répétées par des mains inexpérimentées, détermineraient des lésions du vestibule laryngien et des cordes vocales, mais ne blesseraient jamais la région cricoïdienne. Ce fait expliquerait l'innocuité habituelle des intubations pratiquées par des débutants.

La plus grave de ces lésions est *la fausse route*, par laquelle le tube perfore les parois du larynx et les traverse parfois complètement, venant faire saillie sous la peau du cou ou la muqueuse de l'œsophage. Cet accident a été observé par plusieurs auteurs. Dillon-Brown en cite deux cas, Rauchfuss trois, Bókai cinq sur un total de 1203 intubations (ces cinq derniers cas ayant été observés dans le cours d'une même année, et pouvant être attribués à la même main).

Rist et Bensaude [58] ont signalé comme les plus fréquentes, deux variétés de fausses routes : l'une au niveau de la face postérieure de l'épiglotte et allant perforer la membrane crico-thyroïdienne ; l'autre se faisant par l'un des ventricules laryngés.

Le diagnostic de la fausse route est assez facile, car malgré l'introduction du tube, la respiration loin d'être facilitée, se trouve brusquement suspendue. Le doigt pourra souvent se rendre compte de la mauvaise direction de la tête du tube, et l'on sentira parfois, sous la peau du cou, l'extrémité inférieure du tube ayant perforé la paroi du larynx. Il se produira quelquefois de l'emphysème et le plus souvent, une hémorragie plus ou moins abondante.

D'après Variot, la fausse route est rapidement suivie d'inflammation et d'abcès péri ou latéro-laryngé. Le pronostic de cette lésion est donc toujours grave, presque toujours mortelle de l'avis d'Heyman [59]. Le seul traitement applicable, est la trachéotomie et l'ouverture des collections purulentes qui se développent dans la suite.

On évitera sûrement toute fausse route, en se servant d'instruments convenables, en se conformant, de façon précise, aux règles tracées et surtout, en ne procédant jamais avec force. Le cathétérisme laryngien, suivant l'expression de Ferroud, doit être fait avec la même délicatesse, la même souplesse de doigté, la même prudence, que le catétérisme uréthral. Si le tube choisi ne peut pénétrer sans force, on n'insistera pas, et on essaiera le numéro au-dessous.

Des lésions peuvent aussi être causées par l'extracteur manié d'une main imprudente. Les mors de l'instrument peuvent pénétrer entre le tube et les parois du larynx, et, par leur écartement, dilacérer les tissus, fracturer le cricoïde. La possibilité de pareil accident, sera bien diminuée par la précaution prise de régler d'avance, l'écartement des mors d'après le calibre du tube à extraire.

Les accidents sérieux sont certainement exceptionnels et ne sont guère possibles, qu'à des débutants insuffisamment instruits de l'anatomie du larynx, et peu ou pas préparés à pratiquer l'intubation. La meilleure préparation est, à notre avis, l'habitude du laryngoscope et surtout celle du toucher laryngien, soit à l'amphithéâtre, soit de préférence chez l'enfant malade. Des exercices d'intubation sur le cadavre et à défaut, sur des laryngo-fantômes spéciaux tels que ceux de Schlossarek (Vienne) et d'Heubner (Berlin), seront des plus utiles.

2. **Complications et accidents pouvant se produire pendant le séjour du tube dans le larynx.** — Nous comprenons sous ce titre : la gêne de la déglutition ; l'élévation de température et les complications broncho-pulmonaires ; le rejet spontané du tube et sa chute possible dans les voies digestives ; son enfoncement dans la trachée et les bronches, sa pénétration dans l'arrière-cavité des fosses nasales ; son obstruction par les fausses membranes ou les produits de sécrétion ; enfin les lésions provoquées par le contact du tube avec les parois du conduit laryngo-trachéal.

A. **Difficulté de la déglutition.** — Notons d'abord que cette complication s'observe également chez les enfants trachéotomisés, parfois au point d'exiger l'alimentation par la sonde. « *Personne n'ignore,* a écrit de Saint-Germain [2], *qu'en dehors des nombreuses causes d'insuccès définitif qui subsistent après la trachéotomie, une des grandes pierres d'achoppement est la résistance opiniâtre qu'opposent les opérés, aux efforts qu'on fait pour les alimenter.* » Trousseau racontait qu'il battait ses petits opérés pour les forcer à manger.

En dehors de l'anorexie particulière aux enfants atteints

de diphtérie, et des parésies musculaires du pharynx et du voile du palais, il faut très probablement incriminer comme causes principales de la gène de la déglutition, la béance de la glotte qui n'étant plus traversée par le courant d'air respiratoire, demeure à l'état de repos. L'entrée des voies aériennes est privée de ce puissant moyen de défense : l'occlusion hermétique de la glotte et surtout son occlusion rapide, spasmodique, au contact d'un corps étranger, engendrant le phénomène de la toux. L'ouverture de la trachée a, en effet, rendu la toux impossible ; et c'est à ce motif, et non à la paralysie du voile palatin, comme on l'a avancé sans raisons plausibles, qu'est due chez les enfants trachéotomisés, la pénétration des boissons et des aliments dans le larynx et leur issue par la plaie trachéale.

Chez l'enfant intubé, dans la grande majorité des cas, la difficulté de la déglutition ne mérite pas le nom de complication. La déglutition des boissons est surtout gènée. Quand l'enfant boit, il est pris de petites quintes de toux, dues au contact du liquide avec le vestibule du larynx (face interne de l'épiglotte, replis ary-épiglottiques, bandes ventriculaires et peut-être partie des cordes vocales.)

Comme après la trachéotomie, il faut songer aux conditions nouvelles dans lesquelles s'effectue l'acte respiratoire. La glotte est encore plus béante ou plutôt, se trouve remplacée par une glotte métallique rigide et largement ouverte, constituée par l'orifice supérieur du tube. Mais, un avantage pour l'enfant intubé, est que le courant d'air respiratoire se fait toujours dans la direction normale, et que si par hasard, une parcelle alimentaire vient à pénétrer dans les voies aériennes, elle peut être immédiatement chassée par une expiration énergique remplaçant la toux.

Le fonctionnement de l'épiglotte, surtout utile pour la déglutition des liquides, est fort gêné, au début, par la présence de la tête du tube dans le vestibule du larynx. Peu à peu, le malade apprend à mieux avaler et dans la plupart des cas, n'éprouve plus guère, au bout de 24 heures, qu'une gène modérée. L'épiglotte s'adaptant aux nouvelles conditions qui lui sont faites, parvient au bout de quelque temps, à protéger de façon efficace l'entrée du larynx. C'est ainsi que dans les intubations de longue durée, la déglutition arrive à se faire très convenablement, parfois dès le huitième jour.

Les aliments solides ou demi-solides sont presque toujours avalés sans difficulté. Les solides pouvant être dangereux par leur pénétration dans le tube, on nourrit de préférence les malades avec des bouillies de froment, d'avoine ou de riz préparées au lait, donnant seulement de loin en loin des liquides qui, excitant la toux, assurent le nettoyage des parois du tube.

Chez les enfants à la mamelle, la difficulté de la déglutition des liquides, rend l'alimentation difficile. Il se produit dès les premières gorgées de lait, une toux pénible, forçant l'enfant à quitter le sein et pouvant provoquer le rejet du tube. Egidi (Rome) a heureusement tourné cette difficulté, en nourrissant ces enfants avec de la gélatine. Ce mode d'alimentation lui a donné toute satisfaction. Bien acceptée et bien tolérée, même pendant plusieurs jours, la gélatine sous forme de gelée, est facilement déglutie sans exciter la toux [60].

La difficulté de la déglutition a été fort exagérée par des auteurs qui, jugeant sur quelques cas, ont abondonné pour ce seul motif la méthode d'O'Dwyer. Le Pr. Bókai dont l'expérience porte sur plus de douze cents intubations pour croup, n'accorde à cette complication, d'accord en cela avec les Américains, qu'une importance minime.

Dans notre pratique, nous n'avons guère trouvé de difficulté bien marquée pour l'alimentation de nos intubés. Une seule fois, chez un enfant refusant énergiquement toute nourriture, nous avons été dans l'obligation d'employer l'alimentation par une sonde de Nélaton introduite par le nez dans l'œsophage.

Nous avons vu qu'on s'était ingénié, sans grands succès du reste, à modifier de façons diverses la tête du tube pour faciliter la déglutition. Les tubes de Waxham et de Mount-Bleyer, construits dans ce but, n'ont pas donné de résultat sérieux.

En cas de difficulté trop marquée, les Américains emploient le procédé décrit par Casselberry (Chicago), et déjà préconisé en France par Archambault, en cas de paralysie diphtérique du pharynx et du voile du palais. Il consiste à alimenter le malade la tête pendante sur le bord du lit.

Comme les enfants n'acceptent pas volontiers cette manière de prendre leurs repas, voici comment nous agissons chez les indociles : le malade, couché, a le tronc soulevé au niveau des épaules par un oreiller roulé en cylindre. La tête pendant en dehors de ce coussin, est maintenue en arrière par les deux mains d'un aide qui, en même temps, pratique avec ses deux index, l'occlusion des narines à chaque déglutition de l'enfant. Un deuxième aide maintient les bras et les jambes. La personne chargée de l'alimentation, avec une cuiller, a soin de ne verser jamais dans la bouche, qu'une cuillerée chaque fois, de l'aliment choisi. Immédiatement après chaque déglutition, l'aide qui bouche les narines, laisse l'enfant respirer. Il est rare qu'on soit forcé de revenir plusieurs fois à ce mode d'alimentation forcée. L'enfant trouve rapidement le moyen d'avaler : car s'il y a gêne de la déglutition, il y a le plus souvent aussi, indocilité du petit malade.

**B. Élévation de la température et complications bron-
cho-pulmonaires.** — En règle générale, la température de
l'enfant intubé s'élève ou se maintient élevée de 37°,5 à
38°5, pendant trente-six à quarante-huit heures. Elle est
plus marquée dans les diphtéries associées que dans les
diphtéries pures. Au bout de 48 heures, elle s'est abaissée
et ne s'élève plus, si nulle complication ne survient. Si
au contraire elle se maintient élevée, ou si ayant baissé
elle s'est élevée de nouveau, il y a lieu de craindre des
complications,

La plus fréquente de ces complications est une sorte
d'infection générale, appelée tantôt broncho-pneumonie,
tantôt septicémie, tantôt simplement infection, par les
divers auteurs. Elle est surtout caractérisée par une élévation considérable de la température 39° à 41°, par une
grande fréquence de la respiration (40 à 80 respirations à
la minute) et une accélération du pouls (140 à 160 à la
minute). Il n'existe pas une corrélation absolue entre ces
trois éléments. Nous attachons la plus grande importance
à la fréquence de la respiration, prenant ensuite en considération l'état du pouls, puis la température. Une température de 37°5 à 38°, un pouls de 100 à 120, une
respiration de 28 à 32, sont des éléments d'excellent pronostic et indiquent l'absence de toute complication.

Le trait le plus caractéristique de cette complication,
qui dans les traités classiques porte le nom de broncho-
pneumonie, est l'absence totale de signes broncho-pulmonaires. Elle mérite certainement, plutôt le nom
d'infection pulmonaire, par analogie avec l'infection péri-
tonéale qui survient après les interventions abdominales
sans signes de péritonite véritable.

La vraie broncho-pneumonie, avec matité, râles et même
souffle, est beaucoup plus rare, plus tardive et d'habitude
aussi moins grave.

Avec Sevestre et Martin, nous croyons les complications pulmonaires plus rares avec l'intubation qu'avec la trachéotomie. Ranke (Munich), sur 167 autopsies d'enfants intubés, n'a pu trouver un seul cas de bronchopneumonie. Ganghofner (Prague) et Wiederhofer (Vienne). ont fait la même constatation (61). D'après ces auteurs, la pneumonie lobaire, la bronchite et la septicémie pulmonaire, s'observeraient avec la même fréquence chez les intubés et les trachéotomisés.

On peut attribuer la rareté relative des complications pulmonaires après l'intubation, à ce que l'air pénétrant dans les bronches, après passage à travers les fosses nasales et le pharynx, s'est réchauffé, humidifié et filtré comme à l'état normal.

Les conditions dans lesquelles s'effectue la respiration, sont certainement meilleures que celles qui existent après l'ouverture de la trachée. Malgré toutes les précautions prises, l'air qui aura traversé la plaie de la trachée sera plus offensif pour le poumon, par ses qualités physiques et les germes septiques entraînés à son passage.

Voulant trouver une explication aux complications pulmonaires, certains auteurs, au début, accusèrent la difficulté de la déglutition et parlèrent de pneumonies *ab ingestis*, pneumonies de déglutition, occasionnées par la pénétration d'aliments par le tube dans les voies aériennes. Les expériences de Northrup (New-York) en 1887, ont fait justice de cette théorie [62]. Après examen de 116 enfants morts de croup après intubation et, après des expériences avec liquides colorés, cet auteur démontra que les aliments ne pénétraient jamais dans les bronches, et que s'ils pénétraient dans la trachée, ils n'y séjournaient pas, étant immédiatement expulsés par la toux. D'ailleurs, dans les intubations pour sténoses chroniques du larynx, les complications broncho-pulmonaires ne sont guère d'observation courante.

On a encore voulu attribuer ces complications à la difficulté de l'expectoration, au traumatisme du larynx. Ce ne sont pas là des raisons sérieuses. Avec Massei (Naples), nous croyons plutôt à l'influence même de la maladie dont est atteint le malade. Les diphtéries pures de toute association microbienne donnent certainement moins de complications pulmonaires. Avant l'intubation, le malade porte souvent en germe sa complication qui ne se développe ou n'est reconnue qu'après le rétablissement de la perméabilité des voies respiratoires.

Le meilleur traitement de l'infection pulmonaire paraît être l'enveloppement humide et froid, pratiqué jour et nuit, toutes les deux heures d'abord, puis à intervalles plus espacés, au fur et à mesure de l'amélioration obtenue. Nous lui avons dû des succès inespérés. Voici comment nous faisons appliquer ce traitement : le drap mouillé et légèrement tordu, est placé sur une couverture de laine épaisse. L'enfant est couché sur le drap qui vient l'emmailloter complètement, de la tête aux pieds, s'appliquant intimement sur le tronc et sur chaque membre en particulier. Puis, la couverture de laine est ramenée des deux côtés, formant un second maillot. L'enfant y est laissé vingt minutes environ. Nous commençons l'emmaillotement humide, dès que la température dépasse 39° et, si nous ne trouvons pas, dans la poitrine, une lésion localisée pouvant expliquer cette élévation de température.

On a également préconisé les bains froids. Nous donnons, en outre, de l'acétate d'ammoniaque, du benzoate de soude, un peu d'alcool et de café noir. Le sérum anti-streptococcique essayé dès son apparition, dans les diphtéries avec streptocoques, n'a guère donné de résultats favorables.

C. **Rejet spontané du tube. Chute dans les voies digestives.** — D'après Baër (Zurich) le rejet du tube n'est pas
à proprement parler, un accident, mais constitue plutôt
dans beaucoup de cas, un procédé de guérison spontanée.
Si la sténose du larynx se reproduit, ce n'est le plus souvent que lentement, de 4 à 16 heures environ après le
rejet du tube (Jacques). Le médecin a donc le temps
d'accourir auprès de son malade et de faire, s'il y a lieu,
une nouvelle intubation.

Tous les auteurs sont d'accord pour déclarer cet accident de peu d'importance. Il n'en est pas de même de
l'extraction du tube, pratiquée volontairement ou involontairement par le malade ou quelqu'un de son entourage, le fil ayant été laissé à demeure. Dans ce cas, la
sténose peut se reproduire rapidement rendant très urgente une réintubation. Dans le rejet spontané, au contraire, l'accident reconnaît le plus souvent pour cause
une diminution de l'atrésie du larynx permettant un accès
plus ou moins facile à l'air.

Tous ne sont pas d'accord sur la fréquence du rejet
spontané. Les Américains le déclarent assez rare et pour
notre compte personnel, nous ne l'avons observé que dans
5 0/0 des cas que nous avons traités avec le tube d'O'Dwyer.
Sur 70 intubations, nous n'avons eu en effet, que quatre
rejets du tube : une fois dans 38 cas traités avant la sérothérapie, et trois fois dans 32 cas traités par le sérum. De
ces trois derniers rejets, deux se sont produits chez le
même enfant, un bébé de 7 mois à qui nous avions laissé
le fil à demeure. Nous avons toujours eu largement le
temps de procéder à une nouvelle intubation, quand elle
a été nécessaire.

Avec le tube court, Bayeux [25] a observé le rejet spontané dans 20 0/0 des cas, et G. Froin dans 38 0/0 [27].
Bayeux aurait vu cette proportion descendre à 6 0/0 en

employant pour les âges où cet accident est plus fréquent,
le tube de numéro supérieur. L'étude des chiffres fournis
par les divers auteurs, contrôlée par ses remarques personnelles, lui a fait constater que les rejets s'observaient
en progression croissante, aux âges de 2, 4, 7 et 1 an,
qu'il nomme : *âges limites,* c'est-à-dire, âges au-dessus
desquels, immédiatement, d'après O'Dwyer, on doit employer le tube de l'âge supérieur. Il emploie donc pour
ces âges, au lieu du tube désigné, le tube de l'âge suivant. Il est certain que la différence de calibre du larynx,
par exemple, aux âges de onze mois et demi et treize mois,
ne saurait être bien marquée, et que le tube n° 2 conviendra
mieux à un enfant de onze à douze mois très développé
qu'à un bébé de treize mois chétif ou peu développé.

Nous savons en outre, que dans les deux premières années, le larynx des filles est plus large que celui des garçons (Galatti). Quand l'écart est donc peu considérable entre l'âge de l'enfant et celui où le tube doit être choisi de
plus fort calibre, il est parfois prudent d'employer le tube
de numéro supérieur, si la taille et le sexe du sujet sont
en faveur d'un larynx plus développé.

Mais, n'employons pas systématiquement le tube de
plus fort calibre, car outre le danger de lésions des parois du larynx, il offrirait encore celui de trop bien tenir
en place. Le rejet du tube est une garantie contre l'obstruction brusque. Comme l'a très justement fait remarquer Ferroud, la canule à trachéotomie, solidement fixée
dans la trachée par un lien, n'offre pas cette garantie. Si
elle vient à s'obstruer en l'absence de la personne chargée des soins et si les efforts de l'enfant ne peuvent réussir à chasser les produits qui l'encombrent, l'asphyxie est
inéluctable.

On a assigné des raisons différentes au rejet des premiers jours et au rejet tardif, se produisant après le hui-

tième jour. Le rejet précoce serait dû à la diminution de l'atrésie laryngée, au calibre trop faible du tube employé ; le rejet tardif reconnaîtrait pour causes, la paralysie des cordes vocales ou l'ulcération du larynx au niveau du cricoïde. Bayeux s'est fait le défenseur de la théorie du rejet tardif, par ulcération du cricoïde augmentant le calibre de cet anneau qui dès lors, ne peut plus fixer le renflement du tube. Cela viendrait à l'appui de sa théorie cricoïdienne de la fixation des tubes [63]. Nous ne pouvons admettre cette interprétation, à moins de destruction complète du cricoïde, seul cas dans lequel, d'après O'Dwyer, il est impossible de fixer un tube même du plus gros calibre, dans le larynx ; le jeu normal des cordes vocales se trouvant aboli, et d'autre part le cricoïde ne pouvant plus par son étroitesse relative, suppléer à leur rôle de fixateurs du tube. L'ulcération est, en général, accompagnée d'infiltration de la muqueuse avoisinante du larynx et plutôt une cause de sténose que d'élargissement du calibre de la région sous-glottique. Des rejets ont été observés bien au delà du huitième jour, suivis de parfaite guérison éliminant toute hypothèse d'ulcération, au moins d'ulcération capable de déterminer un élargissement du cricoïde.

Nous savons, d'autre part, avec quelle facilité les muscles du pharynx et du larynx faiblement protégés par une muqueuse peu épaisse, sont atteints par les lésions inflammatoires de cette muqueuse et se parésient facilement.

La paralysie des muscles glottiques doit être incriminée dans nombre de cas, paralysie réelle ou simulée par l'immobilisation plus ou moins marquée des articulations crico-aryténoïdiennes facilement atteintes par voisinage, en pareil cas.

Au début, tant qu'il y a infiltration de la muqueuse, tant qu'il persiste des fausses membranes, le tube tient assez bien en place ; mais, dès que le gonflement des tissus a diminué ou disparu, quand les fausses membranes se sont détachées, la glotte parésiée n'a plus le tonus nécessaire pour faire obstacle à la sortie de son renflement. Un tube plus volumineux ne tient souvent pas mieux en place, à moins qu'il ne possède un très gros renflement, franchissant de vive force l'anneau du cricoïde.

Jacques [64] a rapporté à ce sujet, une observation intéressante concernant un garçon de onze mois, bien développé, qui après avoir rejeté sept fois son tube a parfaitement guéri. Le tube n° 2 introduit au début fut rejeté le quatrième jour. Réintroduit, il fut de nouveau rejeté le lendemain. Le tube supérieur, 3-4, essayé, pénétra sous une pression modérée, mais ne tint pas mieux en place. L'enfant avait de la bronchite, et au moment des quintes de toux, expulsait son tube. Jacques parvint à prévenir son expulsion trop fréquente, en recommandant au père de l'enfant de porter son index dans la gorge et d'appuyer sur la tête du tube pendant les quintes. Un anneau de caoutchouc préservait le doigt contre les morsures. Au dixième jour, l'état de la gorge et des bronches étant satisfaisant, on laissa l'enfant rejeter son tube qui n'eut plus besoin d'être réintroduit. Escat (Toulouse) [35] a observé un cas plus net encore, de paralysie des cordes vocales, ayant suivi de près une paralysie, précoce du voile du palais, chez une fillette de trois ans. Les muscles du larynx furent pris presque simultanément le surlendemain de la première intubation. Le tube fut rejeté neuf fois en vingt-trois jours. Successivement. les tubes n°s 3, 5, 6 de Bayeux-Collin furent introduits et aussi facilement rejetés. Au dixième rejet, l'interne de garde, inexpérimenté, ne put réintroduire le tube et pratiqua la trachéotomie. Il se produisit une syncope mortelle.

Nous croyons que la fréquence du rejet des tubes doit

beaucoup varier suivant la forme du tube employé. Le tube court est certainement moins stable que le tube long ; et parmi les tubes longs fabriqués par diverses maisons, il en est un certain nombre dont les renflements sont trop peu accentués. Bókai s'est servi de tubes construits par Windler, (*Berlin*), par Jetter et Scheerer (*Tutlingen*), par Tieman et par Ermold, (*New-York*) : « *sans aucun doute, ces divers tubes ne présentaient entre eux, aucune conformité de forme ni de poids.* » [36] Nous avons eu nous-même en mains des tubes allemands et italiens, dont les renflements étaient si peu marqués que leur rejet était chose, pour ainsi dire, forcée. Nous nous souvenons à ce propos qu'en 1894, dans le service de M. Lebreton, aux Enfants-Malades, des expériences d'intubation entreprises avec des tubes fournis par une maison de Paris faillirent compromettre une fois de plus dans l'esprit des médecins de cet hôpital la méthode d'O'Dwyer. Ces tubes étaient rejetés presque immédiatement après leur introduction.

Variot, Bayeux, Escat, Castelain (Lille), [65] ont conseillé, pour prévenir cet accident, l'usage de tubes plus volumineux que ceux indiqués par O'Dwyer. Nous avons vu que cela ne suffisait toujours pas et que l'emploi des gros calibres pouvait être dangereux. Le vrai remède en cas de rejet persistant, même avec le tube de calibre supérieur, paraît être dans l'emploi de tubes spéciaux, de formes et de dimensions variées avec renflement aussi gros qu'il sera nécessaire, mais reporté beaucoup plus bas pour éviter toute pression permanente au niveau du cricoïde. La trachéotomie enfin, faite de préférence, le tube étant dans le conduit laryngo-trachéal, est une ressource qu'il ne faut pas hésiter à employer, le cas échéant, en prenant garde, toutefois, de surveiller attentivement la perméabilité du larynx.

Presque toujours, le tube est rejeté au dehors, et s'il vient à être avalé par l'enfant, c'est toujours sans inconvénient, comme le démontrent plusieurs observations : le tube est rendu dans les selles, dans un délai de deux à dix jours.

Galatti [34] a attiré l'attention sur le fait suivant qu'il a eu l'occasion d'observer, et qu'il est bon d'avoir présent à l'esprit : le rejet du tube avait passé inaperçu ; voulant extraire le tube qu'il croyait toujours en place, et ne le trouvant plus dans le larynx, il crut que l'enfant l'avait avalé. Or, le tube fut retrouvé quelque temps après, dans le lit où il avait été rejeté. Avant de conclure à la déglutition du tube, il sera donc bon de le rechercher dans le lit du malade. On devra aussi penser à sa pénétration possible dans le naso-pharynx. Levrey et Piatot ont cité un cas dans lequel un tube long rejeté par suite d'obstruction par une fausse membrane, s'était logé dans l'arrière-cavité des fosses nasales.

D. Enfoncement du tube au-dessous des cordes vocales. Pénétration du tube dans les bronches. — La chute du tube dans la trachée et sa pénétration dans les bronches, est impossible avec un tube de calibre convenable. Les expériences faites par O'Dwyer sur le cadavre, et contrôlées plus tard par divers auteurs, entre autres : Jacques [8], Ferroud [11] et Barbera (Valence) [66], ont démontré que la tête du tube ne peut franchir de soi-même, les cordes vocales, et qu'en exerçant sur l'extrémité inférieure les tractions les plus énergiques, on ne réussit pas à lui faire dépasser le cricoïde, même s'il s'agit d'un tube de numéro inférieur à celui désigné pour l'âge du sujet.

L'accident de ce genre le plus fréquemment observé a été l'enfoncement de la tête du tube au-dessous des cordes vocales. Rist et Bensaude l'ont observé deux fois pendant des manœuvres d'extraction. Ils purent faire remonter le tube par la manœuvre de Bayeux combinée dans un des cas, avec l'emploi de l'extracteur. En cas d'insuccès de cette pratique, le mieux sera de faire la crico-trachéotomie. C'est ainsi qu'ont procédé Mayo (Rochester) [67] et Duplant (Lyon) [68], en semblable occasion. La section du cricoïde permet l'extraction facile du tube.

La chute du tube dans les bronches a été signalée par Lambert Lack [69]. Il s'agissait d'un jeune homme de 17 ans intubé avec un tube d'enfant n° 3, pour une sténose laryngée d'origine traumatique. Le fil laissé en place se rompit et le tube tomba dans la trachée. A l'ouverture du larynx on ne trouva rien et on pensa que le tube rejeté avait été avalé. Dans la suite des symptômes de bronchite purulente attirèrent l'attention et firent constater l'obstruction de la bronche gauche. Une intervention pratiquée resta sans résultat et la mort survint un mois après, par hémorragie pulmonaire. Le tube fut retrouvé à l'autopsie ; il avait séjourné trois mois dans la poitrine.

Mount-Bleyer a signalé l'emploi de la sonde électrique pour retrouver un tube perdu dans les voies aériennes. Actuellement, la radiographie permettrait de se rendre un compte exact de la situation d'un tube enfoncé dans la trachée ou tombé dans les bronches.

E. **Obstruction du tube.** — Une des premières objections faites, à priori, à l'emploi de l'intubation, fut que le tube devait s'encrasser et s'obstruer assez rapidement, ne pouvant être régulièrement nettoyé comme la canule trachéale après la trachéotomie. La pratique a démontré le peu de valeur de cette objection. Le tube d'O'Dwyer ne s'encrasse pas facilement, et nous croyons l'obstruction par accumulation des sécrétions, impossible si le malade est bien surveillé. Il nous a toujours paru remarquable de constater qu'après un séjour continu de cinq à six jours, comme c'était l'usage avant l'emploi du sérum, les parois intérieures du tube étaient souvent libres de tout dépôt, presque aussi nettes qu'au moment de l'introduction.

Dillon-Brown prétend que cette facilité de l'expectoration par le tube est un des principaux avantages de l'intubation sur la trachéotomie. Grâce au calibre relativement étroit du tube, à sa direction rectiligne, à la situation de son orifice supérieur à l'entrée même du conduit laryngo-trachéal, la respiration et la toux ont une force d'expulsion considérable. La colonne d'air lancée par une expiration énergique, à travers le tube, n'y permet pas la stagnation des mucosités ou des débris pseudomembraneux qui, d'ailleurs, ne sauraient trouver sur ses parois bien polies des points d'arrêt. Le drainage des voies respiratoires est ainsi assuré de façon remarquable, à condition que de temps à autre, des expirations énergiques soient provoquées. Ce dernier point est capital et de nécessité absolue, dès que la présence de mucosités dans le tube est annoncée par le bruit de râles offert par la respiration. On comprend qu'un enfant surveillé nuit et jour ne puisse obstruer son tube. En outre, une excellente précaution sera de le maintenir dans une atmosphère saturée de vapeurs d'eau, empêchant le dessèchement des sécrétions sur les parois du tube.

L'obstruction subite par une fausse membrane volumineuse est possible mais assez rare, surtout avec l'emploi du tube long dont l'extrémité inférieure atteint la bifurcation des bronches. La rareté de cet accident s'explique par plusieurs raisons. Les fausses membranes épaisses n'existent le plus souvent qu'à la partie supérieure du conduit laryngo-trachéal; maintenues par les parois du tube, elles ne sauraient s'engager dans son orifice inférieur. Elles se délitent sur place et sont expectorées par petits fragments, avec les sécrétions. Celles qui siègent au niveau de la bifurcation des bronches ou dans les

ramifications bronchiques sont d'habitude très peu épaisses et leurs lambeaux détachés peuvent être rejetés à
travers le tube, sans grande difficulté. Le processus
diphtérique s'étendant le plus souvent progressivement
de haut en bas, de l'entrée du larynx aux bronches, on
n'aura plus que bien rarement, avec l'emploi du sérum,
l'occasion d'observer la propagation aux bronches et par
conséquent, de redouter l'obstruction brusque par une
fausse membrane.

Différents auteurs ont publié des cas d'expectoration
par le tube, de fragments considérables de fausse membrane. Dans les observations recueillies à l'hôpital des
Enfants-Malades, de Zurich, par G. Baër [48] et publiées
en 1892, nous pouvons citer entre autres les cas suivants:
Obs. n° 2. Expectoration par le tube, d'une fausse membrane de 0,09 centimètres de long sur 0,03 centimètres
de large, en deux divisions.

Obs. n° 13. Deux fausses membranes de 0,05 centimètres et de 0,04 centimètres de long.

Obs. n° 41. Fausse membrane de 0,06 centimètres de
long.

Obs. n° 54. Fausses membranes de 0,065 millimètres,
0,03 centimètres, 0,05 et 0,03 centimètres, successivement expectorées par le tube dans l'espace de 9 jours
chez un enfant d'un an qui a guéri.

Obs, n° 56. Deux fausses membranes de 0,03 centimètres; quelques jours après, trois fausses membranes tubu-
lées, puis trois autres encore peu de temps après. Guérison.

Mais il peut arriver qu'une fausse membrane détachée
ne puisse s'engager dans le tube et vienne obturer son
orifice inférieur. Il se peut aussi qu'un lambeau, encore
adhérent à la muqueuse, vienne former valve au niveau
de cet orifice.

Si le fait se produit peu après l'introduction du tube,

en présence du médecin, le remède est simple, si la fausse membrane est complètement détachée : on extrait le tube et la fausse membrane est expectorée. Si l'expectoration ne se fait pas, soit que la fausse membrane ait de grandes dimensions, soit qu'elle adhére encore en partie à la muqueuse, on peut se servir, si on les possède, des tubes courts et cylindriques, à large calibre, conseillés en pareil cas par O'Dwyer. Le tube cylindrique possède un calibre trop considérable pour être complètement obstrué par une fausse membrane volumineuse non encore libérée. Ce tube sera extrait au bout de quatre heures, son séjour plus prolongé pouvant offrir du danger. Pendant ce temps, la fausse membrane aura parfois pu se détacher et être expulsée des voies aériennes. En cas contraire, on jugera de la facilité avec laquelle se fera la respiration, pour pratiquer ou non une nouvelle intubation avec un tube long ordinaire. Si cette intubation est nécessaire, on laissera le fil en place et on surveillera attentivement l'enfant.

Le tube court cylindrique permet l'expectoration des fausses membranes les plus volumineuses. Si l'on ne peut en disposer et si l'extraction du tube ordinaire suivie de sa réintroduction ne suffit pas à rétablir la perméabilité des voies respiratoires, la trachéotomie est la seule ressource à employer. Il va sans dire, que pour faciliter l'expulsion de la fausse membrane, on aura provoqué la toux par les moyens déjà indiqués.

Le cas est plus grave si l'obstruction se produit en l'absence du médecin. La fausse membrane à moitié détachée et formant valve à l'orifice inférieur du tube, ne détermine pas une obstruction brusque. L'inspiration reste suffisamment libre et c'est l'expiration surtout qui est entravée. Dans ces conditions, l'asphyxie ne peut guère se produire et le médecin prévenu, a le temps d'accourir et de porter remède à la situation. Souvent, d'ailleurs, la pression de l'air emmagasiné dans les poumons, aidant les efforts d'expiration, chassera le tube hors du larynx. Pour plus de sécurité, il sera bon d'ausculter le malade à chaque visite, et de se rendre ainsi compte de la façon dont se fait la respiration.

La fausse membrane détachée, mais ne pouvant s'engager dans le tube et venant former bouchon au niveau de l'orifice inférieur, se comportera de la même façon, laissant l'inspiration relativement libre et gênant l'expiration. Le tube sera de même souvent expulsé par l'air accumulé dans la poitrine et entrainera avec soi la fausse membrane cause de l'obstruction.

L'obstruction brusque est exceptionnelle et si l'enfant est bien surveillé, peut être combattue avec succès, soit par les moyens ordinaires de provoquer la toux, soit en dirigeant dans le fond de la gorge, le jet énergique d'un irrigateur rempli d'eau froide. Un autre moyen fortement préconisé par Galatti, est l'aspersion brusque avec de l'eau froide, du corps de l'enfant. Elle a pour résultat de déterminer une inspiration profonde suivie d'une expiration énergique. Enfin, comme dernière ressource, l'enfant pourra être placé la tête en bas ; le tube métallique, surtout, sera, dans cette situation, entrainé par son poids et plus facilement chassé du larynx. Au besoin, une pression exercée au niveau de l'extrémité terminale de la trachée, facilitera la sortie du tube.

Il sera bon dans la clientèle, de bien expliquer aux parents ou aux personnes chargées de la surveillance du malade, ces divers moyens de provoquer le rejet du tube, en cas d'obstruction brusque ou rebelle aux mesures ordinaires. Cela sera surtout indispensable, en cas d'éloignement considérable du médecin. Tout exceptionnel qu'il soit, l'accident peut se produire et, en l'absence du médecin, doit pouvoir être combattu avec succès. Il est évident que la présence, auprès du malade, d'une garde instruite et dressée dans ce but, serait chose très désirable ; l'extraction du tube long ou court, par le procédé de Bayeux pouvant alors être pratiquée avec des chances de succès. Mais, en clientèle, cela sera rarement possible. L'intubation par ailleurs présente, surtout en clientèle, trop d'avantages, pour que la crainte d'un accident aussi exceptionnel puisse faire condamner son emploi.

F. **Lésions causées par le séjour du tube dans le larynx.** — Ces lésions nommées par les Allemands : *lésions de décubitus,* ont rarement une importance considérable. Elles sont rares avec des tubes bien conditionnés et bien choisis. Elles doivent même devenir tout à fait exceptionnelles avec l'usage des tubes en ébonite et surtout avec l'emploi, pour certains cas, des tubes spéciaux recommandés par O'Dwyer.

Le plus souvent, les lésions observées se sont bornées à des érosions sans gravité, à une simple destruction de l'épithélium, ne pouvant guère avoir de conséquences tant soit peu sérieuses. Prescott et Goldthwaith (Boston) [70], après examen de nombreux cas suivis de guérison, n'ont pu, en effet, constater de suites fâcheuses, attribuables au séjour du tube dans le larynx. Des lésions plus graves ont cependant été constatées. Le Pr. V. Bókai en distingue deux degrés : un premier, consistant en érosions de la muqueuse ; un second, caractérisé par l'ulcération profonde, allant jusqu'au cartilage et pouvant même l'attaquer.

Les Américains, en général, considèrent les lésions causées par le séjour du tube dans le larynx, comme très rares. En Europe, quelques auteurs, comme Thiersh, Schwalbe, Escherich, Hagenbach, Variot, les tiennent au contraire pour fréquentes.

D'après Variot (Paris) [37], à l'hôpital Trousseau, plus
d'un tiers des enfants morts après avoir gardé un tube
trois à quatre jours, présentaient des ulcérations mettant
à nu le cartilage cricoïde et occupant plus rarement les
aryténoïdes. Le tube long déterminerait des lésions de la
trachée et le tube raccourci ne provoquerait que des
lésions laryngées. Cette fréquence des ulcérations étonne
Sevestre et Martin (Paris), qui à l'hôpital des Enfants-
Malades, ont, au contraire, observé rarement de véritables ulcérations : « *Sans doute, on peut rencontrer,
de temps en temps, des érosions très superficielles,
mais elles ne consistent guère qu'en une desquamation épidermique tout à fait insignifiante* [72]. » Cette
divergence assez curieuse d'opinion, au sujet des lésions
constatées à l'autopsie, dans les deux grands services de
diphtérie, ne peut certainement s'expliquer que par une
différence dans la technique de l'intubation ou dans les
tubes employés.

Mais citons quelques chiffres. Le Pr. Ganghofner (Prague) [71], dans 77 autopsies, a trouvé 15 fois des lésions.
Baër (Zurich) dans 42 autopsies, n'en a observé qu'une
seule fois [48]. Enfin, le Pr. V. Bökai, dans 360 autopsies, a
trouvé 110 fois des lésions légères, du premier degré, et
46 fois des lésions du deuxième degré. D'après ces constatations et les symptômes observés chez les survivants, il
estime que les lésions ayant quelque importance, ont dû
se produire dans environ 14 pour 100 des cas traités, soit
1203 intubations pratiquées, de 1890 à 1900, dans son
service du « *Stefanie Kinderspital* « à Budapest [52].

Les lésions provoquées par le tube, ne paraissent pas
plus fréquentes que celles déterminées par le port de la
canule après la trachéotomie. Nous savons que la canule
trachéale, longtemps portée, détermine invariablement,
par sa simple présence, un rétrécissement du conduit

laryngo-trachéal, situé juste au-dessus de l'ouverture de la trachée. D'après Galatti [73], Bataille a trouvé 6 fois des ulcérations de la trachée sur 30 autopsies d'enfants trachéotomisés ; Bloch en a trouvé 16 fois sur 30 cas ; Jenny, 13 fois sur 82 cas ; Engelmann, 25 fois sur 104 et Foltanek, 46 fois sur 200 cas. D'ailleurs, l'ulcération, l'atrésie et même l'occlusion consécutives du larynx chez des enfants trachéotonisés pour croup, ont été observées par divers auteurs (Boulay, Störk, Krönlein, Thost, Weber, Wegner).

Les lésions dues au tube d'O'Dwyer ont de siège varié. Dès le début de sa pratique, cet auteur avait observé et signalé trois sièges principaux des lésions : 1º la commissure antérieure du larynx, au niveau du point d'attache de l'épiglotte ; 2º la région sous-glottique, surtout au niveau du cartilage cricoïde ; 3º la paroi antérieure de la trachée, du 4e au 10e anneau. Cette constatation lui inspira des modifications qui rendirent les lésions beaucoup plus rares et moins sérieuses. Il diminua le calibre des tubes et le conforma à celui du cricoïde. Il rejeta en arrière la tête, pour empêcher la pression au niveau de la commissure antérieure du larynx. Enfin, il arrondit soigneusement le bord antérieur et l'extrémité inférieure, pour les rendre aussi peu offensifs que possible pour les parois de la trachée, pendant les mouvements d'ascension et de descente du larynx.

On a recherché différentes raisons à la production des lésions. Hugues (Lyon) [74], a voulu attribuer un rôle important aux infections secondaires, en s'appuyant sur ce fait, que les ulcérations sont plus fréquentes chez les enfants atteints de rougeole ou de scarlatine. Des lésions du larynx, allant de la simple ulcération de la muqueuse à la périchondrite et la nécrose des cartilages, ont été observées dans plusieurs maladies infectieuses : rougeole, variole, fièvre typhoïde, diphtéries graves, soit après trachéotomie, soit en dehors de toute intervention opératoire. Il est donc naturel d'admettre qu'en certains cas, le larynx soit plus facilement vulnérable.

Le séjour trop prolongé du tube dans le larynx a été aussi incriminé. Mais, à côté de faits démontrant la production d'ulcérations à la suite d'intubations de courte durée, n'avons-nous pas nombre d'exemples d'intubations très longtemps prolongées, et n'ayant cependant pas déterminé de lésions tant soit peu sérieuses de la muqueuse laryngo-trachéale? Dans les cas traités par O'Dwyer, les intubés guéris après plus de 120 heures d'intubation sont au nombre de 10,5 pour 100, dans ceux de Bleyer, de Fischer (New-York), de Rosenthal (Philadelphie), ils sont aux nombres de 20,7 pour 100, 36,6 pour 100, 33,3 pour 100. Nous avons vu que dans le service de Bókai, avant le sérum : 17,67 pour 100 et depuis le sérum : 9,11 pour 100 des intubés avaient guéri après plus de 120 heures de séjour du tube dans le larynx. Nous avons cité des cas où l'intubation continuée pendant des centaines d'heures s'est terminée par la guérison. Nous pouvons y ajouter ceux d'Egidi (552 heures), de Knight (trois mois), de Charmeil (six mois) cités par Bókai [52].

A cet égard, nous possédons une observation des plus concluantes, rapportée par Sevestre. Elle concerne une petite fille de trois ans et demi que nous avions nous-même intubée pour la première fois à Trousseau, à la fin d'octobre 1894, et qui conserva son tube jusqu'à la fin de janvier 1895, après douze tentatives infructueuses d'extubation. Devant l'impossibilité d'une extraction définitive du tube, la trachéotomie fut pratiquée et l'enfant succomba peu après, d'une tuberculose à marche rapide. L'autopsie montra que la persistance de la sténose laryngée était due à une paralysie des dilatateurs de la glotte, causée par une adénopathie trachéo-bronchique considérable, comprenant dans sa masse les nerfs récurrents. Quant au larynx, on ne put y trouver la moindre lésion, « *la mu-* « *queuse était complètement saine et ne présentait* « *même pas la moindre rougeur* » [75].

La principale cause de l'ulcération du larynx est la pression exagérée du tube sur les tissus. La lésion se produit, le plus souvent, dès les premiers jours, alors que la muqueuse infiltrée a rétréci la lumière du larynx. Si le tube introduit est trop volumineux, s'il comprime trop fortement les tissus enflammés, surtout au niveau du cricoïde, ceux-ci sont frappés dans leur vitalité et s'ulcèrent. L'état général du malade aidant, le processus local lui-même, ayant altéré l'intégrité de la muqueuse, l'ulcération se produira plus facilement. Comme l'a avancé Boulay (Paris), « *la production des lésions sérieuses qui déterminent les rétrécissements cicatriciels du larynx paraissent moins en rapport avec la durée ou la répétition de l'intubation, qu'avec l'intensité des phénomènes inflammatoires sous-glottiques* » [76].

Nous diviserons les lésions du larynx causées par la présence du tube, en : 1º lésions siégeant au-dessus de la glotte, dans le vestibule ; 2º lésions de la région sous-glottique. Les symptômes et le traitement de ces lésions présentent, en effet, quelque différence.

1. LÉSIONS VESTIBULAIRES. — Ces lésions peuvent se montrer au niveau des aryténoïdes, des cordes vocales, des bandes ventriculaires et de l'épiglotte. Elles sont, la plupart du temps, de peu d'importance et ne déterminent que des troubles légers tels que : aphonie plus ou moins prolongée et gêne de la déglutition, troubles guérissant d'ordinaire sans aucun traitement spécial. Cependant, dans les intubations de longue durée, elles peuvent être le point de départ de la formation de fongosités ou bour-

geons charnus, surtout sur les parties antéro-latérales du vestibule laryngien, au niveau des bandes ventriculaires. Ces fongosités sont dues à l'irritation produite sur la muqueuse ulcérée, par la tête du tube, surtout d'un tube à tête mal conformée, ayant des épaulements latéraux trop larges. On peut en accuser aussi les incrustations calcaires revêtant parfois assez rapidement les épaulements des tubes métalliques. Le développement des fongosités peut gêner la respiration en venant obstruer l'orifice de la glotte. C'est là une cause bien rare de la persistance de la sténose ; c'est aussi une des plus difficiles à combattre.

On préviendra cette complication en se servant de tubes bien construits et, de préférence, de tubes en ébonite qui à leur grande légèreté joignent l'avantage de ne pas s'incruster de matières calcaires. Si l'on emploie un tube métallique, il ne faut pas le laisser en place plus de quatre à cinq jours. Au bout de ce temps, on le nettoiera soigneusement avant de le réintroduire, ou mieux on le remplacera par un nouveau tube.

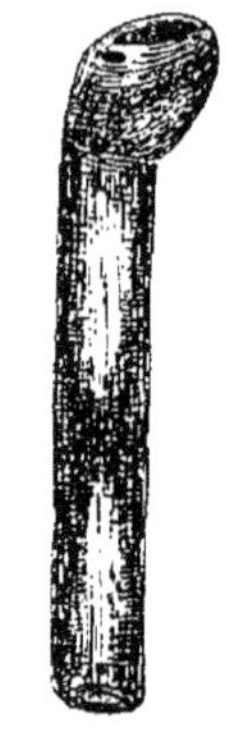

Fig. 36. — Tube à tête surélevée pour le traitement des fongosités développées dans le vestibule du larynx.

En cas de fongosités déjà développées, le seul remède efficace sera l'emploi d'un tube spécial, à tête surélevée et dépourvue d'épaulements latéraux, tel le tube conçu dans ce but par Dillon-Brown.

Comme l'a fait remarquer O'Dwyer, s'il était possible d'enlever complètement les masses bourgeonnantes, il est probable qu'une nouvelle intubation ne serait pas nécessaire. S'il est impossible d'opérer l'ablation des fongosités, et si l'emploi du tube de Dillon-Brown ne donne pas le résultat cherché, la seule ressource sera la trachéotomie. Mais on devra supprimer la canule trachéale dès qu'un passage suffisant de l'air respiratoire par la glotte aura été obtenu. On évitera de la sorte toute nouvelle complication pouvant se produire par le port trop prolongé de la canule. L'entrée du larynx se trouvant débarrassé de tout contact irritant, les fongosités disparaissent presque toujours sans aucun autre traitement.

2. Lésions sous-glottiques. — Leur siège et leur aspect sont assez variables. Elles s'observent le plus souvent à la partie antérieure et sur les parties latérales de la région sous-glottique, au niveau du thyroïde et plus souvent du cricoïde. Dans les autopsies faites à l'hôpital Trousseau, dans le service de Variot, et dont les résultats se trouvent consignés dans la thèse de Baudrand (Paris), les lésions siégeant au niveau du cricoïde consistaient fréquemment en deux érosions symétriques, triangulaires, séparées par une mince bandelette de muqueuse intacte ou n'ayant subi qu'une légère desquamation. Ces lésions se produisent dès les premiers jours, alors que les tissus sont enflammés de façon aiguë et tuméfiés. Dès que l'infiltration de la muqueuse a disparu, les lésions superficielles guérissent facilement, même pendant le séjour du tube. Mais, si la pression exercée par le tube sur les parois infiltrées du cricoïde a été de nature à déterminer le sphacèle, son séjour prolongé peut entraîner des lésions très sérieuses, pouvant aller jusqu'à la destruction par nécrose du cricoïde.

Dans des autopsies pratiquées après intubation d'une durée de 12 à 48 heures, on a trouvé la région sous-glottique, non encore ulcérée, mais anémiée, pâle, comme si elle avait été comprimée contre les parois du tube. S'il y avait une petite ulcération, elle était très superficielle, paraissant n'intéresser que l'épithélium. Après des intubations de 3 à 5 jours, on a observé des ulcérations plus nettes, à bords plus ou moins déchiquetés, taillées en

coup d'ongle et de coloration rougeâtre. Enfin, après des
intubations de 5 à 15 jours, l'ulcération s'est présentée
sous la forme d'une perte de substance taillée comme à
l'emporte-pièce : la muqueuse était détruite circulaire-
ment, les bords étaient taillés à pic et le fond était constitué par le cartilage dénudé (Baudrand).

Existe-t-il des signes permettant de diagnostiquer une
lésion de la région sous-glottique ? On serait tenté d'admettre, d'après les assertions de Variot, que, dans toute
intubation dont la durée dépasse la moyenne observée
dans les cas suivis de guérison, il existe une lésion du
larynx occasionnée par le tube. Mais cela n'est pas, comme
le prouvent nombre d'exemples d'intubation de longue
durée. En dehors de toute autre cause, on peut tout simplement attribuer le retard de l'extubation à l'infiltration
persistante de la muqueuse laryngée. Comme nombre de
nos confrères, sans doute, nous avons observé des croups
traités par le sérum et non intubés, dans lesquels une
sténose marquée, par moment même inquiétante, a
persisté sans grand changement, pendant une période
assez longue de huit à dix jours.

On a voulu faire du rejet spontané et répété du tube
vers le huitième jour, avec persistance de la sténose
laryngée, un signe certain d'ulcération du larynx. D'après
Baudrand, les enfants qui présentent le *rejet spontané
primitif* n'ont pas de lésions définitives ; ceux qui re-
jettent leur tube aux environs du huitième jour, en ont
constamment ; et ce sont alors des lésions profondes, des
ulcérations vastes avec dénudation du cricoïde.

Ces assertions reposent sur la constatation *post-mor-
tem*, d'ulcérations, chez des enfants ayant fréquemment
rejeté leur tube. Pour Bayeux, le rejet serait dû à l'élargissement du larynx ulcéré. Pour Variot, il faudrait en
accuser un spasme glottique, déterminé par un réflexe

douloureux, émanant des filets nerveux des parties ulcérées.

Nous avons déjà donné notre opinion sur la cause probable du rejet du tube. Nous ne pouvons y voir un symptôme d'ulcération. Il a été observé dans nombre de cas où rien n'a pu faire présumer l'existence de lésions tant soit peu sérieuses. Puis, comme le fait remarquer Bókai, l'ulcération profonde ne se produit pas en raison directe de la longueur de séjour du tube dans les voies aériennes.

Nous ne nous expliquons guère le rejet par un spasme de la glotte qui semble plutôt tendre à retenir le tube, en l'étreignant plus énergiquement au niveau de son collet.

De légères lésions ne sauraient augmenter sensiblement le calibre du cricoïde. En cas de lésions sérieuses, ayant dénudé la face interne du cartilage, peut-on admettre davantage que l'agrandissement de calibre ainsi obtenu soit la cause du rejet du tube ? Des expériences de Bayeux auraient démontré que dans ce cas, la bague cricoïdienne est devenue trop large et que *le tube ballotte dans son intérieur*. Ces expériences ont consisté à dénuder la face interne des cricoïdes, avec un bistouri et une pince à disséquer, puis à mesurer les agrandissements circulaires ainsi déterminés : sur des cricoïdes de deux ans, l'agrandissement *circulaire* obtenu a été de un millimètre et demi ; sur des cricoïdes de cinq ans, il a été de deux millimètres. En admettant, chose bien rare, que l'ulcération intéresse *la circonférence entière* de la paroi, ce serait donc, au maximum, un élargissement du diamètre latéral — le seul important au point de vue de la fixation du ventre du tube — de cinq à sept dixièmes de millimètres. C'est peu pour permettre le ballottement du tube.

Dans un larynx ulcéré jusqu'à dénudation du cricoïde,

aurons-nous, même ces cinq à sept dixièmes de millimètres ? Ce serait, d'abord, admettre une dénudation complète, semblable à celle produite par une dissection attentive. Mais, une ulcération du larynx, surtout une
ulcération aussi sérieuse, ne saurait s'établir sans réaction
inflammatoire, sans périchondrite, gonflement du cartilage et infiltration des tissus voisins, sans œdème se donnant libre cours dans tous les points que ne comprime
pas le tube. Si l'ulcération du larynx est une cause de
retard ou d'impossibilité de l'extubation définitive, c'est,
au début, à cause de l'œdème secondaire qui vient, après
chaque extraction du tube, obstruer le passage de l'air ;
et c'est plus tard, dans les cas graves, à cause de la rétraction cicatricielle et de l'épaississement du cartilage
qui ont rétréci la lumière du larynx au niveau du cricoïde.

Dans un cas remarquable observé par Galatti [77], chez
un petit enfant rachitique, âgé de vingt mois, Karl B...,
et terminé par une sténose cicatricielle très prononcée du
larynx, qui détermina la mort par asphyxie, le tube fut
rejeté cinq fois. Le premier rejet se fit le douzième jour
de l'intubation et le dernier, quatorze jours avant la mort.
Le tube resta en tout, jusqu'au dernier rejet, 436 heures
dans le larynx. Après ce dernier rejet, l'enfant respira
librement pendant six jours et ne présenta de nouveaux
symptômes de sténose que huit jours avant la mort.

A l'autopsie, outre des lésions cardiaques et pulmonaires, l'examen du larynx donna lieu aux constatations
suivantes : larynx de dimensions normales ; muqueuse
pâle, présentant de légères dépressions cicatricielles au-
dessus des cordes vocales supérieures. A un centimètre
au-dessous des cordes vocales inférieures, au niveau de
l'anneau du cricoïde, la lumière du larynx était réduite
au volume *d'un grain de mil,* et la muqueuse s'était

transformée en un tissu cicatriciel dense. Sur le même plan, le tissu cartilagineux était épaissi par îlots et adhérait à la muqueuse cicatricielle. Les lésions s'étendaient sur une hauteur de trois millimètres.

D'après la théorie du rejet par augmentation de calibre du cricoïde, le 27 mai jour du dernier rejet du tube par l'enfant, le cricoïde ulcéré possédait donc un calibre plus considérable qu'à l'état normal. Cependant, malgré la présence d'une pareille ulcération, l'œdème ne se reproduit pas et la respiration reste libre pendant six jours, jusqu'au 2 juin. A ce moment, la sténose laryngée s'établit de nouveau et huit jours après, à l'autopsie, on trouve le larynx dans l'état décrit plus haut. En quatorze jours la lumière du cricoïde, trop large, a été réduite aux dimensions d'un grain de mil, par la formation d'un tissu cicatriciel dense et l'épaississement du cartilage.

Nous ne pouvons admettre une pareille explication des symptômes observés dans ce cas. Un rétrécissement cicatriciel pareil ne s'établit pas en si peu de temps. Chez cet enfant, l'ulcération s'est produite certainement dès les premiers jours, et la cicatrice s'est formée de bonne heure. Pendant le séjour du tube dans le larynx, le pouls et la température sont restés normaux et il n'a été constaté qu'un léger catarrhe bronchique. Ces symptômes ne sont pas en faveur d'une ulcération en voie de développement progressif. Pour nous, si après le dernier rejet du tube, la respiration est restée libre, c'est qu'à ce moment l'ulcération était complètement guérie et que la cicatrisation étant faite, il ne s'est plus produit d'œdème secondaire. Le larynx, loin d'être élargi, devait, au contraire, être déjà diminué de calibre par l'épaississement du cartilage. Le tube sorti, rien ne s'est plus opposé désormais à la rétraction du tissu cicatriciel et le rétrécissement du cricoïde a marché à grands pas. L'enfant a respiré assez

librement tant qu'une voie suffisante a subsisté pour le
passage de l'air. — Nous savons, en effet, qu'une diminution assez marquée du calibre du larynx, surtout alors
qu'elle se fait progressivement, est compatible avec une
respiration normale. Le calibre intérieur des tubes
d'O'Dwyer bien inférieur au calibre normal du larynx en
est une preuve. — Huit jours avant la mort, le rétrécissement, s'accentuant, a rendu plus difficile la respiration
et à l'autopsie on a trouvé, pour le passage de l'air, un
pertuis du calibre d'un grain de mil.

Qu'on ne s'étonne pas de voir un larynx rétréci rejeter
aussi facilement son tube. La chose est d'observation
courante, dans le traitement des rétrécissements cicatriciels du larynx chez l'enfant comme chez l'adulte. Les
tubes les plus volumineux ne tiennent pas toujours bien
en place en pareil cas. Il n'y a qu'à parcourir, entre autres, les nombreuses observations de sténoses cicatricielles publiées par M. Sargnon (Lyon) [68], pour se convaincre
de la réalité du fait. Les tubes de gros calibre ne sont pas
toujours les mieux fixés et parfois, on constate avec éton-
nement, qu'un tube de calibre inférieur tient bien mieux
en place qu'un plus gros tube fréquemment expulsé. C'est
que les dimensions respectives du larynx et du tube ne
sont pas tout dans la fixation de ce dernier. Il faut, aussi,
une adaptation aussi bonne que possible des formes du
tube à celles du larynx, et l'intégrité fonctionnelle du
sphincter glottique. Chez l'enfant atteint de croup, la
paralysie des cordes vocales a été plusieurs fois la seule
cause plausible du rejet répété du tube, aucune lésion du
larynx n'ayant pu être constatée à l'autopsie.

Les lésions légères échappent à notre observation, ne
présentant aucun symptôme caractéristique. Le principal
signe des lésions sérieuses semble être le retard de l'extubation, avec ce fait spécial que l'enfant ne peut rester que

très peu de temps privé de son tube ; à la fin même, dans les ulcérations sérieuses siégeant au niveau du cricoïde, le tube à peine extrait doit être réintroduit, sous peine d'asphyxie rapide. L'expectoration, au début, peut être sanguinolente et parfois fétide en cas de sphacèle. D'après Bókai, le larynx serait plus ou moins sensible à la pression au niveau des points ulcérés. Quelquefois, il se produirait de l'élévation de la température. L'emphysème sous-cutané s'est montré dans un cas d'ulcération de la trachée observée par Ranke (Munich) [31].

Enfin, le tube lui-même pourrait fournir à ce sujet quelques indications utiles. Pour Bókai, le dépôt sur un point limité du tube métallique, de concrétions calcaires, indiquerait une lésion du point correspondant du larynx ou de la trachée. Pour Escat, il faudrait attacher une certaine importance à la formation d'un anneau noir d'oxydation du métal sur la partie répondant à l'anneau cricoïdien.

Conséquences des lésions du larynx. — Les lésions du larynx ou de la trachée peuvent avoir des conséquences plus ou moins sérieuses. Les plus légères sont des troubles vocaux ou respiratoires de durée variable.

L'aphonie est assez fréquente après l'extubation, mais dure peu, quinze jours au plus. La raucité de la voix peut persister quelque temps, mais rarement plus de trois semaines. Ces troubles de la voix dépendent de lésions minimes de la muqueuse des cordes vocales ou d'une légère ankylose des articulations crico-aryténoïdiennes.

De la dyspnée peut persister, se révélant parfois seulement à l'occasion de pleurs ou d'efforts de l'enfant. Elle peut être attribuée à une petite diminution de calibre du larynx, due à l'épaississement par infiltration, de la muqueuse et surtout du périchondre au niveau du cricoïde. Il s'agit là d'une légère laryngite chronique hypoglottique, pouvant s'observer également dans des cas non traités par l'intubation.

Des conséquences plus sérieuses des lésions laryngées, sont l'emphysème sous-cutané, l'adéno-phlegmon et le rétrécissement cicatriciel du larynx.

L'EMPHYSÈME SOUS-CUTANÉ est très rare. On en cite quatre observations. Dans un cas d'Agniel, observé dans le service de Rabot à Lyon [68], l'emphysème siégeait à la face antérieure du cou. A l'autopsie, on constata des lésions de broncho-pneumonie et une déchirure de la corde vocale gauche. Mais l'auteur croit plutôt à une rupture d'alvéoles pulmonaires, à la suite d'efforts violents au moment de l'introduction du tube.

Dans deux cas de Bauer (Budapest) [78], observés sur une série de 300 intubations, l'emphysème se montra une fois au cou et à la partie supérieure du thorax ; l'autre fois, le tronc jusqu'aux hanches, le visage et le cuir chevelu furent atteints. Ces enfants guérirent. La courte durée de l'intubation (2 et 3 jours) et la facilité de l'extubation, permettent d'exclure comme cause, une lésion du larynx. L'emphysème s'étant produit à la suite d'un violent accès de toux causé par l'obstruction du tube par une fausse membrane, Bauer pense qu'il a été dû à la rupture d'alvéoles pulmonnaires.

Dans le cas observé par Trumpp [31], à la clinique de Ranke (Munich), il y eut terminaison fatale. Le tube était resté en place 50 heures. L'autopsie fit constater, comme cause de l'emphysème, un point de sphacèle au niveau de la trachée.

L'ADÉNO-PHLEGMON est aussi assez rare. Rabot (Lyon) [68], en a observé quatre cas sous-thyroïdiens, attribués à l'emploi de tubes mal désinfectés. Cette complication ne reparut plus dans le service après le changement du personnel négligent.

Sept autres cas développés autour de la trachée ont été publiés : 1 par Bókay [46], 2 par Kemenyffy (Budapest) [79], et 4 par Oppenheimer (Munich) [80]. Ces abcès étaient sous-thyroïdiens, à l'exception de deux, développés dans le médiastin, entre la trachée et l'œsophage.

Le diagnostic de cette complication n'est pas toujours facile. En outre de la persistance de la sténose respiratoire, il existe de la fièvre rémittente ou intermittente et du gonflement douloureux de la région cervicale. La gravité de ces abcès résulte de la difficulté de leur donner issue, de leur tendance à fuser dans les parties inférieures de la région cervicale et à déterminer des suppurations secondaires.

RÉTRÉCISSEMENT CICATRICIEL DU LARYNX. — C'est là une des conséquences les plus sérieuses des ulcérations laryngées. Le rétrécissement cicatriciel peut s'établir dans un délai relativement court, comme conséquence immédiate de la lésion primitive. Il peut se montrer aussi, après une période latente de plusieurs mois ou même de plusieurs années, se révélant parfois à l'occasion d'une affection intercurrente. C'est heureusement là une complication peu fréquente. Si Galatti (Vienne) [81], en a observé deux cas, sur 31 intubations de sa pratique personnelle, par contre O'Dwyer n'en a pas eu un seul cas sur 573 intubations. Bókai [52], sur 1203 intubations en a observé 4 cas ; Variot [82], sur 500 intubations et Bayeux sur les nombreuses intubations pratiquées durant deux années, dans les hôpitaux de Paris, en ont observé également 4 cas. Wiederhofer [83], en cite 7 cas sur 694 autopsies ; Ganghofner [52], 3 cas sur 1000 intubations ; Heubner [52], 1 cas sur 250, Grosz (Budapest) [52], 4 cas sur 102, Gerloczy (Budapest) [52], 17 cas sur 565.

On voit d'après ces chiffres, combien varie de fréquence le rétrécissement cicatriciel du larynx. Pour nous, la différence de la technique ou des tubes employés et surtout l'emploi plus ou moins fréquent de la trachéotomie secondaire, peuvent seuls expliquer l'écart existant entre les chiffres extrèmes de ces statistiques. Avec les Américains, Bókai, Ganghofner et Galatti sont d'avis que la trachéotomie secondaire favorise la formation du rétrécissement cicatriciel.

Vingt et un cas dont les observations ont été publiées concernaient des enfants de moins de six ans.

Le rétrécissement cicatriciel est plus ou moins accentué et peut aboutir à une occlusion complète du larynx. Son siège le plus commun est la région sous-glottique.

Les signes auxquels on peut reconnaitre sa formation ne sont pas toujours des plus nets au début. Mais la gêne croissante de la respiration, jointe à la difficulté de plus en plus marquée de l'introduction du tube, fixent assez vite le diagnostic. Après la trachéotomie, le décanulement est impossible ; et si l'on tente l'intubation, on ne peut souvent faire pénétrer dans le larynx le plus petit tube de la série ; il s'est produit une occlusion presque complète.

Le pronostic n'est pas défavorable, quand il s'agit d'un simple rétrécissement permettant encore la dilatation méthodique. Il est au contraire très sérieux, si l'on se trouve en présence d'une occlusion du larynx ne permettant plus la dilatation et nécessitant, pour sa guérison, l'ouverture du larynx et la résection du tissu cicatriciel. Sur six cas observés par Ranke, cinq moururent et le sixième dut conserver sa canule.

D'après Bókai et Galatti, il existe huit cas de guérison d'occlusion cicatricielle, consécutive à l'intubation : deux de Bókai, un de Galatti, et cinq d'Alapi, Herczel, Hagenbach et König [52].

Traitement des lésions sous-glottiques. — Ce traitement doit être surtout prophylactique. O'Dwyer attribuait la rareté de ces lésions dans les cas de sa pratique, aux trois raisons suivantes : 1º Usage de bons tubes. 2º Ce fait, qu'il a toujours considéré, pour le choix des tubes, plutôt le développement de l'enfant, que son âge exact. 3º En plus de la série ordinaire des tubes employés dans le croup, il a employé deux autres séries complètes, l'une de tubes à large tête, l'autre de tubes à large ventre. Par ces moyens, il est toujours possible d'éviter l'emploi de tubes trop volumineux, causes de ces lésions.

Le tube de la série ordinaire pénètre-t-il avec quelque difficulté, on le remplace par le tube de calibre immédiatement inférieur, mais possédant une tête de mêmes dimensions que la sienne. En cas de rejet du tube, indiquant que le numéro employé s'adapte mal au larynx de l'enfant, au lieu de faire usage d'un tube de plus fort calibre qui pourrait comprimer dangereusement le larynx, on choisira un tube de même calibre, mais possédant un ventre plus volumineux. Le ventre de ce tube doit être placé plus bas que d'ordinaire, afin de pouvoir conserver à la portion du tube en contact avec la région sous-glottique, ses dimensions habituelles.

En présence d'une sténose se prolongeant au delà des délais ordinaires, et faisant craindre l'ulcération et la formation d'un rétrécissement cicatriciel consécutif, on se procurera un tube de calibre inférieur de plusieurs numéros, mais possédant la tête et le ventre du tube convenant à l'âge de l'enfant. Par exemple, la sténose persiste-t-elle avec l'emploi du tube nº 6-7, il faudra introduire à sa place un tube nº 3 possédant la tête et le ventre du nº 6-7 ; le ventre de ce dernier, étant reporté aussi près que possible de l'extrémité inférieure du tube. Comme à ce moment, il n'y a plus à craindre d'obstruction par les fausses membranes, la grande réduction du calibre du tube n'a guère d'importance et suffit amplement pour assurer la respiration.

Chez un enfant de six ans, l'emploi du plus petit tube possible n'ayant pas donné, au bout de deux mois, la moindre amélioration, O'Dwyer [26] se servit avec un plein succès du procédé suivant : Une couche d'une solution chaude de gélatine fut appliquée sur les parois du tube, de la tête au renflement. Puis, il la saupoudra d'*alun calciné* très finement pulvérisé, qui fut fortement pressé avec les doigts contre la gélatine. Quand cet enduit fut bien sec, au bout de quelques heures, le tube fut introduit dans le larynx et laissé cinq jours en place. Un autre tube préparé de même façon, fut mis en place une demi-heure après l'extraction du premier tube. Enfin, une troisième intubation, faite dans les mêmes conditions, permit l'extubation définitive. Une forte dyspnée persista quelques jours encore, mais disparut petit à petit, sans autre traitement. L'enfant avait gardé son tube 79 jours.

Pour O'Dwyer, la trachéotomie est, en pareil cas, le plus mauvais moyen auquel on puisse avoir recours ; car, indépendamment des lésions nouvelles qu'elle peut déterminer, si au moment de l'ouverture de la trachée, il existe une ulcération sérieuse de la région sous-glottique, sa guérison rapide est très propre à produire un rétrécissement cicatriciel serré, et même une occlusion complète du larynx. Une lente guérison de la lésion, autour d'un tube convenablement choisi, est, d'après O'Dwyer, beaucoup moins propre à déterminer une sténose cicatricielle ; et c'est la seule méthode offrant quelque garantie en pareil cas.

En présence d'un rétrécissement cicatriciel établi, quelle sera la conduite à tenir ? Elle sera différente s'il s'agit d'une sténose cicatricielle encore perméable, susceptible d'une dilatation méthodique et progressive, ou bien s'il existe une occlusion à peu près complète, totale même du larynx. Dans le premier cas, la dilatation méthodique, soit de bas en haut par l'orifice trachéal, soit de haut en bas par la glotte, sera tout indiquée. Le seul procédé de dilatation, réellement efficace, est l'introduction, à nouveau, des tubes d'O'Dwyer. Comme nous le verrons à propos du traitement des sténoses chroniques du larynx, il réussit souvent là où tous les autres procédés ont échoué. Agissant parfois assez rapidement, il réclame en quelques cas beaucoup de temps et des soins assidus.

Dans le deuxième cas (occlusion cicatricielle du larynx), la seule façon d'obtenir un résultat est de pratiquer la thyrotomie et de faire l'ablation du tissu cicatriciel. Mais là ne peut se borner l'intervention, qui ne serait suivie d'aucun résultat durable, si l'on ne s'opposait, par un traitement consécutif, à la reproduction de la cicatrice.

Le plus simple de ces traitéments, est l'introduction dans le larynx, de tubes convenablement choisis, jusqu'à cicatrisation parfaite de la plaie opératoire endo-laryngée. Nous connaissons cinq cas guéris de cette façon : laryngo-fissure, excision du tissu cicatriciel et intubation consécutive. Ce sont : deux cas de Bókai [52], un cas de Ganghofner [52], un cas d'Hagenbach (*Bâle*) [84] et un cas de Von Muralt (*Zurich*) [48]. Ce dernier, concerne un enfant trachéotomisé depuis 6 ans, et que nul des procédés de dilatation connus, n'avait pu délivrer de sa canule trachéale. Dans deux de ces cas, le larynx dut être ouvert à deux reprises différentes.

L'introduction de canules à cheminée, pour maintenir la dilatation, l'emploi consécutif de sondes ou bougies de Schrœtter n'ont donné aucun résultat. Le cas de Boulay [76] opéré par Broca (*Paris*), celui de Wieland opéré par Socin (*Bâle*), celui de Galatti [73] opéré par Gersuny (*Vienne*) témoignent de l'inefficacité de ces procédés. Après un traitement long et pénible, les enfants ont dû conserver, comme par le passé, leur canule trachéale.

Un traitement plus compliqué, et qui ne doit être employé qu'après échec du précédent, est la transplantation de greffes de Thiersch, au niveau du tissu cicatriciel excisé. Appliqué pour la première fois par Gersuny, mais sans succès, essayé de nouveau, sans plus de résultat par Herczel (*Budapest*) [52], il a enfin donné entre les mains d'Alapi (*Budapest*) [52] un succès complet chez un enfant de six ans et demi.

Une dernière ressource nous est fournie par la résection de la partie rétrécie, suivie de la suture de ce qui reste du larynx à la trachée. König (*Berlin*) [85], a ainsi obtenu un succès, chez une fillette de 7 ans à qui il pratiqua la résection du larynx et la transplantation d'un lambeau de périoste, suivant la méthode de Schimmelbusch. Le résultat fut excellent au point de vue du rétablissement de la respiration, mais l'enfant resta aphone.

V. — Comparaison entre la trachéotomie
et l'intubation du larynx.

Malgré l'immense progrès réalisé dans la thérapeutique
du croup, grâce aux travaux de Behring et de Roux, il est
encore un certain nombre de cas où l'intervention chirurgicale est rendue nécessaire par des symptômes d'asphyxie
menaçante, soit qu'il s'agisse d'une diphtérie laryngée
méconnue et trop tard traitée, soit qu'on se trouve en
présence d'une laryngite d'autre nature, pseudomembra-
neuse ou non. D'après une statistique de Ranke (Munich) [86], 33 pour 100 des cas de diphtérie laryngée
réclament une intervention opératoire. D'après Soltmann
(Leipzig), cette proportion s'est élevée en 1898 à 43 pour
100. La statistique publiée aux États-Unis par les soins de
la Société américaine de Pédiatrie donne le chiffre de 60
pour 100, chiffre également observé par Sevestre à l'hôpital des Enfants-Malades, à Paris (60 pour 100, en 1895 [94]
et 59 pour 100, en 1897) [97].

Si la trachéotomie dans le croup a vu ses résultats,
autrefois si souvent désastreux, s'améliorer par la sérothérapie de la diphtérie, si même elle a profité plus que
l'intubation de cette conquête thérapeutique, il n'en est
pas moins certain qu'elle reste une intervention grave,
pleine d'aléa et dont les résultats sont notablement inférieurs à ceux de l'intubation laryngée.

C'est ici le cas de rappeler la déclaration faite en 1874
par la Société de chirurgie, au sujet de la trachéotomie :

« C'est une des opérations les plus émouvantes, les plus
« fertiles en incidents imprévus, nécessitant par consé-
« quent, plus que toute autre, le sang-froid et l'expérience
« de l'opérateur. » De Saint-Germain ajoutait encore à
ces paroles : « Si donc un certain nombre de médecins
« proprement dits, pratiquent avec une rare habileté la
« trachéotomie, cela ne veut pas dire que cette opération
« soit tombée dans le domaine de la médecine ; cela veut
« dire que les médecins auxquels je viens de faire allu-
« sion et dont le nombre est limité ont, je le répète,
« acquis par une longue pratique et une expérience sou-
« vent répétée de la même opération, l'habileté de main
« toute spéciale, la dextérité et le sang-froid indispensa-
« bles. »

Opposons à ces déclarations, celle même de M. Sevestre
touchant l'intubation du larynx : « C'est une opération re-
« lativement simple et facile, moins émouvante que la tra-
« chéotomie et n'exposant pas comme celle-ci à des acci-
« dents immédiats qu'il est souvent impossible d'éviter. »

Si l'intubation a ses accidents et ses complications, la
trachéotomie la dépasse largement sur ce terrain. Est-il
besoin d'énumérer ici les nombreux accidents et complications auxquels peut donner lieu cette dernière opération ? Ce sont : pendant l'opération même, la syncope,
l'asphyxie due à l'apnée par trop longue durée de l'opération, à l'introduction de la canule dans une fausse voie,
au refoulement d'une fausse membrane et surtout à la
pénétration de sang dans les voies aériennes. La mort
par hémorragie a été observée par Becker (Zurich) 3 fois
sur 100, et par Wiederhofer (Vienne), 8 fois sur 178 trachéotomies.

La mort pendant l'opération n'est pas un accident exceptionnel « cela, a écrit Bouchut, arrive plusieurs fois par
« an dans les hôpitaux consacrés à l'enfance, et en ville, à

« des médecins fort expérimentés. J'en connais plus de
« 60 exemples appartenant soit aux internes, soit à des
« médecins et à des chirurgiens ayant l'habitude de
« l'opération; et plusieurs se sont accomplis sous mes
« yeux [3] ». Escat (Toulouse) [33], récemment encore,
s'exprimait ainsi à ce sujet : « J'ai, pour ma part, pratiqué
« 23 fois la trachéotomie dans le croup, avant le tubage,
« et j'ai eu à déplorer deux insuccès opératoires... Mais,
« je préfère encore avoir eu à déplorer sur 44 tubages,
« deux asphyxies par rejet spontané et une par obstruction
« du tube, que de laisser sur 23 trachéotomies, deux morts
« sur la table. »

N'est-il pas, au contraire, admirable qu'O'Dwyer [56] et
Dillon-Brown [87] aux États-Unis, Bókai, en Europe,
n'aient eu, les premiers sur 600 et le dernier sur plus de
700 cas traités par l'intubation, aucun décès pendant
l'intervention !

Après la trachéotomie, des complications assez nombreuses et souvent sérieuses, sont encore à redouter, bien
que les progrès de la chirurgie en aient rendu la fréquence
moins grande qu'autrefois. Ce sont : 1º les accidents de la
plaie tels que phlegmon, érysipèle, sphacèle, abcès du
cou et du médiastin ; 2º les ulcérations de la trachée par
la canule, suivies d'hémorragies secondaires graves, de
perforation de la trachée et des gros vaisseaux (Bouchut,
Saint-Germain) ; 3º la broncho-pneumonie et l'infection
pulmonaire ; 4º l'obstruction de la canule par des mucosités ou des fausses membranes ; 5º la difficulté de l'alimentation ; 6º l'impossibilité du décanulement reconnais-
sant pour causes : a) des bourgeons charnus trachéaux
pouvant se développer avant ou après l'extraction de la
canule, et dans ce dernier cas, nécessitant parfois une
seconde trachéotomie ou causant la mort par asphyxie,
faute d'une intervention en temps opportun (Bouchut,

Bergeron, Saint-Germain) ; *b*) le rétrécissement cicatriciel de la trachée, consécutif soit à des ulcérations, soit à une perte de substance de la trachée, soit au chevauchement des bords de la plaie trachéale l'un sur l'autre, après extraction de la canule, soit enfin à la saillie de la partie postérieure des anneaux de la trachée coupés par le contact de la canule (Bouchut, Blachez, Carrié); *c*) le spasme des constricteurs de la glotte, la paralysie des dilatateurs et plus souvent sans doute, l'impotence fonctionnelle due à l'immobilisation forcée et à l'ankylose consécutive des articulations crico-aryténoïdiennes en position de repos de la glotte, c'est-à-dire en adduction.

Les suites éloignées de la trachéotomie et de l'intubation sont aussi à prendre en considération. Mais les documents précis à ce sujet sont assez difficiles à obtenir. Pour M. le Pr Landouzy [88], la trachéotomie pratiquée dans l'enfance prédisposerait à la tuberculose pulmonaire. Bien peu des petits trachéotomisés parviendraient à l'âge d'homme, et la preuve en serait dans le nombre infime de conscrits portant la trace d'une trachéotomie ancienne.

Trumpp (Munich) et Pfaundler (Gratz) [89], ont cherché à se rendre plus exactement compte du sort ultérieur réservé aux enfants trachéotomisés ou intubés et ont tenté des enquêtes dont les résultats les plus nets ont été les suivants : sur 55 anciens trachéotomisés présentés en 1900 à l'examen des médecins militaires, 23 furent reconnus propres au service, 16 furent déclarés impropres et 16 furent ajournés. D'après les calculs de Trumpp basés sur ce nombre de 55 anciens trachéotomisés et la moyenne des croups opérés annuellement, en admettant que le nombre des filles ayant survécu ait été le même que celui des garçons, un tiers seulement des enfants trachéotomisés en Bavière, en l'espace d'une année, aurait succombé avant d'atteindre l'âge adulte.

L'enquête de Pfaundler, plus intéressante et plus juste
à notre point de vue, s'est attachée à constater l'état d'un
certain nombre d'anciens trachéotomisés ou intubés, dix
ans après l'intervention. Sur 262 trachéotomisés ou intubés en 1890, dans le service du Pr Escherich, 165 survivants
en 1900 ont fourni les indications suivantes : 137, soit
83 pour 100, étaient bien portants ; 16 avaient des troubles
très légers de la respiration ou de la phonation, répartis
comme suit :

7,8 % des anciens intubés ;
12,5 % des anciens trachéotomisés ;
18,8 % des anciens intubés ayant subi une trachéotomie
    secondaire.

Enfin, 12 offraient des troubles sérieux tels que raucité
permanente de la voix (3 cas), rétrécissement cicatriciel
de la trachée (3 cas), sclérose pulmonaire et bronchite
chronique (3 cas), tuberculose pulmonaire (3 cas). Ces
troubles étaient répartis de la façon suivante :

3,5 % des anciens intubés ;
12,5 % des anciens trachéotomisés ;
31,3 % des anciens intubés ayant subi la trachéotomie se-
    condaire.

Pour Pfaundler, la proportion des troubles de la phonation ou de la respiration rencontrés chez les anciens
intubés, serait à peu de choses près la même que chez les
enfants de 2 à 12 ans qui n'ont subi aucune intervention. Nous voyons combien la trachéotomie l'emporte
sur l'intubation au point de vue de la fréquence des
troubles consécutifs, et combien la trachéotomie secondaire aggrave la situation des intubés.

Les soins consécutifs sont beaucoup plus compliqués,
après la trachéotomie qu'après l'intubation. Ces soins,
d'après de Saint-Germain [2], entrent pour une grande part
dans le résultat final ; et à son avis, le chirurgien qui

néglige cet élément de succès, risque de compromettre singulièrement sa statistique : « Défiez-vous pour rem-« plir cet office de garde-malade éclairé et intelligent, d'un « membre de la famille ! La surveillance du petit opéré « est de tous les instants ; elle exige des connaissances « particulières ». Pour Bayeux [90], la sécurité que l'on accorde aux trachéotomisés, au point de vue simplement mécanique, est souvent trompeuse, et la surveillance de ces enfants doit être aussi vigilante que celle des intubés.

Les soins réclamés par l'enfant intubé, sont en général des plus simples et peuvent être confiés aux parents, sous la haute surveillance du médecin. Ceux-ci n'ont guère qu'à alimenter le petit malade, à surveiller attentivement sa respiration et à maintenir autour de lui une atmosphère humide. Dans des cas exceptionnels, ils pourront avoir à appliquer des mesures d'urgence indiquées par le médecin ; mais c'est à celui-ci que doivent incomber tous les soins spéciaux.

D'après Bókai, tandis que les deux sœurs de service ne pouvaient autrefois, surveiller plus de 4 à 5 enfants trachéotomisés, actuellement elles surveillent avec la plus grande facilité une douzaine d'intubés. Leur grande occupation est l'alimentation des petits malades.

La durée du traitement est beaucoup plus courte avec l'intubation qu'avec la trachéotomie. Au « *Stephanie-Kinderspital* » de Budapest, la durée moyenne de séjour du tube dans le larynx, de 79 heures avant l'emploi du sérum, est maintenant de 60 heures [52]. A la *Clinique chirurgicale* de Bonn [91], où le mode d'intervention est la trachéotomie, la durée moyenne de séjour de la canule dans la trachée, autrefois de 15 jours, est actuellement de 13 jours.

A ces divers avantages de l'intubation, viennent se joindre la facilité avec laquelle cette intervention est acceptée dans les familles, sa simplicité et la possibilité de son exécution dans tous les milieux et sans aides spéciaux. Condamner, à l'exemple de quelques auteurs, la pratique de l'intubation en dehors des milieux hospitaliers, sous le prétexte d'accidents possibles, en l'absence du médecin, c'est vouer à une mort certaine, dans les villes et dans les campagnes, des enfants que l'intubation aurait pu sauver et auxquels la trachéotomie n'aura pas été pratiquée, beaucoup de médecins reculant devant l'opération ou ne la proposant que bien mollement aux parents souvent réfractaires à l'intervention sanglante. Fréquemment d'ailleurs, médecins et parents s'attarderont dans la sécurité, parfois trompeuse, inspirée par l'injection de sérum. Malgré ses vertus merveilleuses, le sérum, dans les cas de croup diphtérique, n'a pas une action suffisamment prompte pour écarter toujours le danger d'asphyxie. Nous avons vu des décisions touchant l'urgence d'une intervention, remises, après l'injection de sérum, au lendemain matin et recevant, dans la nuit même, une solution funeste.

Le médecin le plus timoré, le moins apte à l'intervention chirurgicale, n'hésitera jamais, s'il en connaît la technique, à pratiquer une intubation en cas d'urgence. C'est vraiment là une opération de pratique courante, que tout médecin doit être à même de faire, le cas échéant. Nous connaissons de nos confrères qui, certes, ne se seraient jamais risqués à pratiquer une trachéotomie, et qui n'ont pas hésité à faire l'intubation souvent récompensée par un brillant succès. Ces confrères, sans grande expérimentation préalable, simplement guidés par des conseils autorisés, parfois après avoir assisté à quelques interventions, sont arrivés rapidement à intuber de façon très convenable.

Celui qui n'a jamais vu pratiquer l'intubation dans

une famille, se méfie d'habitude de cette intervention, soit qu'il reste sceptique au sujet de ses résultats, soit qu'il s'en exagère les difficultés et les accidents. Du jour où ayant vu pratiquer et surtout ayant pratiqué une première intubation, il n'a pas eu la malchance d'éprouver un insuccès, il est à jamais conquis.

A l'heure actuelle, il est peu d'hôpitaux où l'intubation ne soit pas employée dans le croup. Mais il faut que tout médecin soit bien persuadé de la supériorité de cette intervention, non seulement à l'hôpital, mais aussi dans la pratique courante de la clientèle. Nous examinerons donc, à l'aide des documents assez nombreux existant à ce sujet, les résultats obtenus par la trachéotomie et par l'intubation du larynx : 1° dans la pratique hospitalière ; 2° dans la pratique privée.

1. Résultats comparés de la trachéotomie et de l'intubation du larynx dans la pratique hospitalière.

On répète couramment qu'il est possible d'obtenir tout ce que l'on veut, des statistiques. Rien n'a jamais été plus vrai qu'en cette occasion. Des auteurs ont mis bout à bout, les diverses statistiques particulières d'intubation et de trachéotomie qu'ils ont trouvées çà et là, en ont extrait une moyenne de la mortalité observée après l'une et l'autre intervention, et sont arrivés à des résultats très différents. Les uns, en effet, additionnent des moyennes et divisent le total obtenu, par le nombre des statistiques ayant fourni ces moyennes ; les autres additionnent tous les chiffres indiquant d'une part, le nombre de cas traités, de l'autre le nombre des décès, et établissent d'après ces deux totaux la mortalité pour cent des cas traités. Cette dernière façon de procéder est seule admissible, car il n'est pas logique de faire figurer à côté d'une moyenne de mortalité extraite de plusieurs centaines de cas, des moyennes basées sur des statistiques de 1 à 10 cas. Un cas ou deux suivis de guérison ou de décès ne peuvent établir une moyenne de 100 pour 100 de succès ou d'insuccès. De telles statistiques peuvent au contraire entrer justement en ligne de compte, si l'on n'envisage que le nombre des cas traités, guéris ou suivis de décès.

Dans une statistique portant sur plusieurs milliers de cas traités avant le sérum, Gillet (Paris) [92], a trouvé pour la trachéotomie : 69,82 pour 100, et pour l'intubation : 70,13 pour 100, de mortalité ; d'où, suivant cet auteur, légère supériorité de la trachéotomie. Deux auteurs américains, Mc Naughton et Maddren [93], ont au contraire trouvé une supériorité marquée pour l'intubation, en établissant également d'après un très grand nombre de cas traités aux-États-Unis et en Europe, une mortalité de 75 pour 100 pour la trachéotomie, et de 69,5 pour 100 pour l'intubation. Comme nous l'établirons, ces derniers chiffres, obtenus dans des conditions logiques, se rapprochent beaucoup de la vérité. Mais de telles statistiques établies sans souci de l'âge des opérés ni de la mortalité générale concomitante, par diphtérie, n'ont rien de scientifique. Quand, par exemple, à Genève, avant le sérum, la trachéotomie donnait lieu à une mortalité moyenne de 45 pour 100, et qu'à Paris, cette même opération était suivie de mort dans 86 pour 100 des cas, il était bien difficile d'établir, d'après ces chiffres extrêmes, une moyenne de la mortalité par trachéotomie, seule la différence de gravité de la diphtérie dans les deux villes, pouvant expliquer des résultats si différents.

De même, l'intubation a été très fréquemment employée chez les tout jeunes enfants et dans les cas les plus graves. En revanche, la trachéotomie a toujours été peu pratiquée au-dessous de l'âge de deux ans et dans les cas où un état général trop grave ne laissait entrevoir aucune chance sérieuse de succès.

Pour pouvoir comparer avec toute l'exactitude possible les résultats fournis par les interventions, il faudrait faire choix de statistiques émanant d'une même localité, d'un même hôpital, recueillies dans le même laps de temps et concernant de plus, des enfants de même âge. Une telle rigueur scientifique est bien difficile à réaliser. Nous avons cependant la grande chance de posséder une statistique présentant de pareilles garanties. Elle a été fournie en 1890, avant la découverte du sérum antidiphtérique, par le Pr Ganghofner[94], de Prague et concerne 87 cas de croup traités durant la même période de temps, en vue de la comparaison des deux interventions, partie par la trachéotéomie, partie par l'intubation : sur 45 enfants âgés de *onze mois* à *six ans*, qui furent trachéotomisés, 41 soit 91,2 pour 100, moururent. Des 42 enfants intubés, âgés de *neuf mois* à *six ans*, 34 soit 80, 5 pour 100 seulement, succombèrent.

Si toutes les statistiques ne peuvent réaliser pareille exactitude, il est permis toutefois, de désirer que la mortalité globale des cas de diphtérie soignés au même moment, soit donnée avec le chiffre de mortalité des cas opérés. C'est ce que nous avons tenu à réaliser dans l'exposé des diverses statistiques que nous avons pu recueillir touchant ce sujet. Une conclusion très nette s'en dégage : *avant, comme depuis l'emploi du sérum, la mortalité à la suite de l'intubation est très inférieure à la mortalité après trachéotomie.*

STATISTIQUES

			0/0
Hôpital des Enfants-Malades (Paris).	Avant le sérum (les 4 dernières années). 13.	Mortalité globale de tous les cas de diphtérie.	51,7
		Mortalité des enfants trachéotomisés pour croup..	73,19
	Depuis le sérum. — De février à juillet 1894 13.	Mort. globale (300 cas).	26 »
		Mortalité des trachéotomisés.	49 »
	D'octobre à décembre 1894 15.	Mortalité globale.	12 »
		Mortalité des trachéotomisés (24 cas).	37,5
		Mortalité des intubés (51 cas). (dont cinq trachéotomies secondaires).	27,4
	En 1895 95.	Mortalité globale.	15,14
		Mortalité des intubés (229 cas).	27,07
		16 trachéotomies secondaires..	87,5
	En 1897 96.	Mortalité globale.	17,4
		Mortalité des intubés (203 cas).	19,7
Hôpital Trousseau (Paris).	Avant le sérum. — Février à juillet 1894 14.	Mortalité globale.	60 »
		Mortalité des trachéotomisés.	86 »
	Depuis le sérum. — Octobre à décembre 1894 14.	Mortalité globale.	13,1
		Mortalité des trachéotomisés (18 cas).	41,6
		Mortalité des intubés (31 cas).	29 »
		Simplement intubés (21 cas).	23,8
		Trachéotomisés secondairement (10 cas).	40 »
	En 1897 (six premiers et deux derniers mois 97).	Mortalité globale.	17,9
		Mortalité des intubés (172 cas).	27,2
		Trachéotomisés secondairement (56 cas).	80,35
		Mortalité des trachéotomisés (11 cas).	45,4
Statistique d'Ehrlich, Kossel et Wassermann, collaborateurs de Behring (premières applications de la sérothérapie de la diphtérie) 98.		Mortalité globale.	23,6
		Mortalité des trachéotomisés (67 cas).	44,9

				0/0
Hôpital de l'Est (Londres) 99.	Avant le sérum.	Janvier 1893 à octobre 1894.	Mortalité globale. . .	38,8
			Mortalité des trachéotomisés (117 cas). . .	80,6
	Depuis le sérum.	Octobre à décembre 1894.	Mortalité globale. . .	19,4
			Mortalité des trachéotomisés (9 cas). . .	33,3
Rapport du direct' des hôpitaux métropolitains (Londres)	Avant le sérum.	En 1894.	Mortalité globale (3042 cas). . . .	29,6
			Mortalité des trachéotomisés. . . .	70 »
	Depuis le sérum.	En 1895.	Mortalité globale (3529 cas). . .	22,5
			Mortalité des trachéotomisés. . .	50 »
Urban Hospital (Berlin) 100.	Avant le sérum.	1890 à 1893.	Mortalité globale. . .	45,1
			Mortalité des trachéotomisés. . .	77,5
	Depuis le sérum.	En 1894.	Mortalité globale. . .	33 »
			Mortalité des trachéotomisés (42 cas). . .	52,4
	Enfants au-dessous de 2 ans.	Avant le sérum.	Mortalité des trachéotomisés (108 cas). . .	90,7
		Depuis le sérum.	Mortalité des trachéotomisés (8 cas). . .	62,5
Hôpital des Enfants-Malades (Munich) 101.	Avant le sérum.	1887 à 1893.	Mortalité globale. . .	49,2
			Mortalité des trachéotomisés (134 cas). . . / Mortalité des intubés (441 cas). . .	65,3
	Depuis le sérum.		Mortalité globale. . .	22,4
			Mortalité des intubés. .	30,9
Hôpital de l'Empereur François-Joseph (Prague) 102.	Avant le sérum.	1887-1888.	Mortalité globale. . .	57,3
			Mortalité des trachéotomisés (286 cas). . .	77,6
		1889-1893.	Mortalité globale. . .	47,6
			Mortalité des intubés (732 cas). . .	61,3
		1894 (cinq premiers mois et périodes où le sérum a fait défaut.	Mortalité globale. . .	43 »
			Mortalité des intubés (67 cas). . .	61 »
	Depuis le sérum.	Juin à décembre 1894.	Mortalité globale. . .	12,7
			Mortalité des intubés (14 cas). . .	13,7

0/0

Hôp. des Enft-Pauvres de la princesse Stéphanie (Budapest) 103.	Avant le sérum.	1888-1889. . . .	Mortalité globale. . .	52 »
			Mortalité des trachéotomisés (182 cas). . .	83,5
		1890-1894. . . .	Mortalité globale. . .	52 »
			Mortalité des intubés (700 cas).	66 »
	Depuis le sérum.	1895-1900. . . .	Mortalité globale (1 483 cas).	25,8
			Mortalité des intubés (547 cas).	46,4

Pour rendre plus saisissantes, les différences existant entre les résultats de la trachéotomie et ceux de l'intubation, avant comme depuis l'emploi du sérum, nous avons groupé sous les divers chiffres de mortalité générale par diphtérie, les chiffres de mortalité par trachéotomie et par intubation qui leur correspondent dans les statistiques précédentes. Nous avons ainsi établi les tableaux suivants très instructifs au point de vue de la comparaison des deux interventions.

TABLEAUX COMPARATIFS DE LA MORTALITÉ APRÈS TRACHÉOTOMIE ET APRÈS INTUBATION, EU ÉGARD A LA MORTALITÉ GÉNÉRALE PAR DIPHTÉRIE, D'APRÈS LES STATISTIQUES PRÉCÉDENTES :

I. — Avant l'emploi du sérum antidiphtérique.

	0/0	0/0	0/0	0/0	0/0	0/0	0/0	0/0	0/0
Mortalité générale par diphtérie	60 »	57,3	52 »	51,7	49,2	47,6	45,1	38,8	29,6
— après trachéotomie	86 »	77,6	83,5	73,19	»	»	77,5	80,6	70 »
— après intubation	»	»	66 »	»	65,3	61,3	»	»	»

Après trachéotomie.. . { Mortalité maxima : 86 » 0/0 avec une mortalité générale de : 60 » 0/0
— minima : 70 » — 29,6

Après intubation.. . . { Mortalité maxima : 66 » 0/0 avec une mortalité générale de : 52 » 0/0
— minima : 61,3 — 47,6

II. — Depuis l'emploi du sérum antidiphtérique.

	0/0	0/0	0/0	0/0	0/0	0/0	0/0	0/0	0/0	0/0	0/0	0/0
Mortalité générale par diphtérie	33 »	25,8	23,6	22,5	22,4	19,4	17,9	17,4	15,14	13,1	12,7	12 »
— après trachéotomie	52 »	»	44,9	50 »	»	33 »	»	»	»	41,6	»	37,5
— après intubation	»	46,4	»	»	30,9	»	27,2	19,7	27,07	29 »	13,7	27,4

Après trachéotomie.. . { Mortalité maxima : 52 » 0/0 avec une mortalité générale de : 33 » 0/0
— minima : 33 » — 19,4

Après intubation.. . . { Mortalité maxima : 46,4 0/0 avec une mortalité générale de : 25,8 0/0
— minima : 13,7 — 12,7

TABLEAUX COMPARATIFS DE LA MORTALITÉ PAR TRACHÉOTOMIE ET PAR INTUBATION CHEZ LES ENFANTS EN BAS AGE (1, 2 ET 3 ANS)

		TRACHÉOTOMIE		INTUBATION	
Avant l'emploi du sérum.	Au-dessous d'un an.	Ranke (Munich) [98]. Mortalité de.	91,6 0/0	Ranke (Munich). Mortalité de.	86,1 0/0
				Bonnin (Brest) [12]. Mortalité de.	88,8
	Au-dessous de deux ans.	Urban Hospital (Berlin). Mortalité de.	90,7 0/0	Bókai (Budapest). Mortalité de.	82 » 0/0
		Ranke (Munich). Mortalité de.	74,6	Ganghofner (Prague) [102]. Mortalité de. . . . . 59 »,	72 »
				Ranke (Munich). Mortalité de.	67,7
	Au-dessous de trois ans.	Schwalbe (Berlin). Mortalité de.	90 » 0/0	Whitney (Boston). Mortalité de.	71,9 0/0
		Isambert (Paris). Mortalité de.	89,5	Bayer (Zurich). Mortalité de.	63 »
		Krönlein (Berlin) [134]. Mortalité de.	87 »	J. Huber (New-York). Mortalité de.	62 »
		Von Muralt (Zurich). Mortalité de.	81,8	Moll (Arnheim) [12]. Mortalité de.	62 »
		Krönlein (Zurich). Mortalité de.	79,5		
Depuis l'emploi du sérum.	Au-dessous de deux ans.	Urban Hospital (Berlin) [97]. Mortalité de.	62,5 0/0	Bonnin (Brest). Mortalité de.	33 » 0/0
				Ganghofner (Prague) [102]. Mortalité de.	23,8

2. **L'intubation et la trachéotomie dans la pratique privée.** — Si dans la plupart des hôpitaux d'Europe, l'intubation a fini par supplanter comme méthode de choix, la trachéotomie dans le croup, elle est encore négligée ou repoussée par un grand nombre de médecins, dans la pratique privée.

Chose curieuse, c'est surtout dans la pratique privée que les collaborateurs d'O'Dwyer : Dillon-Brown, Northrup, Mc.Naughton, Waxham, F. Huber, etc..., ont, dès le début, employé l'intubation. Dieu sait pourtant, à en croire Mc.Naughton (New-York) [5], si les circonstances favorisèrent d'abord les adeptes de l'intubation ! « Il ne « faut pas oublier », écrivait cet auteur en 1890, « que « pendant ces cinq dernières années, l'intubation a géné- « ralement été pratiquée à titre d'expérimentation, et « qu'on n'a pas toujours choisi pour appliquer la nouvelle « méthode, les cas les plus favorables. S'il y a eu quel- « que choix de fait, je peux assurer que mes cas ont été « choisis fort mauvais et dans les milieux les plus défa- « vorables. J'ai opéré dans des caves et dans des greniers, « dans les conditions d'hygiène les plus défectueuses « qu'on puisse trouver dans cette ville. Je n'ai eu qu'un « petit nombre de cas réunissant les conditions propices « à de bons résultats. » Souvent le médecin, voulant pratiquer l'intubation, était obligé de se contenter des cas abandonnés par le trachéotomiste qui avait refusé d'opérer, en l'absence de toute chance sérieuse de suc- cès (état général grave, trop jeune âge des malades).

La statistique personnelle de Mc.Naughton recueillie dans de semblables conditions, porte sur 143 intuba- tions, avec une mortalité de 70,6 pour 100. A la même époque, O'Dwyer et Dillon-Brown publiaient également leurs statistiques, l'une de 300, l'autre de 573 cas, avec des mortalités de 70 et 67,6 pour 100. La statistique des trachéotomies du P\ Jacobi (New-York) donnait pour 650 cas, une mortalité de 81 pour 100 [b].

Dès l'apparition de la méthode d'O'Dwyer aux États-Unis, les opposants furent assez nombreux. A priori, beaucoup de médecins la jugèrent tout au plus utilisable à l'hôpital. Puis, devant l'évidence des résultats obtenus par quelques praticiens dans la clientèle, on finit par convenir qu'en raison même de sa simplicité, l'intubation pouvait rendre quelques services en dehors de l'hôpital, par exemple chez les gens trop pauvres pour supporter les frais d'une trachéotomie. Mais peu à peu, l'intubation se substitua à la trachéotomie et devint d'une pratique courante à l'hôpital comme dans la clientèle. La trachéotomie dans le croup devint une chose exceptionnelle, et en 1898, Dillon-Brown, interrogé par nous sur les modifications qu'avait pu apporter la sérothérapie dans l'emploi des deux interventions, nous répondait que l'intubation avait conservé le premier rang, ajoutant : « *Je ne crois pas qu'à l'heure actuelle, à New-York ou dans ses environs, il y ait encore un seul médecin à pratiquer la trachéotomie en cas de croup.* »

Bien que la question ait un peu perdu de son importance depuis la découverte de Behring, nous en sommes actuellement presque au même point où se trouvaient, entre 1887 et 1889, nos confrères des États-Unis.

L'intubation, professe-t-on chez nous, est certes la méthode de choix pour intervenir en cas de croup ; mais elle n'est guère utilisable qu'à l'hôpital.

Dans la clientèle, elle ne saurait être employée que dans les cas, assez rares, où il est possible d'obtenir *la présence constante*, auprès du malade, d'un interne ou d'un médecin rompu à sa pratique.

C'est donc, dans la grande majorité des cas, la proscription de l'intubation, non seulement de la pratique privée, mais aussi de beaucoup d'hôpitaux de province où l'absence d'internes ou de médecins de garde, rend les conditions de surveillance d'un intubé, identiques aux conditions rencontrées dans la clientèle.

Aux États-Unis, même à New-York, le petit nombre des hôpitaux d'enfants, résolut, dès le début, cette question, et l'intubation fit, pour ainsi dire, ses débuts dans la pratique privée où elle fut rapidement adoptée.

En Europe, il en sera ainsi, et la force même des choses répandra, de proche en proche, la pratique de l'intubation. L'étudiant qui aura vu, dans les hôpitaux, appliquer cette méthode, ne se résoudra pas facilement, une fois établi, à faire la trachéotomie dans sa clientèle. A Paris déjà, une voix autorisée, celle de M. le Pr Landouzy [104], partisan convaincu de la méthode d'O'Dwyer, a défendu la question de l'intubation dans la clientèle. En France : Marseille, Lyon, Brest, Lille, Toulouse, Roubaix ont successivement adopté cette pratique. A Madrid, d'après Llorente [31], aucun médecin ne laisserait actuellement, trachéotomiser son propre enfant, et l'intubation y est la méthode de choix dans la clientèle. A Rome, à Naples, il en est de même. A Zurich, Bâle, Fraunfeld ; à Vienne, à Budapest, à Gratz, à Krakau ; à Berlin, Leipzig, Munich, Dresde, Breslau, Haguenau, Rufach ; à Moscou enfin, l'intubation dans la pratique privée est devenue chose courante, en ville et même à la campagne.

. En 1894, Ranke (Munich) plaidait déjà, en Europe, la cause de l'intubation dans la pratique privée, montrant que dans les campagnes, le plus grand nombre des enfants atteints de croup périssaient sans opération aucune, et que l'intubation pourrait sûrement apporter là d'heureux changements. Depuis cette époque, l'idée a fait son chemin, et à la 71ᵉ réunion des naturalistes et médecins allemands, en 1899, Trumpp, de Munich, à la suite d'une vaste enquête internationale, a formulé les conclusions suivantes [31] :

1° Tout médecin se livrant à l'exercice général de la médecine, doit connaître la technique de l'intubation aussi bien que celle de la trachéotomie.

2° L'intubation est absolument indiquée quand un malade est en danger très net d'asphyxie, et quand le temps manque pour faire la trachéotomie. De plus, elle doit être pratiquée, si la trachéotomie est refusée.

3° Dans les autres cas, le médecin est autorisé à pratiquer une intubation à domicile et, en cas de besoin, même sans surveillance permanente du médecin :

a. Quand le transport du malade dans un hôpital est impossible ou n'est pas consenti.

b. Quand les parents prévenus des avantages et des dangers des deux méthodes, se sont prononcés pour l'intubation.

c. Quand les moyens de relation sont faciles et quand le médecin peut se rendre, en une heure au plus, auprès de son malade.

d. Quand toutes les mesures de précautions offrant des garanties de sécurité, ont été prises.

4° L'intubation dans la pratique privée, quand elle est applicable, ne doit pas être faite trop tardivement, car elle réussit d'autant mieux que l'état des forces du malade est meilleur; et ses dangers sont d'autant moins graves que l'affection locale est moins étendue.

5° La trachéotomie est d'une pratique plus difficile que l'intubation, dans la clientèle. Elle sera pratiquée à la place de cette dernière, quand les conditions énumérées plus haut ne se trouvent pas réunies, ou si l'intubation est restée sans résultat. Elle pourra encore être faite après une intubation de longue durée ayant déterminé des lésions de décubitus, ou en cas de rejet répété du tube.

6° Quand la trachéotomie est nécessaire, elle doit être pratiquée dans la clientèle, après introduction préalable d'un tube d'O'Dwyer dans le larynx et maintien de ce tube en place pendant l'ouverture de la trachée.

Ces conclusions ont reçu l'approbation de la grande majorité des médecins devant lesquels elles ont été lues. Les résultats de l'enquète internationale avaient donné les résultats suivants : 89 médecins dont 13 des États-Unis et 76 des divers pays d'Europe avaient envoyé leur réponse : 55 avaient adressé la statistique de leurs interventions par intubation. Une notion très nette s'en dégageait : 1° l'intubation est praticable dans la clientèle ; 2° elle y donne au moins d'aussi bons résultats que dans les hôpitaux et, en tous cas, des résultats supérieurs à ceux de la trachéotomie.

Dans les 89 réponses reçues, 58 se déclaraient partisans résolus de l'intubation dans la clientèle : 20 déclaraient disposer d'un trop petit nombre d'interventions, pour se permettre d'exprimer un avis compétent ; 11, enfin, s'en montraient les adversaires plus ou moins déclarés.

Au sujet de la question de surveillance constante du malade par un médecin, sur laquelle repose tout le débat, 36 ne la jugeaient pas indispensable ; 7 la réclamaient dans certains cas seulement ; 2 la jugeaient désirable ; 13 la déclaraient indispensable ; 31 n'exprimaient pas leur avis ou répondaient qu'ils font entrer leurs malades de la clientèle, à l'hôpital.

La grande raison invoquée pour proscrire l'intubation de la pratique privée, est, en effet, la possibilité d'accidents en l'absence du médecin : rejet du tube ou son obstruction rapide, pouvant entraîner la mort par asphyxie.

Sans contester la réalité de ces accidents assez rares,

peu sérieux d'habitude et le plus souvent remédiables, nous prétendons qu'ils ne doivent pas nous faire renoncer aux avantages précieux de l'intubation. Comme nous l'avons exposé, les accidents et complications entraînés par la trachéotomie, sont, bien que d'un ordre différent, pour le moins aussi fréquents et certainement de nature plus sérieuse. Pour Escat [105], *les accidents mortels, par manque de surveillance dans le tubage, sont de beaucoup inférieurs aux seuls accidents opératoires de la trachéotomie.*

Nous avons essayé d'établir l'importance et la fréquence des accidents mortels survenus chez les intubés de la clientèle, en l'absence du médecin. Dans ce but, nous avons consulté tous les travaux parus sur ce sujet et nous nous sommes adressés, en outre, à un certain nombre de nos confrères faisant l'intubation dans leur pratique privée.

Aux États-Unis, Dillon-Brown [106] a jadis publié les analyses sommaires de 200 intubations pour croup, dont 175 pratiquées dans la clientèle, sans surveillance spéciale, de 1887 à 1889. Pour chacun de ces cas, sont donnés : la date de l'intervention, le nom du médecin traitant à l'appel duquel s'est rendu Dillon-Brown, l'âge et le sexe de l'enfant, la durée de la maladie avant l'intubation, l'examen des urines, la cause de la mort et la durée de séjour du tube dans le larynx.

La moitié de ces cas, concernait des enfants dans un état absolument désespéré ou âgés de moins de trois ans.

Aucun décès ne se produisit pendant l'intervention. La chute du tube dans les voies digestives fut observée dans un cas, après rejet spontané ; le tube fut rendu par les selles.

La mort par asphyxie survint dans cinq cas et deux fois

par la faute des parents. Dans l'un de ces deux cas, la mère, voyant le tirage reparaître, après une intubation de six jours, refusa une nouvelle intervention et laissa mourir son enfant. Dans l'autre cas, le tube étant venu à s'obstruer, le père de l'enfant, au lieu d'aller prévenir immédiatement le médecin, passa sa nuit au cabaret et l'enfant succomba avant la visite de Dillon-Brown.

Des trois autres décès par asphyxie, l'un est attribué à l'obstruction de l'orifice supérieur du tube par les tissus œdématiés du vestibule laryngé ; l'autre est dû à l'obstruction par une fausse membrane ; le troisième est simplement qualifié : mort par asphyxie. Ce sont les seuls décès réellement imputables à l'absence du médecin.

ENQUÊTES DE LA SOCIÉTÉ AMÉRICAINE DE PÉDIATRIE. — Depuis l'emploi du sérum antidiphtérique, la *Société américaine de Pédiatrie* a publié en 1896 et 1897, les résultats du traitement antitoxique de la diphtérie, dans la clientèle. Dans une première enquête (1896) portant sur 3 384 cas de diphtérie traités par 613 médecins de 114 localités différentes (États-Unis, Colombie et Canada), le nombre des décès s'est élevé à 450, donnant une mortalité globale de 13 pour 100.

Sur ces 3 384 cas, 1 256 intéressaient le larynx. Dans 691 cas, il n'y eut pas d'intervention et il se produisit 128 décès, soit 18,5 pour 100, de mortalité. Dans 565 cas, il y eut intervention : l'intubation fut pratiquée 533 fois avec 138 décès, soit une mortalité de 25,9 pour 100 ; 9 trachéotomies secondaires donnèrent lieu à 7 décès.

Dans 32 cas la trachéotomie pratiquée donna 12 décès, soit 37,4 pour 100, de mortalité. Un décès se produisit sur la table d'opération.

Les accidents arrivés en l'absence du médecin et ayant déterminé la mort, sont signalés au nombre de 6. Trois décès par obstruction, et trois décès par rejet du tube et asphyxie consécutive.

Une deuxième enquête (1897) porta seulement sur les résultats du traitement du croup dans la pratique privée.

1 704 résultats furent fournis par 422 médecins appartenant à vingt-deux États de l'Union, à la Colombie et au Canada. Les décès furent au nombre de 360, soit 21,12 pour 100 de mortalité.

1 036 cas, dans lesquels il n'y eut pas d'intervention, donnèrent 178 décès (mortalité de 17,18 pour 100).

637 intubations donnèrent 166 décès (mort. de 26,05 pour 100) ; 11 trachéotomies secondaires donnèrent 7 décès). Soit, en tout, 648 interventions avec 177 décès ou une mortalité de 27 pour 100.

La trachéotomie pratiquée dans 20 cas donna lieu à 9 décès. (Mortalité de 45 pour 100).

Enquête personnelle. — En 1898, en vue d'un travail projeté, nous avons demandé à quelques confrères de France et de l'Étranger des renseignements sur leur pratique de l'intubation dans la clientèle, les priant de bien vouloir nous déclarer le nombre et la gravité des accidents survenus chez leurs malades, en leur absence.

Voici les résultats de cette petite enquête :

Dr *Castelain (Lille)* de 1895 à 1898 : 42 intubations en ville et à la campagne ; 14 décès, soit 33,3 pour 100 de mortalité : un rejet du tube sans conséquence fâcheuse. Aucun autre accident en l'absence du médecin.

Drs *Ballenghein et Vanneufville (Roubaix)*. Depuis le sérum : 7 intubations, 2 décès (mort. 28,5 pour 100) ; ni rejet ni obstruction du tube.

Dr *Leblanc (Brest)*. Depuis le sérum : 19 intubations en ville et à la campagne ;

9 décès (mort. 47,3 pour 100) : un décès par obstruc-

tion : le fil laissé à demeure fut coupé par les dents, et la partie encore fixée au tube se pelotonna dans l'intérieur de son conduit, formant bouchon avec des mucosités épaisses.

Trois rejets du tube sans conséquence fâcheuse, du moins immédiate. Dans un de ces cas, 15 jours après l'extubation, de nouveaux symptômes de sténose apparurent, liés très probablement à une paralysie des dilatateurs de la glotte. Une nouvelle intubation fut pratiquée, mais le tube fut rejeté au bout de 60 heures. L'introduction d'un nouveau tube ayant été différée à cause de la modération du tirage, l'enfant mourut, deux heures après, dans un accès de suffocation.

Dr Bonain (Brest). De 1892 à 1900 : 70 intubations ; 38 *avant le sérum*, ayant donné lieu à 23 décès, soit une mortalité de 60,5 pour 100.

Un seul rejet du tube sans conséquence fâcheuse. Une obstruction du tube à laquelle il a été remédié par l'extraction à l'aide de l'instrument et la réintroduction du tube, après nettoyage.

32 intubations *depuis l'emploi du sérum* (31 intubations primitives et 1 intubation consécutive à une trachéotomie) ayant donné lieu à 7 décès, soit une mortalité de 21,8 pour 100.

Tous ces cas ont été traités dans la clientèle de confrères et sur leur demande.

Le rejet du tube a été observé 3 fois dont 2 chez un même enfant âgé de sept mois, à qui le fil avait été laissé en place.

Deux alertes pour obstruction passagère ayant disparu à l'arrivée du médecin.

Ces intubations ont été pratiquées en ville et aux environs immédiats de la ville, à la campagne.

Ajoutons que sur 22 autres cas de croup, pour lesquels il n'y a pas eu, en dehors des injections de sérum, d'intervention pratiquée, celle-ci ayant été différée ou refusée, il s'est produit 8 décès, soit une mortalité de 36,3 pour 100.

Dr *Escat (Toulouse)* : 43 intubations depuis le sérum ; 15 décès, soit 3ʼ,8 pour 100, de mortalité. 25 de ces intubations ont été pratiquées à l'hôpital, dans le service du Dr Bezy et laissées à la seule surveillance du personnel hospitalier peu au courant de la nouvelle méthode. Elles ont donné 8 décès, soit 32 pour 100 de mortaltié. 17 rejets spontanés du tube dans 7 cas (9 rejets successifs dans un cas de paralysie des cordes vocales et 3 rejets dans un autre cas), sans conséquences fatales réellement attribuables à l'absence du médecin. Dans un cas, l'asphyxie survint après l'extraction du tube, et refus par les parents de laisser faire la trachéotomie. Dans un autre cas, la trachéotomie secondaire pratiquée après rejet du tube et impossibilité par l'interne de le réintroduire, fut suivie d'une syncope mortelle.

Les 18 intubations pratiquées en ville ont donné 7 décès, soit 38,8 pour 100, de mortalité. Un seul rejet du tube, déterminé par une traction opérée par l'enfant sur le fil laissé en place. Pas de conséquence fâcheuse. Une obstruction brusque par fausse membrane volumineuse ayant déterminé la mort au bout de dix minutes, en l'absence du médecin.

Dr *Jacques (Marseille)*. De 1887 à 1895, avant le sérum : 152 intubations avec 102 décès (mort. de 67 pour 100) ; depuis le sérum (1895-1898) : 21 intubations avec 7 décès (mort. de 33,3 pour 100).

Jacques nous signale comme accident : six rejets de tube, sans conséquence fâcheuse. Aucun décès ne semble imputable à l'obstruction du tube.

Dr *Galatti (Vienne)*. De 1892 à 1894, avant le sérum : 19 intubations avec 10 décès (mort. de 52,6 pour 100).

Une trachéotomie secondaire suivie de décès. Un rejet du tube sans retour de la sténose. De 1894 à 1898 ; 12 intubations avec 2 décès, soit une mortalité de 16,6 pour 100 ; 10 intubations simples avec 1 décès ; 2 intubations avec trachéotomies secondaires et 1 décès ; guérison de l'autre cas, après laryngofissure pour rétrécissement cicatriciel du larynx. Aucun accident fâcheux en l'absence du médecin.

Dr *Massei* (*Naples*). — Avant le sérum : 17 intubations avec 12 décès (mort. de 70 pour 100) ; depuis le sérum (1894 à 1898) : 24 intubations avec 8 décès (mort. de 33,3 pour 100). Quatre décès imputables au rejet ou à l'extraction du tube en l'absence du médecin. Le fil avait été laissé en place et, dans deux de ces cas, les parents firent l'extraction du tube et *n'en prévinrent pas le médecin*.

Dr *Damieno* (*Naples*). — Depuis le sérum : 50 intubations avec 26 décès (mort. de 52 pour 100). Un rejet du tube suivi de mort.

Dr *Egidi* (*Rome*). — Avant le sérum : 85 intubations avec 67 décès (mort. de 78,9 pour 100). Ces cas concernaient des enfants de 1 à 3 ans et étaient particulièrement graves. La trachéotomie était réservée aux enfants plus âgés et dans un état général meilleur.

Depuis le sérum (1895-1898) : 60 intubations avec 21 décès (mort. de 35 pour 100). Aucun décès attribuable soit au rejet, soit à l'obstruction du tube en l'absence du médecin.

Dr *Llorente* (*Madrid*). — (D'après l'enquête de Trumpp et les renseignements obtenus par Escat). Depuis le sérum jusqu'en 1899 : 322 intubations avec 72 décès (mortalité de 22,3 pour 100). Aucun décès par obstruction du tube. Deux décès par asphyxie, après rejet spontané du tube en l'absence du médecin.

Enquête du Dr Trumpp. — Enfin, *d'après l'enqnête de Trumpp* [31], sur 5 470 intubations dont les résultats lui ont été adressés par 55 médecins, les seuls accidents mortels survenus en l'absence du médecin et qui lui aient été signalés, sont : 2 obstructions du tube par fausses membranes, 10 rejets du tube et 1 extraction hâtive, suivie du retour de la sténose.

Sur ce grand nombre d'interventions, 4 066 concernent les États-Unis et 1 404 les divers pays d'Europe. Les chiffres de la mortalité y varient, avant le sérum, de 39 à 77,5 pour 100 ; et depuis le sérum, de 0 à 40 pour 100.

Nous ne saurions admettre le chiffre de 18 pour 100 donné par ce dernier auteur, comme moyenne de la mortalité par intubation dans la clientèle, depuis l'emploi du sérum ; car ce chiffre est déduit, non de la somme des cas traités et de la somme des décès correspondants, mais bien des diverses moyennes fournies par les médecins consultés. A côté de quelques statistiques comprenant des centaines de cas, on y voit figurer beaucoup d'autres portant sur 2 à 20 cas et dont quelques-unes, ne comportant aucun décès, donnent une mortalité moyenne de 0 pour 100, comptant au même titre, dans l'établissement de la moyenne générale, que les mortalités moyennes issues des statistiques importantes. La seule façon d'obtenir un résultat se rapprochant, autant que possible, de la vérité, est, nous l'avons déjà dit, d'établir la mortalité moyenne, d'après le total des cas traités et celui des décès correspondants.

En procédant de la sorte, à l'aide des éléments précis qui sont à notre disposition, nous avons établi une statistique générale composée de statistiques comparables, obtenues dans des conditions semblables : intubations pratiquées sans la surveillance spéciale et permanente d'un médecin.

1re enquête de la Société améri- caine de pédiatrie.. . . .	533 intubations.	138 décès
2e enquête..	648 intubations.	277 décès
Notre enquête personnelle en France et à l'étranger.. . .	310 intubations.	111 décès
Statistique personnelle de Llo- rente..	322 intubations.	72 décès
TOTAUX. . .	1 813 intubations.	498 décès

soit une mortalité de 27,4 °/₀.

Ce chiffre de 27,4 pour 100, doit être considéré comme approchant beaucoup de la vérité, formant d'ailleurs, à peu près, la moyenne entre les chiffres extrèmes de mortalité fournis par les statistiques particulières : 4,9 pour 100, pour 41 intubations pratiquées par *Waxham (Denver, Colorado)* [31], et 52 pour 100, pour 50 intubations de *Damieno (Naples)*. Il est sensiblement inférieur à celui que donnent les statistiques hospitalières, d'après nos tableaux : 31,6 pour 100 de mortalité, pour 1 450 intubations avec 461 décès.

D'après Variot, la mortalité après intubation, varie, à l'hôpital, de 25 à 50 pour 100, suivant que l'on intervient plus ou moins vite.

Nous voyons donc que l'intubation dans la pratique privée, sans surveillance permanente du malade par le médecin, soutient avantageusement la comparaison avec l'intubation faite dans un service d'hôpital où médecins et infirmières doivent être toujours prêts à secourir l'enfant intubé.

Quant à comparer entre eux les résultats de la trachéotomie et de l'intubation dans la pratique privée, cela nous est presque impossible, les statistiques de trachéotomie dans la clientèle, depuis l'emploi du sérum, manquant presque complètement. Nous avons cependant vu qu'aux États-Unis dans les enquêtes précitées, sur 52 trachéotomies faites dans la clientèle, la proportion des décès avait été de 41 pour 100.

Si nous recherchons la moyenne de mortalité par trachéotomie à l'hôpital, nous trouvons d'une part, qu'à la clinique chirurgicale de Bonn, où cette intervention est seule employée, de 1895 à 1898, 124 trachéotomies pour croup ont donné 50 décès, soit une mortalité de 40,3 pour 100. D'autre part, d'après les moyennes de nos tableaux nous trouvons une moyenne générale de mortalité par trachéotomie, dans les hôpitaux, de 43 pour 100.

Conclusion. — Nous pouvons conclure d'après tous ces chiffres : 1° que les résultats de l'intubation sont supérieurs à ceux de la trachéotomie ; 2° que les résultats de l'intubation dans la pratique privée sont *au moins égaux* à ceux obtenus dans les hôpitaux. Nous tombons d'accord sur ce point, avec M. le Pr Bókai dont les résultats obtenus par l'intubation dans sa pratique privée, sont supérieurs à ceux de son important service du « Stephanie-Kinderspital », à Budapest [31].

Pour nous, rien d'étonnant à ce que la mortalité par intubation soit moins élevée dans la clientèle qu'à l'hôpital. La seule différence existant entre ces deux pratiques, réside dans l'arrivée plus ou moins rapide du médecin auprès du malade, en cas d'accident. Or, il est très rare que dans la clientèle, le médecin ne puisse arriver à temps, pour conjurer le danger provoqué par le rejet du tube. Le danger d'obstruction peut être la plupart du temps évité, si toutes les précautions ont été prises dans ce sens. La surveillance immédiate de l'enfant intubé a ici une importance capitale, et cette surveillance, est croyons-nous, toujours mieux exercée par les parents que par une infirmière d'hôpital. Les parents appelleront souvent, plutôt à tort, le médecin, pour le moindre incident, et suivront scrupuleusement, dans la plupart des cas, ses instructions. Si, pour les soins à donner à l'enfant trachéotomisé, une garde-malade instruite a toujours paru préférable, nous aimons mieux, pour surveiller l'enfant intubé, les parents qui seront, en général, plus attentifs et plus soigneux.

Les soins consécutifs à l'intubation se résument en effet, en deux points : alimentation du malade et surveillance constante de sa respiration. Nous avons l'habitude de bien expliquer aux parents, l'importance qu'il y a, à surveiller étroitement la respiration ; la respiration ne doit pas s'entendre, disons-nous. Dès qu'on l'entend, c'est qu'il y a quelque chose dans le tube ; et dans ce cas, il faut provoquer une expiration énergique qui fasse place nette. Si l'enfant dort, on devra le réveiller pour qu'il nettoie son tube. La toux spontanée ne suffisant pas à balayer les produits encombrants le tube, on devra faire boire immédiatement, et provoquer ainsi une toux plus énergique qui donnera le résultat cherché.

D'habitude, après l'introduction du tube, l'enfant, après avoir bien expectoré et parfois très fatigué, s'assoupit quelque temps, respirant souvent de façon très calme, silencieuse. On doit le faire constater aux parents et leur dire que c'est ainsi que doit constamment respirer le petit malade. Par ailleurs, toutes les recommandations utiles doivent être faites concernant les accidents possibles. Il ne faut pas que les parents, en cas de doute, puissent hésiter à appeler le médecin.

Après une intubation, le médecin ne doit quitter son malade qu'après s'être bien convaincu : 1° que la respiration se fait *très librement*, et qu'il n'existe au-dessous du tube aucun fragment de fausse membrane capable de déterminer une obstruction ; 2° que le tube tient bien en place. Quand le tube n'a pas été expulsé, à la suite des efforts de toux provoqués par l'ingurgitation de plusieurs gorgées de grog, on peut être rassuré ; il y a peu de chances pour qu'il le soit après. En général, il faut compter une heure environ de présence indispensable auprès du malade qui sera ensuite visité, au moins deux fois par jour, si possible.

Une atmosphère humide sera entretenue autour de l'enfant, par vaporisation d'eau chaude. Enfin le fil sera enlevé si rien ne s'y oppose. Nous craignons moins l'obstruction et le rejet spontané du tube, que son extraction volontaire ou non, en l'absence du médecin,

Le médecin devra se tenir toujours prêt, *nuit et jour*, à accourir le plus tôt possible, en cas d'alerte, auprès de son malade. Il ne devra pas, par conséquent, trop s'éloigner et précisera, chaque fois qu'il quittera son domicile, l'endroit où il sera facile de le trouver. C'est là évidemment, une sujétion peu agréable, mais elle est nécessaire. A Budapest, le Pr Bókai ne prattquait jamais, autrefois, une intubation en ville, sans laisser près du malade un de ses assistants chargé d'une surveillance permanente. Actuellement, il se contente d'y laisser une garde-malade, le téléphone permettant, en cas de danger, d'avertir un de ses assistants à l'hôpital. C'est là une pratique excellente. Celle de laisser un interne auprès de l'intubé, comme cela peut se faire à Paris et dans quelques grandes villes de province est encore meilleure, toutes les garanties se trouvant ainsi réunies pour obtenir le résultat le plus favorable. Mais nous estimons, avec nombre de nos confrères français et étrangers, que l'impossibilité de réaliser de telles conditions ne saurait constituer un obstacle plausible à la pratique de l'intubation dans la clientèle.

Ainsi que l'exprime Jacques (Marseille), l'enfant intubé sera considéré comme un malade grave ordinaire et la famille sera prévenue des accidents possibles. Comme la trachéotomie, l'intubation a ses aléas ; et il nous suffit que, tout compte fait, ses résultats soient supérieurs à la première de ces interventions. En la pratiquant dans des conditions suffisantes de sécurité, nous donnons au malade de plus grandes chances de guérison.

Nous avons dit que nous considérions l'intubation chez l'enfant comme une intervention de pratique courante, que doit pouvoir pratiquer tout médecin. En la préconisant ainsi, nous avons conscience de contribuer au salut d'un certain nombre d'existences, autrement perdues de façon à peu près fatale. L'intubation, comme l'a avancé Carstens (Leipzig) [107], a surtout de la valeur dans la pratique privée, par ce seul fait qu'elle permet d'écarter rapidement et sans aides spéciaux, un grave danger. Le danger dissipé, pour dégager complètement sa responsabilité, le médecin pourra proposer aux parents, soit l'envoi dans un hôpital, soit la trachéotomie, soit le maintien de l'intubation, avec leurs conséquences possibles. Dans l'immense majorité des cas, les deux premières propositions seront repoussées et le médecin continuera ses soins à l'enfant intubé, en prenant toutes les mesures de sécurité compatibles avec la situation.

On ne peut exiger de tout praticien les qualités de chirurgien exigées pour faire convenablement une trachéotomie. Mais, sûrement, tout médecin peut arriver à faire l'intubation et n'hésitera pas à s'en servir, le cas échéant, s'il en connaît la technique et surtout s'il l'a vu pratiquer une seul fois. Un insuccès n'aura jamais pour lui les conséquences d'une trachéotomie malheureuse.

Ces considérations touchant l'intubation dans la clientèle, ne concernent pas seulement les cas de croup. Comme nous le verrons dans la deuxième partie de cet ouvrage, les applications de l'intubation aux sténoses aiguës du larynx d'origine diverse, laryngites simples, laryngite striduleuse, œdème laryngé, brûlures, fractures du larynx, coqueluche, etc..., sont des plus intéressantes et méritent de fixer l'attention du praticien.

DEUXIÈME PARTIE

DE L'INTUBATION DU LARYNX
DANS LES STÉNOSES
LARYNGÉES NON PSEUDO-MEMBRANEUSES
CHEZ L'ENFANT ET CHEZ L'ADULTE

Le succès de l'intubation dans le croup des enfants, devait naturellement conduire à en tenter l'essai dans les sténoses laryngées de nature diverse, contre lesquelles on ne possédait guère, comme principal recours, que la trachéotomie, intervention souvent imparfaite, puisqu'elle ne permet d'atteindre qu'une partie du but proposé qui est : 1° d'écarter le danger imminent d'asphyxie ; 2° de rétablir, s'il y a lieu, le libre passage de l'air par les voies naturelles.

L'ouverture de la trachée ne peut, en effet, viser qu'à la restauration temporaire de l'acte respiratoire menacé par l'obstruction du larynx. Si dans la suite, la perméabilité des voies naturelles n'est pas rétablie, il faut, de toute nécessité, intervenir d'autre façon, et employer des moyens dont les résultats seront d'autant plus longs à se produire, qu'on aura plus longtemps attendu pour les mettre en œuvre. Autrement, le patient est condamné à porter indéfiniment une canule trachéale, infirmité pénible et non sans dangers.

L'intubation, tout en pouvant remplacer assez fréquemment la trachéotomie, comme moyen de conjurer le péril d'asphyxie dans les sténoses aiguës, constitue en outre, en beaucoup de cas, un moyen précieux de rétablir la perméabilité du conduit laryngo-trachéal atteint de rétrécissement chronique. Si comme beaucoup d'excellentes interventions, elle présente, à côté de grands avantages, certains inconvénients, et si son emploi réclame un choix judicieux des cas, elle n'en constitue pas moins une acquisition très importante pour la thérapeutique des laryngosténoses.

I. — Instruments.

Les tubes d'O'Dwyer, en métal ou en ébonite, employés dans le croup, sont utilisables dans la plupart des cas de sténose laryngée des enfants, jusqu'à la puberté. Diverses modifications dans [la taille et la forme de ces tubes pourront être nécessitées par la forme même du rétrécissement à combattre. Ici la question du tube court ou du tube long ne saurait avoir d'importance. Le but à atteindre est le maintien en place d'un tube de calibre suffisant pour dilater et cependant ne pas déterminer, par une pression exagérée, de lésions sérieuses.

Les tubes destinés aux adultes sont à peu près semblables comme formes aux tubes de section elliptique en usage chez les enfants. Les plus faibles numéros devront être en ébonite doublée à l'intérieur d'un revêtement métallique assurant leur solidité ; les numéros d'un calibre plus considérable seront tout en ébonite, si leur solidité est ainsi suffisante.

La boîte construite par Ermold, de New-York, comprend dix tubes munis de leurs mandrins, avec les instruments d'introduction et d'extraction.

Bien que trois tailles de tubes soient suffisantes pour le traitement des sténoses aiguës chez l'adulte, la série construite sur les indications d'O'Dwyer, se compose de dix numéros variant comme longueur, du collet à l'extrémité inférieure, de 60 à 73 millimètres ; et comme dimensions extérieures au niveau du collet, de 5 sur

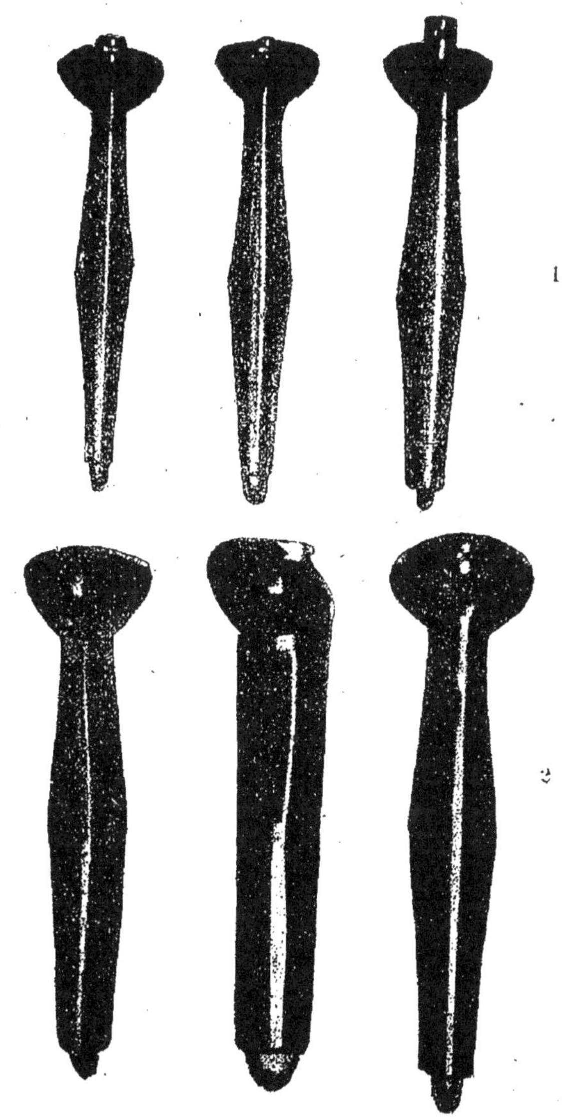

FIG. 37. — 1, tubes pour adolescents ; — 2, tubes d'adultes n°ˢ 7, 8, 9.
(7/10ᵉ de la grandeur naturelle).

11, millimètres à 9 sur 16 millimètres. Les diamètres antéro-postérieurs, diminuent régulièrement à partir du collet, jusqu'à l'extrémité inférieure du tube où ils varient de 7 à 12 millimètres. Les diamètres transverses augmentent progressivement, jusque vers la partie moyenne ou ventre du tube ; il diminuent ensuite jusqu'à l'extrémité inférieure.

Au niveau de la partie la plus accentuée du ventre, le diamètre transverse varie de 9 à 14 millimètres, présentant entre chaque numéro un écart d'un demi millimètre environ. Les dimensions de la tête, varient de 15 × 16 millimètres pour le plus faible numéro, à 23 × 23 millimètres pour le plus gros.

Le calibre intérieur des tubes, a toutes les dimensions compatibles avec la solidité des parois. Leur conduit présente une section elliptique, et ses parois parfaitement unies, suivent d'une extrémité à l'autre, une direction rectiligne.

Le plus petit tube de la série, est de calibre supposé suffisant, pour assurer une respiration facile, *à l'état de repos*. Le tube le plus gros a été construit d'après des mesures prises sur un certain nombre de larynx d'adultes. Les tubes intermédiaires sont gradués de façon progressive.

Nous avons dit que ces tubes doivent être fabriqués en ébonite pure ou doublée de métal. Il y a peu de temps encore, les trois plus petits numéros de la série d'Ermold étaient construits en métal doré, avec une tête en ébonite. Ces tubes sont défectueux, car ils ne peuvent supporter la désinfection à l'eau bouillante, la tête se décollant très facilement sous l'influence de la chaleur. Actuellement qu'on est parvenu à fabriquer les plus petits tubes d'enfant, en ébonite doublée de métal, il n'y a aucune raison pour les conserver. L'emploi de l'ébonite a le grand avantage de fournir des tubes très légers, dont les parois extérieures ne s'altèrent pas rapidement au contact des tissus. Un tube en métal ne peut servir pour une intubation de longue durée, qu'à la condition d'être fréquemment remplacé.

· Les trois premiers numéros de la série, d'assez faibles dimensions, peuvent être employés dans les sténoses aiguës. pseudo-membraneuses ou non, des adolescents pour

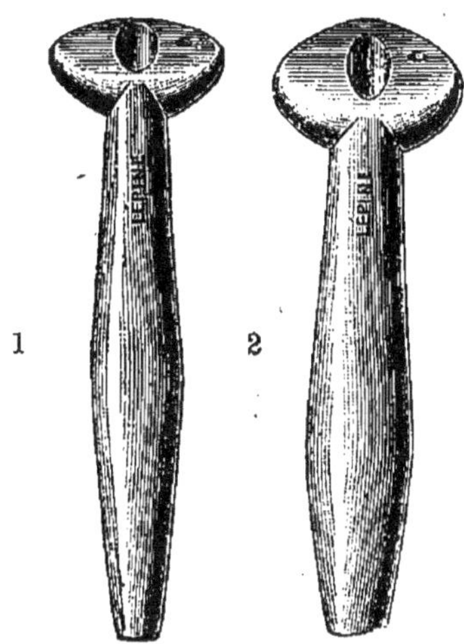

FIG. 38. — 1. tube d'O'Dwyer pour adulte ; — 2, tube modifié par Sargnon (renflement plus bas d'un centimètre et plus gros d'un millimètre). Fabricant : M. Durillon, 8, rue des Archers, Lyon.

lesquels il n'existe pas de numéro dans la série destinée aux enfants. Comme leur tête est de petites dimensions, il est prudent de laisser, quand on s'en sert chez l'adulte, le fil de sûreté à demeure.

Les dix tubes de la série pour adultes ne sauraient suffire pour traiter tous les cas de sténoses laryngées, si variées de nature et de forme.

Leurs renflements de fixation ont des dimensions relativement petites, dans le but de faciliter leur passage à travers les rétrécissements. Aussi, dans les sténoses aiguës, sans diminution réelle du calibre du larynx, tiennent-ils, pour la plupart, assez mal en place.

M. Sargnon (Lyon) [68], frappé de la fréquence du rejet des tubes, lors des accès de toux de ses malades, en a fait construire à renflement plus accentué, possédant un millimètre de plus dans ses diamètres antéro-postérieur et transverse. Mais, le renflement est situé un centimètre plus bas que dans les tubes d'O'Dwyer, afin qu'il n'exerce pas, au niveau du cricoïde, une pression trop considérable pouvant déterminer des lésions fâcheuses. Ces tubes sont d'introduction et d'extraction plus difficile.

L'extraction à l'aide du fil laissé à demeure serait plus indiquée. Ils offriraient ainsi plus de sécurité et exigeraient une surveillance moins étroite du malade.

D'autre part, il peut être nécessaire, pour des cas présentant des caractères spéciaux, d'avoir à sa disposition les tubes de formes variées. C'est ainsi que Massei (Naples) [108], a fait construire par Invernizzi (Rome), des tubes venant compléter heureusement la série d'O'Dwyer, et pouvant

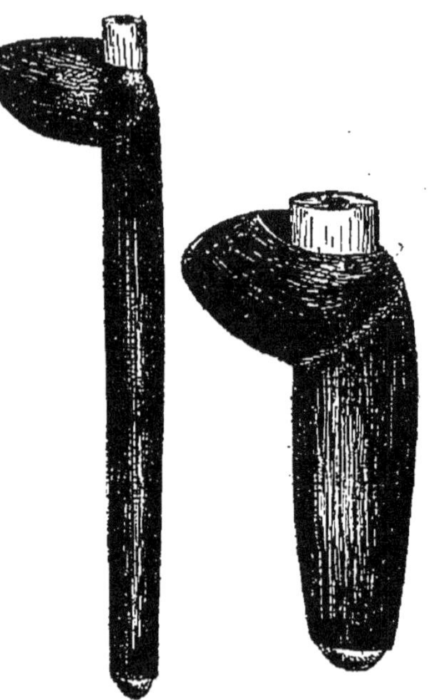

Fig. 39. — Tubes de Massei. Fabricant : Invernizzi, à Rome.

répondre à la plupart des cas spéciaux dans lesquels les tubes de cette série, se montrent insuffisants. Ces tubes, de longueur et de calibre différents, ont les uns une petite tête et un corps volumineux, les autres une grosse tête et un corps très mince.

Enfin, certains praticiens comme Schmiegelow (Copenhague) [109] et Kilian (Fribourg) [110], se servent pour les sujets trachéotomisés, de tubes spéciaux pouvant être fixés dans le larynx à travers la plaie de la trachée.

Un bouton s'adapte au tube de Schmiegelow, à l'aide

d'un pas de vis pénétrant par l'ouverture trachéale. Le tube de Kilian, a son bord antérieur percé d'un petit conduit répondant à l'orifice trachéal et par lequel passe un gros fil venant sortir au dehors, à travers une cheville creuse, en ébonite, maintenue en place comme une canule à trachéotomie, par une plaque et des liens.

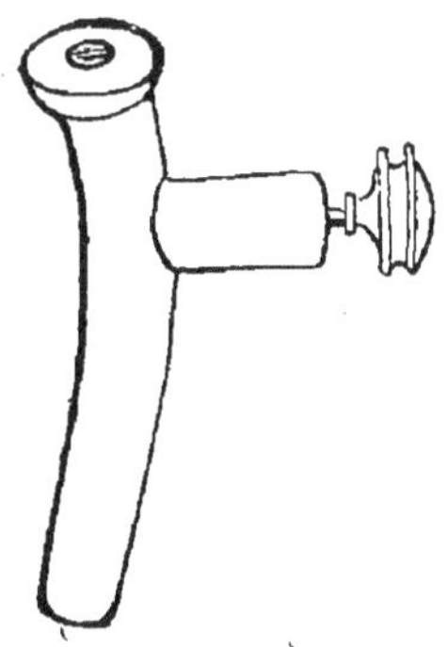

Fig. 40. — Tube de Schmiegelow.

Ne recherchant que le maintien de l'ouverture trachéale, chez les enfants trachéotomisés, O'Dwyer s'est servi avec succès, dans plusieurs cas, d'un bouton d'ébonite imaginé par Pitts et Brook, bouton monté sur une plaque comme la canule à trachéotomie. Chez l'adulte, pour maintenir, pendant la dilatation, l'ouverture trachéale béante, il conseille de placer simplement dans la trachée, une petite canule bouchée à l'extérieur et ne gênant pas trop l'introduction du tube laryngien. La canule de Stœrk nous paraît d'un usage préférable ; car elle permet de conserver à l'ouverture trachéale, d'assez grandes dimensions, sans apporter à l'introduction du tube par le larynx, une gêne appréciable.

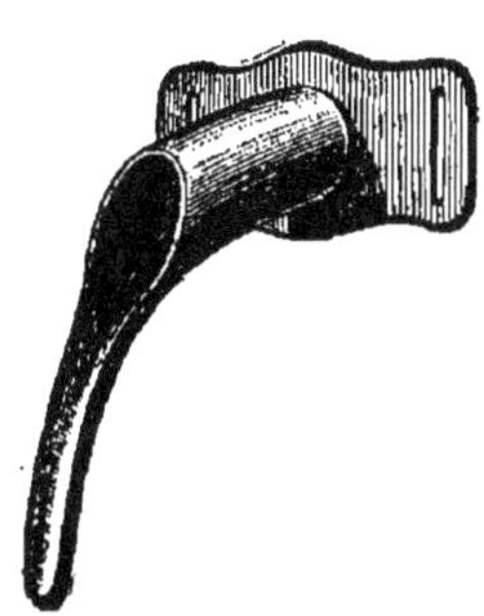

Fig. 41. — Canule trachéale de Stœrk. Fabricant Reiner, Vienne.

II. — **Technique.**

La technique de l'intubation chez l'enfant sera, en général, celle déjà décrite à propos de l'intubation dans le croup. Dans de rares occasions, il sera donné d'introduire le tube avec l'aide du miroir laryngien. Peut-être la méthode d'examen direct du larynx, décrite par Kirstein sous le nom d'*autoscopie*, pourra-t-elle avoir son utilité, en permettant l'intubation sous le contrôle de la vue?

Chez l'adulte, la pratique de l'intubation est plus difficile que chez l'enfant. L'introduction du tube avec l'index gauche comme guide, n'est pas toujours possible, le doigt de certains opérateurs ne pouvant toujours atteindre le vestibule laryngé de quelques malades. D'après les expériences de Sargnon, le larynx de la femme serait plus accessible au doigt, que celui de l'homme. L'intubation au doigt, peut donc être considérée comme toujours praticable chez la femme, et seulement en un certain nombre de cas, chez l'homme. L'emploi du laryngoscope vient heureusement compenser cette difficulté et faciliter l'intervention.

Nous croyons qu'il est bon d'envisager deux cas : 1° celui d'une sténose aiguë, menaçante, créant un danger imminent ; 2° celui d'une sténose non menaçante, donnant le temps de la réflexion et permettant de choisir, en connaissance de cause, le meilleur moyen d'intervention.

Dans le premier cas, d'accord avec Ferroud, nous pensons qu'il vaut mieux, quand cela est possible, ne pas avoir recours au laryngoscope et intuber comme chez l'enfant, avec l'index comme guide. Outre qu'on ne dispose pas toujours, en pareil cas, d'un éclairage suffisant pour bien voir l'entrée du larynx, le malade très agité, parfois moribond, se prêtera souvent fort mal à l'examen laryngoscopique.

Bien que l'index ne puisse pas toujours atteindre les aryténoïdes, l'intubation au doigt est possible, si celui-ci est assez long pour relever et maintenir l'épiglotte. Avec ce seul point de repère, en présentant le tube exactement sur la ligne médiane, on aura de grandes chances d'introduire le tube dans la glotte. Ceci est affaire de dextérité et d'habitude.

En tous cas, vu la difficulté particulière que peut offrir l'intubation dans quelques circonstances, il sera prudent d'avoir, sous la main, les instruments nécessaires pour la trachéotomie.

En dehors du cas d'urgence, il vaut souvent mieux s'aider du miroir laryngien, très utile, parfois même indispensable pour se rendre un compte exact de la nature de la sténose et des dimensions du tube à employer.

L'anesthésie préalable du pharynx et du larynx par pulvérisation ou badigeonnage avec une solution de chlorhydrate de cocaïne de 1/10ᵉ à 1/20ᵉ, peut rendre l'intervention moins pénible. Elle n'est pas indispensable et nous avons vu des malades la refuser.

D'habitude, chez l'adulte, l'ouvre-bouche n'est pas nécessaire, le malade se prêtant librement à l'opération. Un simple doigtier métallique sera, en cas de besoin, suffisant pour protéger le doigt contre une morsure possible. Tout malade nerveux et porté à résister sera, pour plus de précaution, enveloppé dans une couverture. L'ouvre-bouche sera employé s'il est impossible de faire autrement.

Pour l'introduction du tube sous le contrôle de la vue, le miroir frontal éclairant le fond de la gorge, le miroir laryngien ou la spatule de Kirstein sera tenue de la main gauche ; et dans le premier de ces cas le patient tiendra lui-même sa langue, comme dans toutes les interventions endo-laryngées. La main droite, tiendra l'introducteur armé du tube muni de son fil de sûreté et quelque peu lubrifié à l'extérieur, avec de la vaseline ou de l'huile mentholée.

Il va, sans dire, que les mains, les instruments et les tubes auront été aseptisés, soit à l'eau bouillante, soit à l'aide d'une solution antiseptique.

Le patient sera assis dans un fauteuil à dos droit, ou s'il est trop faible pour se lever, sera placé au bord du lit, la tête et les épaules soutenues par des oreillers. Si le malade est moribond, l'intubation pourra être tentée dans la position horizontale et alors, avec le doigt comme guide.

Le mécanisme de l'introduction du tube est exactement le même que chez l'enfant. La condition essentielle du succès est le maintien exact de l'introducteur sur la ligne médiane, et la présentation du tube à l'entrée du larynx, de telle façon que son diamètre antéro-postérieur corresponde bien exactement au diamètre correspondant de la glotte. La longueur du tube monté sur l'introducteur, peut gêner parfois l'évolution dans le pharynx et faire manquer la pénétration dans la glotte. Il sera donc bon d'avoir à sa disposition des tubes de longueurs différentes.

Dès que le tube aura pénétré aussi complètement que possible, dans le conduit aérien, au moment où le mandrin sera sur le point d'être libéré et extrait, on abandonnera le miroir laryngien et on portera rapidement l'index gauche sur la tête du tube, pour la maintenir en place et l'enfoncer complètement jusqu'au contact des bandes ventriculaires. Il faut, quelquefois, déployer une certaine force pour faire franchir, au ventre du tube, la partie rétrécie ; s'il s'agit surtout d'un rétrécissement cicatriciel. Le doigt peut se trouver trop court pour suivre le larynx qui s'abaisse sous la pression, et pour le remplacer dans son office, on doit se servir alors, d'une petite sonde d'acier présentant un épaulement à courte distance de son extrémité. La sonde est engagée dans l'orifice du tube qu'elle encombre très peu, et l'épaulement arrêté par le bord de cet orifice, y prend un point d'appui permettant de continuer la pression nécessaire pour achever l'enfoncement complet du tube. Si le tube n'était pas complètement introduit, les efforts d'expectoration du malade, auraient bien vite fait de l'expulser, dès l'extraction du mandrin.

Une fois le tube bien en place, on laissera tousser et expectorer le malade, avant d'enlever le fil de sûreté. En règle générale, il vaut mieux enlever le fil, car en le laissant à demeure, on impose une gêne de tous les instants et on risque de voir le tube extrait par une traction inopportune. On le laissera en place, par exception, lorsqu'il sera fait usage de tubes de petits calibres, possédant des têtes de trop petites dimensions et risquant par conséquent, de s'enfoncer dans la trachée et les bronches.

A part certains cas spéciaux, on doit employer pour la première intubation, le plus petit tube permettant une respiration facile et pénétrant sans difficulté dans le larynx. *Autant que possible,* d'après O'Dwyer, le tube ne doit pas être introduit de vive force, ni se trouver trop solidement fixé dans le larynx. On évitera ainsi, en cas de rejet du tube, une réaction trop considérable et dangereuse. Si le tube introduit est de calibre trop faible, il ne tardera pas à être rejeté ; et on devra le remplacer par un tube plus volumineux.

Tous les rétrécissements du larynx ne permettent pas d'emblée, l'introduction d'un tube de calibre suffisant pour permettre une respiration libre ; et, il faut parfois, après avoir pratiqué la trachéotomie, élargir la voie pour le passage d'un tube de volume convenable. Plusieurs moyens sont à notre disposition :

1° La dilatation progressive par les sondes de Schrœtter ; ou de simples cathéters métalliques ;

2° La dilatation par opération endo-laryngée (section de brides cicatricielles, dilatation rapide par les dilatateurs à lames coupantes de Whistler ou de Moure :

3° La destruction, après laryngo-fissure, du tissu cicatriciel.

L'intubation devra être pratiquée dans ces divers cas, après le rétablissement d'une perméabilité suffisante du larynx ; elle sera continuée tant que tout retour de la sténose ne sera pas définitivement écarté. L'ouverture de la trachée sera maintenue béante, tant qu'un accès suffisamment libre de l'air par le larynx, n'aura pas été obtenu.

La durée de séjour d'un tube dans le larynx, varie nécessairement avec la nature de l'affection traitée. Elle peut être très courte, soit qu'il s'agisse simplement d'une sténose spasmodique, soit même qu'on se trouve en présence d'une altération quelconque de la muqueuse laryngée. Témoin, ce cas rapporté par Ferroud (Lyon) [1], d'un malade atteint d'une tumeur de la région sousglottique et, chez lequel, une intubation pratiquée par M. Garel, fit disparaitre en 25 minutes des phénomènes asphyxiques qui ne se reproduisirent pas.

Quand l'organe est accoutumé à la présence du tube, il n'y a, pour ainsi dire, aucune limite déterminée à la durée de l'intubation. Schmiegelow a traité des malades, pendant plus d'un an, en n'opérant l'extraction du tube qu'une fois par mois [109]; et nous devons à O'Dwyer [111], la relation curieuse d'une intubation ininterrompue pendant dix mois, chez une malade jadis trachéotomisée pour sténose syphilitique du larynx. La patiente, femme galante, fut si heureuse de se voir enfin délivrée de la canule trachéale portée si longtemps, qu'elle ne revint voir le médecin que dix mois après, ayant vécu tout ce temps avec son tube dans le larynx. L'extraction de ce tube se fit avec une certaine difficulté, sa surface extérieure se trouvant encroûtée de matières calcaires. Mais, ce long séjour du tube dans le larynx, avait définitivement vaincu la sténose; et cette femme, revue au bout de plusieurs années par O'Dwyer, resta bien guérie.

L'extraction du tube, quand le fil aura été enlevé, sera faite au moyen de l'extracteur, et de préférence sous le contrôle du miroir larygien. De même que pour l'introduction, il sera préférable de l'opérer, le malade étant à jeun. On évitera, ainsi, des vomissements alimentaires fort gênants.

L'extraction ne présente pas, d'habitude, de difficulté. Elle peut cependant nécessiter parfois une certaine force. Garel (Lyon) a appelé l'attention sur une difficulté de l'extraction, due à une obliquité trop marquée en avant, du larynx [68]. Dans ce cas, le bec de l'extracteur coudé à angle droit éprouve une certaine peine à pénétrer dans le tube. En pareille occasion, on tentera de redresser l'axe du larynx par une pression extérieure exercée au moment d'une déglutition. Si cette manœuvre ne réussit pas, il faut, comme l'a fait Garel, avoir recours à un extracteur de courbure moins brusque, plus uniforme et basé sur le principe suivant : plus on doit descendre bas dans le larynx, plus il faut augmenter le rayon de courbure, pour se rapprocher le plus possible du rayon de courbure des extracteurs œsophagiens.

Le tube extrait, il est de toute nécessité de surveiller
quelque temps le malade. On peut être dans l'obligation,

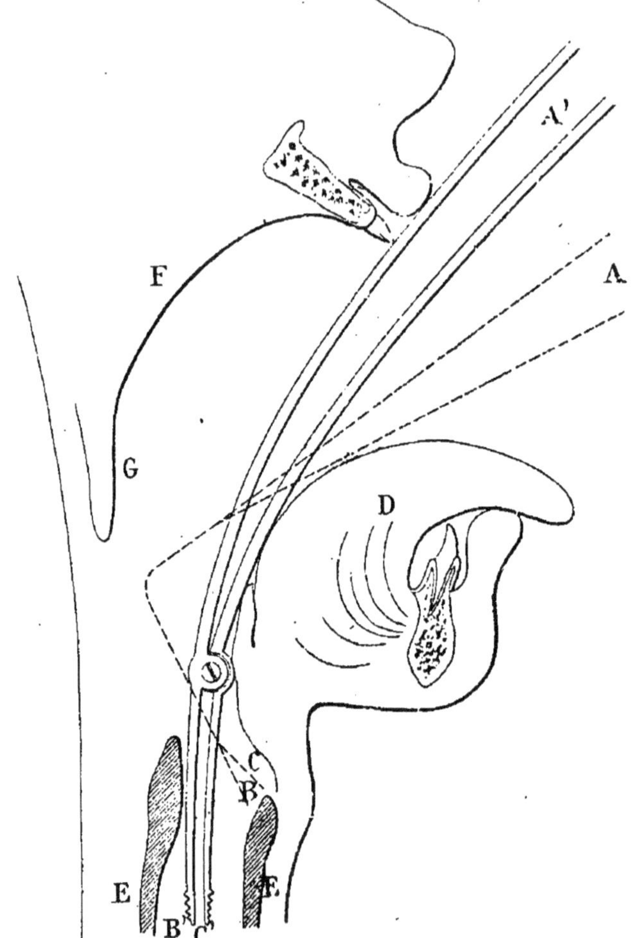

FIG. 42. — Extracteur à courbure œsophagienne de M. Garel.
A, B, C, extracteur d'O'Dwyer ; — A', B', C', extracteur de Garel ; —
D, langue projetée en avant (attitude d'examen laryngoscopique) ; —
E, E, tube en place ; — F, voûte palatine ; — G, voile du palais.

au bout d'une heure ou deux, d'introduire de nouveau le
tube. Ce n'est parfois, qu'en espaçant de plus en plus les

intervalles entre les intubations successives, qu'on arrive à l'extubation définitive.

Il serait dangereux d'abandonner à lui-même un malade, aussitôt après l'extraction. Max Thorner (Cincinnati) a, dans ces conditions, été le témoin d'un cas de mort rapide par œdème laryngé : le malade en sortant du cabinet du médecin, succomba avant d'avoir pu être secouru efficacement.

On songera à l'extubation définitive, quand le patient respirera de façon normale, facilement et sans le moindre cornage. On attendra deux ou trois heures, l'observant dans diverses attitudes. On le fera marcher, monter les marches d'un escalier, pour se rendre compte de l'influence de l'exercice sur la respiration. Si celle-ci reste bien libre, on pourra s'éloigner sans crainte ; et quand un jour complet se sera écoulé, sans retour de la dyspnée, cela sera de très bon augure.

Dans les rétrécissements laryngés de nature cicatricielle, dès que la lumière normale du larynx aura été restaurée ou, si un passage bien suffisant est assuré à l'air respiratoire, on pourra se contenter d'introduire le tube une ou deux fois par semaine, en le laissant en place douze à vingt-quatre heures. Ces séances d'intubation seront espacées selon les indications, et continuées jusqu'à ce que la tendance à la contraction, du tissu cicatriciel, ait complètement disparu.

Quand un tube sera laissé longtemps et de façon continue, à demeure dans le larynx, il sera bon d'en opérer l'extraction toutes les deux ou trois semaines. On changera ainsi les points de compression et on pourra augmenter, s'il y a lieu, le calibre du tube. Toutefois, les tubes métalliques ne peuvent guère rester en place, plus d'une semaine, à cause des incrustations calcaires dont se revêtent leurs parois extérieures et qui peuvent être une source de forte irritation pour les tissus.

III. — **Accidents et complications.**

Des accidents sérieux ne sont guère à redouter que chez les sujets non trachéotomisés.

Pendant les essais d'introduction du tube, l'*apnée* déterminée par une intervention difficile et de trop longue durée peut occasionner des symptômes d'asphyxie, plus ou moins prononcés.

Les lésions traumatiques ne sauraient être, en général bien considérables, du moins chez l'adulte pour lequel l'emploi du laryngoscope et de l'anesthésie locale, permet l'introduction et l'extraction avec une plus grande précision. Mais comme chez l'enfant, des érosions, des déchirures, des fausses routes même, sont possibles de la part d'un opérateur imprudent ou maladroit. Le traumatisme le plus fréquent, parfois inévitable, est celui résultant du passage forcé du tube à travers un rétrécissement cicatriciel qui s'est déchiré à son contact. *Une hémorragie* légère peut en être la conséquence. Il peut aussi se produire une *réaction fébrile* d'une assez grande intensité mais, d'habitude, de courte durée. Si pendant cette élévation de la température, le tube vient à être rejeté, il vaudra mieux attendre, à moins d'urgence, le retour à la normale, pour le remettre en place. En tous cas, le malade sera bien surveillé, à cause du développement possible d'un œdème laryngé. Contre cet œdème, on lutterait par l'ingestion continue de fragments de glace, on ferait en cas de nécessité soit de nouveau l'intubation, soit la trachéotomie.

Le rejet du tube s'observe assez fréquemment, chez l'adulte, même quand le tube a été judicieusement choisi et bien introduit. C'est que les larynx d'adultes présentent dans leurs dimensions de telles différences, qu'il est assez difficile d'avoir des tubes convenant à tous les cas. On ne saurait donc posséder trop de tubes, de formes et de dimensions variées.

En cas de paralysie des muscles de la glotte, la fixation d'un tube normal peut se trouver impossible et l'on devra employer un tube à très gros renflement, entrant à frottement dans la région sous-glottique. Mais, mieux vaut, en pareille occasion, faire la trachéotomie. Bien que la compression exercée au niveau du cricoïde par un tube de très gros calibre ne soit pas exempte de danger, l'expérience a cependant démontré que les larynx d'adultes, atteints d'induration cicatricielle, ou d'infiltration œdémateuse, peuvent supporter des pressions qui chez les enfants, surtout en cas de croup, seraient des plus dangereuses.

S'il se produit de la douleur occasionnée par la pression trop forte du tube contre les parois du larynx, il est plus prudent de l'extraire et de le remplacer momentanément par un autre, de calibre moins fort. S'il existe une ouverture de la trachée, on remettra la canule en place et on laissera quelque temps le larynx au repos.

La difficulté de la déglutition dans les premiers jours est, d'habitude, beaucoup moins marquée chez l'adulte que chez l'enfant. Elle ne dure pas longtemps et se montre surtout au passage des liquides. Nous avons cependant vu des malades avaler très facilement dès le début, même les liquides. En cas de difficulté, surtout si les liquides occasionnent de la toux, on donnera le moins de boissons possible et on alimentera le malade à l'aide de purées et de bouillies. On conseillera, pour boire, de

placer la tête basse et de côté. On recommandera surtout
de ne boire qu'à petites gorgées. Si l'on est dans l'obligation de supprimer complètement les boissons, on cal-
mera la soif par des lavements d'eau tiède.

L'obstruction du tube n'est pas à redouter, s'il n'y a
pas de bronchite fournissant une sécrétion abondante et
visqueuse. Dans ce cas, une grande surveillance du
malade est nécessaire. Sargnon [68], a rapporté le cas d'un
homme de cinquante ans, intubé pour sténose laryngée
de nature douteuse, et qui ayant contracté une broncho-
pneumonie, mourut presque subitement après avoir
présenté des symptômes alarmants dont on négligea de
tenir compte. Un fil cependant était attaché au tube ;
mais la garde-malade ne prévint personne et ne tenta
même pas l'extraction à l'aide du fil.

C'est là un fait exceptionnel, car avec un peu d'attention, pareil accident ne peut se produire. Faire boire pour
exciter la toux, dès qu'il y a des mucosités stagnantes
dans le tube, tel est le moyen bien simple d'empêcher
l'obstruction. Le malade lui-même, s'il s'agit d'un adulte,
doit être instruit de l'importance que présente le nettoyage de son tube, à l'aide d'une ou deux expirations
énergiques faites de temps à autre. Pendant son sommeil, la personne chargée de la surveillance devra le
réveiller, si le bruit de la respiration trahit la présence de
sécrétions dans le tube. Des fumigations de vapeurs
d'eau seront utiles. Enfin, si le tube est de petit calibre,
le fil sera laissé à demeure.

IV. — Indications de l'intubation.

« L'avenir de l'intubation, a écrit le Pr Massei (Naples),
réside dans la délimitation bien nette de ses indications » [108]. Mais, cette délimitation est assez difficile à
tracer de façon précise ; car, s'il est des cas dans lesquels
l'indication ou la contre-indication de cette intervention
est des plus nettes, il en est aussi où l'hésitation est per-
mise, le choix étant donné entre l'intubation et la trachéotomie.

L'intubation répond à deux indications générales :
1° Écarter le danger imminent d'asphyxie résultant du
passage insuffisant de l'air à travers le larynx sténosé ;
2° rétablir le jeu normal de la respiration par la dilatation du rétrécissement laryngé. La première lui est commune avec la trachéotomie ; la seconde lui est propre.
Dans certains cas, elle peut les remplir toutes les deux
à la fois, écartant d'abord le danger d'asphyxie, prévenant ensuite, par la présence même du tube dans le
conduit laryngo-trachéal, le développement d'un rétrécissement ultérieur, ou constituant encore le premier
acte d'une dilatation méthodique.

Ces indications générales sont toutefois subordonnées
à des considérations touchant : 1° la nature et le siège
des lésions ; 2° les circonstances. Avec Sargnon, nous
dirons que l'intubation est indiquée dans les sténoses curables et dilatables du larynx et de la partie supérieure de

la trachée ; la trachéotomie étant réservée aux sténoses incurables ou trop bas situées.

Nous trouvant en présence d'une sténose laryngée, nous aurons d'abord, si le cas n'est pas menaçant, à examiner s'il est susceptible de guérir, soit par un traitement général, soit par un traitement local ou la combinaison des deux. Une sténose aiguë liée à la syphilis guérit parfois très vite par l'emploi d'un traitement général, énergique. Une sténose chronique également liée à la syphilis, mais de nature cicatricielle, développée lentement et arrivée à un degré très accentué, ne guérira pas avec le seul emploi du traitement général ; un traitement local : la dilatation méthodique du rétrécissement, sera indispensable. En cas de sténose causée par la présence d'un néoplasme, une intervention locale, par voie endo-laryngée ou après thyrotomie, pourra seule amener la guérison. D'autre part, des laryngosténoses, liées par exemple à la tuberculose ou au développement d'un néoplasme inopérable, ainsi que les sténoses siégeant très bas dans la trachée, ne sont guère justiciables de l'intubation.

Si le cas est menaçant, nous aurons à juger si l'intubation peut écarter le danger, rapidement et à moins de risques que la trachéotomie. Elle sera évidemment inutilisable dans le cas de lésions siégeant trop bas dans la trachée, ou trop haut, à l'entrée du larynx, pouvant faire obstacle à la pénétration de l'air dans le tube lui-même.

En outre, diverses considérations résultant de l'urgence, des instruments disponibles, des connaissances professionnelles, des conditions d'âge, de lieu et de milieu, de la volonté même du malade et de son entourage, pourront déterminer le choix de l'intervention.

Souvent, d'ailleurs, intubation et trachéotomie se compléteront et devront se prêter une aide mutuelle. Il pourra être utile, nécessaire même en certains cas, de pratiquer d'abord la trachéotomie, pour recourir ensuite, en toute sécurité, à l'intubation. Telle sera la conduite à tenir, en présence d'une sténose menaçante et pour laquelle l'introduction d'un tube dans le larynx présentera des difficultés particulières. De même, si le sujet ne peut être suffisamment surveillé, l'ouverture de la trachée sera-t-elle une garantie contre le rejet du tube et le retour rapide de la dyspnée. En d'autres cas où la trachéotomie sera nettement indiquée, il pourra cependant être utile de la faire précéder de l'intubation qui permettra d'opérer dans de meilleures conditions. Cette intubation préliminaire aura permis de gagner du temps et de préparer une trachéotomie méthodique, de succès plus certain, et rendue plus facile aussi par la présence du tube dans la trachée.

Nous étudierons donc l'intubation du larynx : 1° *Comme intervention d'urgence dans les laryngosténoses aiguës ou menaçantes.*

2° *Comme méthode de traitement des sténoses chroniques ou non menaçantes.*

V. — De l'intubation dans les laryngosténoses aiguës ou menaçantes.

Selon Schmiegelow (Copenhague) [106], les sténoses aiguës du larynx, quelle qu'en soit la nature, peuvent être traitées par l'intubation. Cette opinion, partagée par la plupart des auteurs qui se sont occupés de la question a été combattue par Ferreri (Rome) qui repousse, au contraire l'intubation dans les sténoses aiguës, la trouvant inefficace ou dangereuse.

Il est cependant indiscutable que cette intervention peut rendre et a rendu effectivement des services, en pareil cas, soit comme intervention d'attente, soit comme intervention définitive.

La trachéotomie possède certes cet avantage, que les soins et mieux, la surveillance du malade, peuvent être confiés à tout médecin, à la rigueur même à une personne quelconque. Au contraire, après une intubation pour sténose aiguë, le malade doit être surveillé de près par le médecin compétent et muni des instruments nécessaires. En cas de rejet du tube, une nouvelle intubation peut être rapidement urgente, sous peine de retour des phénomènes d'asphyxie.

D'autre part, l'intubation constitue fréquemment une intervention simple, peu dangereuse et pouvant être, en cas d'urgence, pratiquée rapidement, sans aides spéciaux. Dans quelques cas, elle pourra remplir son but en peu de temps, la présence assez courte du tube dans le larynx pouvant parfois suffire à faire disparaître tout danger.

« *Que la sténose soit aiguë ou chronique*, dit Massei,
« *elle peut parfaitement céder à la dilatation perma-*
« *nente, et dans un temps si court, que nous ne pou-*
« *vons qu'en rester étonnés* » [112].

Le traitement par l'intubation, d'une laryngosténose
menaçante est, surtout chez l'adulte, chose assez délicate.
L'indication première, est de sauver l'existence du malade ;
or, l'introduction rapide d'un tube de calibre suffisant
pour assurer la respiration ne sera pas toujours possible.
Il nous semble cependant logique de tenter d'abord l'intubation. Si elle réussit, elle donnera le temps de la réflexion
et permettra de prendre tous les renseignements nécessaires à l'établissement d'un diagnostic sérieux. La nature
de l'affection ou les circonstances ayant déterminé le
médecin à pratiquer la trachéotomie, celle-ci sera faite
alors dans de meilleures conditions. Parfois aussi, une
intubation de quelques heures aura suffi à mettre le
malade hors de danger.

Pour nous, une condition essentielle du traitement par
l'intubation d'une laryngosténose aiguë, chez l'adulte,
est la possibilité de surveiller de près le malade. La
différence des résultats obtenus par la trachéotomie et
l'intubation n'est pas ici, dans la plupart des cas, comme
dans le croup des enfants, assez grande pour qu'on puisse
négliger le danger possible d'asphyxie par rejet du tube
en l'absence du médecin. Tant qu'il y a danger, il faut
qu'un secours rapide puisse être porté au malade, en cas
d'incident. Plus tard, si l'intubation n'est plus qu'un
moyen de dilatation, et si toute crainte d'asphyxie peut
être bannie, la surveillance pourra se relâcher.

Nous passerons en revue successivement les lésions ou
affections aiguës pour lesquelles l'intubation paraît indiquée et a été pratiquée, comme intervention d'urgence :
traumatismes du larynx, lésions inflammatoires

simples, affections laryngées ou péri-laryngées de nature infectieuse, œdèmes laryngés, spasmes de la glotte.

1. **Traumatismes.** — Plaies du larynx. — Dans les blessures du larynx on peut avoir à combattre une sténose causée par un hématome, par l'œdème ou l'emphysème des tissus. Pour Sargnon, si la plaie extérieure est étendue et communique largement avec l'intérieur du larynx, l'intubation n'est pas indiquée, à cause des craintes d'infection. Si la plaie extérieure est minime et s'il existe des phénomènes d'œdème laryngé, on pourra tenter l'intubation. En cas de blessure n'ayant pas déterminé de communication avec le conduit aérien, et n'ayant occasionné comme lésions internes, que de l'œdème ou la formation d'un hématome intra-laryngé, l'intubation semble devoir amener plus facilement que la trachéotomie, la résorption du sang infiltré, et empêcher la production ultérieure d'un rétrécissement.

En tout cas, après la guérison d'une blessure du larynx, s'il y a tendance à la formation d'un rétrécissement cicatriciel, l'intubation sera nettement indiquée.

Nous ne connaissons pas d'observations d'intubation pour sténose aiguë consécutive à une plaie du larynx.

Fractures du larynx. — Ici, l'intubation semble devoir être la méthode de choix. En outre qu'il intervient contre la dyspnée résultant de la sténose laryngée, le tube remplit le rôle d'attelle interne, s'opposant au déplacement des fragments et prévenant ainsi des déformations ultérieures.

Si la trachéotomie a été pratiquée d'urgence, il faudra enlever, au plus tôt, la canule et intuber, afin de prévenir la rétraction cicatricielle et la formation d'un rétrécissement. Une fois le tissu cicatriciel formé, la dilatation serait longue et beaucoup plus difficile à obtenir.

L'emploi de l'intubation dans les fractures du larynx, soit comme intervention d'urgence, soit comme méthode de dilatation, a donné d'excellents résultats entre les mains de Simpson [113], de Lefferts [114] (New-York) et de Scheier (Berlin) [115] qui en ont publié des observations très concluantes.

Brulures du larynx. — Bernard Pitts, chirurgien de l'Hospice des enfants, à Londres, est d'avis que l'intubation est destinée à remplacer la trachéotomie dans la grande majorité des cas de brûlure du larynx. James Ball (Londres) [116] a rapporté un cas de brûlure de la gorge par ingestion de thé bouillant, chez un bébé de deux ans. Un œdème de la glotte, très menaçant étant survenu, l'enfant fut intubé et la perméabilité du larynx se trouva rétablie au bout de trois jours. Dans un autre cas de brûlure par acide phénique, chez un enfant de quatre ans, l'intubation fut pratiquée avec succès, mais l'enfant succomba des suites de l'intoxication.

Baër (Zurich) [48] a relaté le cas d'une brûlure du larynx survenue chez un enfant de cinq ans, tombé dans une fosse pleine de chaux à peine éteinte. Le lendemain de l'accident, les phénomènes d'asphyxie nécessitèrent l'intubation. Le tube fut laissé cinq jours en place, puis réintroduit après un répit de trente heures. Quatre jours après, l'extubation définitive fut pratiquée et la guérison fut obtenue.

Corps étrangers du larynx. — L'introduction dans le larynx d'un corps étranger, peut déterminer des symptômes d'asphyxie, soit par obstruction immédiate du conduit aérien, soit par œdème, soit encore par spasme de la glotte.

La plupart des auteurs sont d'avis qu'en pareil cas la trachéotomie est indiquée. Cependant, si le corps étranger est de très petit volume et susceptible d'être rejeté à travers le tube, l'intubation est justifiée, surtout en cas d'urgence. Repoussé dans la trachée il sera souvent expectoré aux premières secousses de toux ; fixé dans les parois du larynx il sera éliminé après l'extraction du tube, dès que l'œdème inflammatoire occasionné par sa présence aura disparu. Quelques observations sont intéressantes à cet égard. En 1887, S. Mettzer [117] (New-York), a rapporté le cas d'un enfant qui en mangeant des noix, fut pris d'accès de suffocation qui disparurent pendant quelques heures, à la suite d'un vomitif. « *Le len-* « *demain soir, retour des phénomènes d'asphyxie* « *nécessitant une prompte intubation. Au matin, le* « *tube fut rejeté, mais la respiration resta calme. On* « *trouva dans le tube, au milieu de mucosités vis-* « *queuses, un fragment relativement volumineux de* « *coquille de noix, à côté de plusieurs autres mor-* « *ceaux plus petits.* » L'auteur explique le premier accès de suffocation, par un spasme de la glotte, et la gène respiratoire ultérieure, par un œdème du larynx lésé par les corps étrangers.

Nous avons en 1895 [118], publié une observation analogue, concernant un enfant de 15 mois qui après avoir avalé un tout petit fragment de noyau de prune, fut subitement pris d'un violent accès de suffocation. Après l'administration d'un vomitif, le calme s'était rétabi et l'enfant avait passé une nuit assez bonne. Le lendemain matin, la gène respiratoire apparut de nouveau et devint très vite menaçante. Le médecin traitant nous adressa alors le petit malade auquel nous pratiquâmes d'urgence. dans notre cabinet, l'intubation qui amena un soulagement complet. Le jour suivant, le tube fut extrait ; la respiration resta libre et l'enfant se rétablit rapidement. Aucune trace du corps étranger ne fut retrouvée dans l'expectoration. Nous avons plus tard appris que cet enfant était mort deux mois après, à la suite d'une broncho-pneumonie survenue brusquement, en plein état de bonne santé.

Sevestre et Bonus [119] ont rapporté le cas d'une fillette de cinq ans, ayant aspiré, un mois auparavant, une perle de verre, et qui brusquement prise d'un violent accès de suffocation, fut intubée d'urgence. La perle fut rejetée par le tube dans un accès de toux et l'enfant se rétablit.

Enfin, Bókai [120] cite l'observation d'un bébé de sept mois, pris tout à coup, de suffocation et chez lequel, l'examen digital du larynx permit de sentir, enclavé dans la fente glottique, un corps étranger long d'environ un centimètre et quart, que l'on apprit être un fragment de coque d'œuf. L'intubation fut faite dans le but de fragmenter le corps étranger, de le rendre mobile et de permettre ainsi son expulsion. « *La respiration se trouva* « *rétablie et au bout de quelques minutes, le tube fut* « *extrait à l'aide du fil. La dyspnée ne se renouvela* « *pas et le lendemain, la mère de l'enfant montra* « *un fragment de coque d'œuf trouvé dans les* « *selles.* »

Nous connaissons les tubes spéciaux recommandés par O'Dwyer et Dillon-Brown, pour l'expectoration des fausses membranes volumineuses en cas de croup et pour le rejet des corps étrangers de petit volume, mobiles dans la trachée. Plusieurs auteurs se sont bien trouvés de l'emploi de ces tubes courts, cylindriques et de très large calibre. Bókai, qui les a essayés dans plusieurs cas, n'en a pas obtenu la même satisfaction et a dû recourir à la trachéotomie. Cet auteur attribue ses échecs au volume trop considérable des corps étrangers. Il est d'avis qu'il faut néanmoins toujours essayer l'emploi de ces tubes: 1° la possibilité du rejet par le tube, des petits corps étrangers tels que perles, graines de caroube, petits

boutons, petits pois, est infiniment vraisemblable ;
2º lorsque le rejet du corps étranger par le tube n'a pas
eu lieu, si l'enfant a bien supporté pendant quelques
heures le tube cylindrique, sont état est devenu relativement satisfaisant et, il est possible de pratiquer une trachéotomie dans de bonnes conditions [120].

2. Lésions inflammatoires simples. — L'inflammation
simple aiguë du larynx, nécessite bien rarement, une
intervention contre des phénomènes d'asphyxie par
sténose. En présence d'un cas urgent, il peut être assez
difficile d'établir sur-le-champ un diagnostic précis
et de différencier une laryngite simple d'un cas de
croup diphtérique ou non. Chez l'enfant, l'inconvénient
ne saurait être bien grand, car l'intubation est certainement l'intervention de choix dans la laryngite aiguë
simple avec sténose menaçante, dans la laryngite sous-
muqueuse, œdémateuse ou laryngite hypoglottique, aussi
bien que dans les laryngites pseudomembraneuses ou non,
dues au bacille diphtérique, aux streptocoques, staphylo-
coques ou microcoques. On ne compte plus actuellement
les observations d'intubation chez l'enfant, pour laryngites aiguës. La grande majorité des cliniciens est d'accord
sur ce point : chez tout enfant atteint d'une sténose
laryngée aiguë, d'apparence inflammatoire, simple, on
emploiera l'intubation.

Chez l'adulte, la simple laryngite catarrhale aiguë ne
saurait donner lieu à des phénomènes de sténose suffisants pour nécessiter une intervention. Il n'en est pas de
même de la laryngite œdémateuse ou sous-muqueuse,
laryngite hypoglottique de certains auteurs, due au froid,
aux fatigues vocales et assez souvent liée à la tuberculose
ou à diverses infections microbiennes. L'intubation a été,
dans ces cas, employée avec succès par divers médecins.

En 1891, Massei (Naples) a rapporté le cas suivant de

laryngite hypoglottique survenue chez un jeune homme de seize ans [112]. « *Il y a environ trois mois, j'ai été* « *appelé en province, pour un jeune homme de seize* « *ans qui étouffait, afin de lui pratiquer la trachéo-* « *tomie. Il était tout à fait, dans la période asphyxique* « *et, à l'examen du larynx, je ne trouvai autre chose,* « *que les signes classiques de la laryngite hypo-* « *glottique..... Je pratiquai immédiatement l'intuba-* « *tion, au grand soulagement du malade. Je restai* « *douze heures auprès de lui et, pendant tout ce temps,* « *le tube ne bougea pas. Alors, je le retirai et je cons-* « *tatai une légère amélioration. Mais, il était indis-* « *pensable de remettre le tube, ce que je fis sur-le-* « *champ. La déglutition des solides aussi bien que* « *des liquides était parfaite. Je quittai le malade et* « *lui conseillai de venir à Naples pour continuer le* « *traitement, aussitôt que la fièvre (38-38°,5) aurait* « *cessé.*

« *Huit jours après, le malade ayant repris des for-* « *ces, put faire un voyage de 14 heures en chemin de* « *fer ; et, quand je retirai le tube, resté en place pen-* « *dant tout ce temps, je pus constater que toute la mu-* « *queuse du larynx était en parfaites conditions, et* « *que le rétrécissement s'était beaucoup amendé. J'ai* « *continué, depuis, la dilatation à intervalles, et au* « *bout de quelques mois, le malade a pu rentrer chez* « *lui.* » Malgré l'absence de tout signe fourni par l'auscultation de la poitrine et l'examen du larynx, la fièvre et l'amaigrissement du malade déterminèrent Massei à faire l'examen bactériologique des crachats qui contenaient des bacilles de Koch.

En octobre 1894, Chiari (Vienne) a rapporté, devant la société império-royale des médecins de Vienne, un cas de laryngite aiguë sous-glottique, traitée par l'intubation chez un adulte : « *le tube d'O'Duyer nº 4 fut expulsé au bout de quelques heures et remplacé par le tube nº 6, qui resta en place jusqu'au lendemain. A ce moment, tout danger d'asphyxie se trouva conjuré et l'affection se termina par la guérison.*

3. **Affections laryngées ou périlaryngées aiguës, de nature infectieuse.** — Sous ce titre, nous comprenons : l'érysipèle, le phlegmon laryngé et péri-trachéo-laryngée, la thyroïdite aiguë, les chondrites et périchondrites du larynx, les manifestations laryngées de la rougeole, de la variole, de la varicelle, de la fièvre typhoïde et de la syphilis.

Érysipèle. — Dans l'érysipèle du larynx avec symptômes alarmants de sténose, l'intubation a été employée avec succès dans quelques cas, par Massei, Merrigan, Fasano et Egidi [121].

Phlegmon laryngé. — Dans le phlegmon laryngé ou péri-trachéo-laryngé, l'intubation a été rarement pratiquée. L'intervention habituelle en ces cas, le plus souvent graves, est la trachéotomie. Nous possédons cependant des observations intéressantes de cas traités à l'aide de l'intubation par Egidi (Rome) [121] Massei [122] et Damieno (Naples) [133]. Le dernier de ces auteurs cite le cas d'un phlegmon péri-trachéo-laryngé dans lequel l'abcès, faisant saillie dans la trachée, se rompit pendant l'introduction d'un tube à corps mince et à tête normale. Le malade guérit.

Dans deux autres cas de phlegmon laryngé observés chez un homme de 42 ans et une petite fille de 4 ans, Massei obtint également, par l'intubation seule, un heureux résultat. Les collections s'ouvrirent pendant l'introduction des tubes et se vidèrent au dehors.

Nous croyons intéressant de rapporter succinctement l'une de ces observations, celle qui concerne l'homme de

42 ans : « *Plusieurs mois après l'extirpation de polypes*
« *du larynx, cet homme présenta des signes de sténose*
« *très prononcée, avec fièvre, grande gêne de la déglu-*
« *tition et accès de suffocation. L'examen au miroir*
« *fit diagnostiquer une laryngite phlegmoneuse avec*
« *abcès. Un accès de suffocation très sérieux ayant eu*
« *lieu, Massei, avant de procéder à la trachéotomie*
« *décidée en principe, tenta d'introduire un tube dans*
« *le larynx. Le tube relativement gros, fut bientôt*
« *rejeté dans un violent accès de toux. Mais, les quel-*
« *ques minutes qu'il était resté en place, avaient suffi*
« *pour produire une légère amélioration. Un deuxiè-*
« *me tube introduit fut également expulsé au bout*
« *de quatre à cinq minutes. Trois autres tubes, intro-*
« *duits successivement, eurent le même sort. Enfin,*
« *une forte secousse de toux donna issue par le tube*
« *resté en place, à une forte quantité de pus sangui-*
« *nolent. L'état du malade s'améliora rapidement et*
« *la guérison se fit en trois jours.* »

C'est ici le lieu de rappeler l'emploi heureux qui a été
fait de l'intubation par Chapuis (Lyon), dans un cas d'inflammation aiguë du corps thyroïde ayant déterminé une
sténose menaçante par compression de la trachée et du
larynx. Cette observation très intéressante, et unique en
son genre, a été rapportée par Sargnon [68] : « *F..., 14*
« *ans. Goitre volumineux ; poussée de thyroïdite*
« *aiguë ; dyspnée intense ; cyanose et mort im-*
« *minente. Tubage au doigt par M. Chapuis. Malgré*
« *la difficulté d'atteindre les aryténoïdes, le tubage*
« *est pratiqué du premier coup. Des applications*
« *froides sont faites sur la région cervicale. Le tube*
« *reste en place quelques jours, et aucune autre in-*
« *tervention chirurgicale n'est nécessaire.* » Il s'agissait là d'une sténose par compression laryngée et récu-

rentielle. La trachéotomie était impossible à cause du très gros volume du corps thyroïde.

CHONDRITES ET PÉRICHONDRITES LARYNGÉES. — Elles sont généralement accompagnées de suppuration collectée ou diffuse, et l'intubation n'y a guère été employée qu'après trachéotomie, comme méthode de dilatation. Ces atteintes du squelette du larynx ont été observées dans les phlegmons, la tuberculose, la fièvre typhoïde où s'observent parfois des laryngites à forme ulcéro-nécrosique ou nécrosique d'emblée.

FIÈVRES ÉRUPTIVES. — Dans le cours des fièvres éruptives, on peut être appelé à intervenir contre une sténose du larynx. L'intubation a été faite par Bayeux et Roger [124], chez un enfant de seize mois atteint de varicelle à forme hémorragique et de broncho-pneumonie. Massei intuba une petite fille de cinq ans atteinte de laryngite post-variolique. L'enfant rejeta son tube et succomba une demi-heure après.

Les complications laryngées sont fréquentes dans la rougeole. L'intubation a été employée avec succès dans la laryngite suffocante du début de cette affection. La laryngite post-rubéolique est de nature beaucoup plus grave et l'intubation y donne de moins bons résultats. Netter n'en est guère partisan, n'ayant pas obtenu une seule guérison sur quinze cas de laryngite post-rubéolique. La mort aurait été due aux ulcérations du larynx, aux abcès péri-laryngés et le plus souvent à la broncho-pneumonie.

Pour Sargnon, trachéotomie et intubation ont donné également de mauvais résultats dans la laryngite post-rubéolique et il vaut mieux encore tenter d'abord l'intubation. Pour Sevestre [125], l'intubation chez les rougeoleux, n'est nullement contre-indiquée. C'est pour lui, l'intervention de choix. Le tube n'a souvent pas besoin d'être laissé bien longtemps en place. Un des grands avantages de cette méthode, est la possibilité de donner les bains froids si efficaces contre les pneumonies post-rubéoliques.

Massei [68], Variot [126], Percy Jakins [127], James Ball [116], Jacques, Rabot [11], Escat [35] on rapporté des cas de laryngites post-rubéoliques traitées avec succès par l'intubation.

FIÈVRE TYPHOÏDE. — Nous ne connaissons qu'un cas de laryngosténose aiguë survenue dans la convalescence d'une fièvre typhoïde grave, et traitée avec succès par l'intubation. Il est dû à Casselberry et concerne un adulte de 22 ans qui intubé avec un gros tube, le conserva huit jours, l'expulsa par la toux et se guérit ainsi [128].

SYPHILIS DU LARYNX. — Dans la syphilis du larynx, on peut être appelé à intervenir d'urgence, pour des accidents le plus souvent d'ordre tertiaire (gommes circonscrites ou diffuses, ulcérations, périchondrites, œdèmes). Lefferts [129], O'Dwyer [131], O'Roé [130], Massei [108], Sargnon [68], Bernay [68], Garel [132], Irsai [133] ont traité avec succès par l'intubation des laryngosténoses aiguës, syphilitiques.

Si l'asphyxie est menaçante, on doit intuber immédiatement et commencer le traitement spécifique. Si elle n'est pas absolument menaçante, le traitement spécifique peut toujours être essayé et suffira parfois à faire disparaître les accidents. En pareil cas, l'iodure de potassium n'est pas indiqué, au début du moins, car il peut aggraver la situation en déterminant de l'œdème laryngé. Mieux vaut employer les injections de sublimé à dose moyenne de 0,05 centigrammes répétée à des intervalles de 4 à 8 heures jusqu'à disparition du danger. Quand la perméabilité du larynx sera devenue suffisante, on pourra prescrire le traitement mixte habituel. Lewin (Berlin) [134] qui a employé les injections de sublimé à des doses variant de 0,02 centigrammes à 0,25 centigrammes dans les vingt-quatre heures, les considère comme le moyen de traitement le plus énergique en cas de laryngosténose syphilitique.

Nous l'avons employé avec succès et sans le moindre inconvénient sérieux, injectant 0,10 centigrammes de sublimé par jour en deux fois. Notre formule a été la suivante :

       Sublimé. . . . .   0 ^{gr}, 50 centigrammes.
       Chlorure de sodium.   0 ^{gr}, 25   —
       Eau distillée. . . . 10 grammes.

Un centimètre cube contient à peu près 0,05 centigrammes de bichlorure. Ces injections sont bien supportées, si on les fait au point de Smirnoff, entre le trochanter et l'ischion, en plein muscle fessier. Dans le tissu cellulaire sous-cutané, elles sont au contraire extrèmement douloureuses.

L'intubation détermine parfois une amélioration très rapide, en un laps de temps variant de quelques heures à 48 heures. Dans un cas cité par Sargnon, trois séances d'intubation de quelques heures, suffirent pour faire disparaître la dyspnée qui jusque-là, avait résisté à l'iodure pris à la dose de 4 grammes depuis quinze jours. Dans un autre cas cité par Gauthier (Lyon)[132], M. Garel pratiqua d'urgence l'intubation qui lui permit d'administrer un traitement spécifique, intensif. Au bout de 24 heures, le tube fut enlevé et n'eut pas besoin d'être réintroduit, la sténose ayant disparu. Nous avons nous-même intubé un homme de soixante ans, atteint d'une laryngosténose syphilitique, arrivée à un degré extrême et très menaçante. Un tube 10-12 d'enfant, introduit avec peine et resté seize heures en place, suffit pour écarter le danger, permettre le traitement spécifique et la dilatation méthodique de la sténose datant déjà de trois mois.

Si pour une raison quelconque, l'intubation n'a pu être faite, on devra, après la trachéotomie, surveiller la perméabilité du larynx. En cas de retard du retour à l'état normal, il faudra commencer la dilatation par l'intubation et si ce procédé parait trop lent ou inefficace, ne pas hésiter à faire la laryngofissure, détruire le rétrécissement cicatriciel et pratiquer l'intubation jusqu'à la guérison complète.

4. **Œdèmes du larynx.** — Œdème iodique, œdème de la période secondaire de la syphilis, œdème brightique, angio-neurotique, œdème par traumatisme, œdème aigu infectieux bénin, œdèmes de la grippe, de l'érysipèle et du phlegmon laryngé, telles sont les affections de causes bien différentes, qui peuvent s'offrir à notre intervention d'urgence.

L'idée de l'intervention par les voies naturelles en cas d'œdème glottique n'est pas nouvelle, puisque Sestier [135] en a relevé dix cas traités par Desault, Bichat, Lallemand, Benoit, au moyen de l'introduction dans le larynx d'une sonde de gomme élastique.

Dans une revue générale sur les œdèmes aigus primitifs et infectieux du larynx, M. Barjon (Paris) [136] admettant, à la rigueur, l'intubation dans les œdèmes non inflammatoires, la repousse dans les œdèmes inflammatoires, dans les œdèmes durs dans lesquels, en cas de sténose très accentuée, il serait, la plupart du temps, impossible d'introduire le plus petit des tubes d'adulte. Tel n'est pas l'avis de Sargnon qui, ayant une certaine expérience de la question, repousse les objections surtout théoriques, basées sur l'infection possible des tissus par les éraillures occasionnées par le passage du tube, et la gangrène des parties œdématiées.

Dans les œdèmes aigus sans suppuration, la résorption est souvent très rapide et il suffit parfois d'un séjour

fort court dans le larynx, d'un tube de petit calibre, même
d'un tube d'enfant, pour permettre ensuite le passage de
tubes plus volumineux. « *C'est ainsi qu'en quelques*
« *jours, parfois moins, on passe du plus petit tube*
« *d'adulte, au plus gros* » (Sargnon) [68].

Lefferts et Massei considèrent justement que l'infiltration des tissus est une bonne condition de fixation du
tube dans le larynx, et que si ce tube vient à être rejeté,
ce n'est d'habitude, que par suite de la diminution de
l'œdème et du rétablissement d'une certaine perméabilité. Pour Lefferts, « *dans l'œdème de la glotte, le jour*
de la trachéotomie est probablement passé ». Cette
opinion est celle de nombreux auteurs, entre autres :
Meier, Harold Stalkart, Ferroud, Casselberry, Damieno,
Sargnon qui ont publié à cet égard des observations concluantes.

Dans les œdèmes laryngés avec suppuration, l'intubation doit être employée, dans deux circonstances seulement : 1° dans les cas douteux, quand le chirurgien
n'est pas sûr de la suppuration ; 2° chez un malade trachéotomisé, pour faciliter l'ablation de la canule et surtout pour dilater de bonne heure le larynx, avant qu'il
ne soit survenu un rétrécissement très serré ; 3° en cas
de sténose ultérieure à l'ouverture de l'abcès et sans
trachéotomie préalable (Sargnon). Nous avons cependant
vu Massei et Damieno, intuber avec succès, en cas
d'abcès faisant saillie dans la trachée.

L'intubation pour œdème laryngé présente certaines
difficultés et réclame des précautions utiles à connaître.
On essaiera d'abord un petit tube, tube à corps mince et
à grosse tête, de Massei, ou à défaut, un tube d'enfant
avec gros fil laissé à demeure. L'œdème des tissus rend
parfois difficilement reconnaissable au toucher, l'entrée
du larynx et l'intubation n'est pas toujours réussie du

premier coup, le tube glissant facilement dans les gouttières du pharynx et dans l'œsophage. Sargnon a comparé avec justesse, la sensation perçue, en certains cas, par l'index, en touchant le vestibule laryngé, à celle que donnerait le toucher d'un phimosis.

Le danger étant le plus souvent, très pressant, il est important d'opérer rapidement et, s'il est possible, sans trop de tâtonnement. Le succès dépend, en grande partie, de l'habileté de l'opérateur et de son expérience.

Après l'introduction du tube, on devra surveiller attentivement le malade. Le premier tube introduit, souvent de petit calibre, sera expulsé dans un délai variable et devra être remplacé par un autre plus volumineux. Après le rejet du tube, la dyspnée ne reprend pas aussitôt sa gravité primitive et le médecin immédiatement averti, arrivera à temps pour pratiquer une nouvelle intubation.

Les avantages de l'intubation dans les œdèmes laryngés seraient d'après Sargnon, les suivants : 1º Elle permet de ne pas attendre que le malade soit *in extremis*. Le patient, l'entourage et le médecin lui-même se décident beaucoup plus tôt pour cette intervention que pour la trachéotomie. Or, en pareil cas, la mort par asphyxie peut survenir d'un moment à l'autre, très rapidement. 2º Elle est infiniment moins grave que la trachéotomie. 3º Le tube non seulement met le larynx au repos, comme la canule, mais en plus, il comprime l'œdème qui se résorbe ainsi très vite.

Une contre-indication sera l'œdème accentué du pharynx ou d'une épiglotte volumineuse risquant de venir coiffer la tête du tube et d'obstruer son orifice supérieur. Certaines formes d'œdème chronique, comme celle que détermine assez rarement la leucémie, réclament plutôt la trachéotomie.

Il est intéressant de passer en revue quelques obser-

vations d'œdèmes laryngés de causes variées, traités par
l'intubation chez l'enfant et chez l'adulte : Ferroud
(Lyon) [11], cite le cas d'un enfant de 13 ans, convalescent
de scarlatine et atteint d'anasarque généralisé : « *flots*
« *d'albumine dans les urines. Pendant cinq jours,*
« *état dyspnéique marchant graduellement vers l'as-*
« *phyxie, et nécessitant à un moment donné l'intuba-*
« *tion. Introduction pénible à cause de la résistance*
« *du malade. Sommeil dix minutes après ; respira-*
« *tion régularisée et état satisfaisant pendant huit*
« *jours. Ultérieurement, attaques éclamptiques subin-*
« *trantes et mort, malgré trois saignées copieuses.* »

De Damieno (Naples) [137] nous possédons l'observation d'un œdème angio-neurotique ayant débuté chez un
adulte, en pleine santé, au cours d'une promenade au
bord de la mer, par du gonflement de la face, étendu dès
le lendemain, à la gorge et au cou. La luette plus volumineuse qu'un œuf de pigeon fermait presque l'isthme
du gosier et le malade était aphone. « *Des scarifications*
« *ayant été faites sur la luette, il survint, immédiate-*
« *ment, un violent accès de suffocation qui nécessita*
« *sur-le-champ une intubation au doigt, avec un tube*
« *de petit calibre. Quelques instants après, un tube*
« *plus volumineux fut introduit et rejeté au bout de*
« *dix minutes, dans des efforts de toux. La gêne res-*
« *piratoire avait disparu et le soir même, le malade*
« *pouvait être considéré comme guéri.* »

Nous devons enfin à Sargnon [68], la relation d'un
œdème aigu consécutif à une angine légère chez un
alcoolique âgé de 44 ans. L'intubation fut pratiquée
d'urgence à onze heures du soir, après un examen rapide
au laryngoscope ayant montré l'œdème très accentué de
la région aryténoïdienne et aryténo-épiglottique, l'épiglotte n'étant pas atteinte. « *Deux tentatives d'intuba-*

« *tion sont faites infructueusement avec des tubes de*
« *moyen calibre. La muqueuse ayant été éraillée par*
« *le tube, un liquide séreux mêlé de stries de sang,*
« *est rejeté par le malade qui du fait, se trouve sou-*
« *lagé. Une troisième tentative avec un tout petit tube*
« *réussit. Une injection de morphine est faite. Pour*
« *éviter le rejet du tube souvent consécutif aux déglu-*
« *titions, on ne donne pas à boire au malade; on se*
« *contente de faire prendre des lavements d'eau pour*
« *calmer la soif. Le tube reste en place jusqu'à huit*
« *heures du matin. Il est rejeté dans des efforts de*
« *toux provoqués par la déglutition de boissons. Trois*
« *quarts d'heure après, nouvelle intubation urgente,*
« *avec un tube de moyen calibre. Ce tube est rejeté*
« *vers 10 heures 1/2 ; et sans urgence cette fois,*
« *dans un but de dilatation, un gros tube à ren-*
« *flement inférieur est introduit; il reste en place*
« *jusqu'à 2 heures 1/2. A 3 heures, nouvelle intuba-*
« *tion avec le même tube qui reste en place jusqu'au*
« *lendemain matin, 8 heures. Le tube est rejeté dans*
« *un effort de défécation. La dyspnée a complètement*
« *disparu. Deux jours après, l'examen au miroir fit*
« *constater le retour à l'état normal. La voix était*
« *complètement revenue. La guérison avait été obtenue*
« *en trente heures.* »

5° **Sténoses laryngées d'origine nerveuse.** — La sténose
aiguë du larynx, d'origine nerveuse, c'est-à-dire, sans lésions de la muqueuse, suffisantes par elles-mêmes pour
rétrécir le passage de l'air, est produite par le spasme
des constricteurs de la glotte. La paralysie des dilatateurs
détermine une sténose chronique pouvant, il est vrai,
déterminer des accès de suffocation nécessitant une intervention urgente. Nous nous en occuperons au chapitre des sténoses chroniques.

Les laryngosténoses spasmodiques sont observées dans des affections bien diverses : *spasme glottique* des enfants rachitiques, *laryngite striduleuse, coqueluche, hystérie, tabes,* spasmes déterminés par des *lésions nasales, l'adénopathie trachéo-bronchique,* les *tumeurs de la région cervicale,* les *pleurésies et les péricardites avec épanchement.*

Si le spasme des constricteurs glottiques est souvent peu grave et si fréquemment, l'emploi d'antispasmodiques, les inhalations de vapeurs d'eau chaude et les applications chaudes sur le cou, suffisent à le faire disparaitre, il faut néanmoins toujours avoir présent à l'esprit, que la mort peut survenir parfois assez rapidement. Il est donc prudent de n'être point pris au dépourvu et de se tenir prêt à intervenir. Il ne saurait guère, en cette circonstance, y avoir de doutes sur la nature de l'intervention : c'est à l'intubation qu'il faut recourir. Il s'agit de conjurer un danger passager et dont un traitement approprié empêchera souvent le retour.

DANS LE SPASME DE LA GLOTTE OU PHRÉNO-GLOTTISME, le tout jeune âge des enfants interdit presque la trachéotomie. La mortalité due à cette affection est très élevée (40 pour 100 suivant Reid), et nul doute que l'emploi de l'intubation ne contribue à l'abaisser dans une forte proportion.

DANS LA LARYNGITE STRIDULEUSE, l'indication de l'intubation peut être posée en certains cas. Bien que le pronostic de cette affection soit en général favorable, il en a été rapporté des cas à issue fatale, par Jurine, Guersant, Trousseau, Vicussens [138]. Le choix entre la trachéotomie et l'intubation ne saurait, encore ici, faire de doute. Constantin Paul s'est déjà servi, avec succès, en deux cas de laryngite striduleuse offrant des symptômes menaçants d'asphyxie, de la dilatation forcée de la glotte à l'aide d'un dilatateur à trois branches, de Laborde.

L'introduction d'un tube d'O'Dwyer dans le larynx, est certes au moins aussi facile et plus inoffensive.

James Ball[116] a publié les observations de deux enfants de 2 et 3 ans, atteints de laryngite striduleuse et chez lesquels l'intubation fut pratiquée, avec succès, pour conjurer une asphyxie imminente, Rabot[139], a publié trois cas analogues.

Dans la coqueluche, la même indication peut se présenter. On a, en effet, cité des cas de mort survenue pendant une quinte de coqueluche. Ce danger est surtout à redouter au-dessous de l'âge de quatre ans. Il était donc tout naturel de songer à l'intubation pour les tout jeunes enfants atteints de coqueluche grave, à quintes très fréquentes et violentes au point de déterminer une cyanose inquiétante. On pouvait espérer donner ainsi aux petits malades quelque soulagement et les préserver du danger d'asphyxie. L'essai qui en a été tenté semble avoir donné toute satisfaction. Le séjour plus ou moins prolongé du tube dans le larynx, a même paru avoir une influence heureuse sur la marche de l'affection. Bókai[120] est partisan de ce traitement. Taub (Budapest)[140] et Ferroud (Lyon)[11] ont rapporté des observations concluantes. Taub a même constaté qu'après une intubation de courte durée, le larynx des enfants atteints de coqueluche, devenait moins sensible, la toux diminuait de fréquence et la maladie se trouvait abrégée.

Dans l'hystérie, dans le tabes, le spasme des constricteurs a parfois nécessité la trachéotomie. Muselier[141] a rapporté le cas d'une femme de 23 ans, trachéotomisée à deux reprises pour spasme laryngé. Sargnon avec Chiari et d'Ascenso, déclare que l'ouverture de la trachée est contre-indiquée en pareil cas et ne doit être employée qu'en cas d'insuccès de l'intubation.

Rosenberg[142] cite deux cas de spasmes des constricteurs, traités par l'intubation. L'un des malades se réta-blit au bout de huit jours. Le second très amélioré par une première intubation, eut le larynx blessé dans une deuxième intervention. Il en résulta un œdème sous-glottique qui nécessita une trachéotomie, la dilatation par les bougies de Schrœtter puis, en dernier lieu, l'intubation à la suite de laquelle la guérison fut obtenue.

Des spasmes réflexes de la glotte ont été signalés par Heryng (Varsovie). comme pouvant être déterminés par des affections nasales. Ils ont parfois nécessité la trachéotomie. L'intubation doit être employée dans ces cas, comme elle l'a été dans le *spasme laryngien* post-opératoire tardif, observé après l'opération du goitre.

Les spasmes causés par l'adénopathie trachéo-bronchique et les tumeurs de la partie inférieure du cou, lésions incurables ou difficilement curables, réclament plutôt la trachéotomie.

Forns (Madrid) et de Santi, ont cependant conseillé l'intubation en cas de spasmes causés par les anévrismes de la crosse de l'aorte. Bókai et Ferroud l'ont également employée contre le spasme provoqué par l'adénopathie trachéo-bronchique.

Signalons enfin les spasmes provoqués par les épanchements pleurétiques et péricardiques. D'après Sargnon [68] qui a attiré l'attention sur les indications de l'intubation en pareils cas, et en a rapporté quelques observations, la sténose respiratoire est d'allure aiguë et peut disparaître après l'évacuation de l'épanchement. Cet auteur en cite deux cas où la trachéotomie dut être pratiquée. Châtellier en a rapporté un autre cas. La seule observation d'intubation pratiquée pour spasme laryngé au cours d'un empyème pleural, est due à Sargnon qui l'a recueillie dans le service de Garel (Lyon). La sténose spasmodique disparut après onze heures d'intubation.

VI. — De l'intubation dans les sténoses chroniques ou non menaçantes.

Le traitement des sténoses chroniques du larynx, si variées dans leur nature, réclame, comme l'a écrit Lefferts, de la patience, de la persévérance, de l'ingéniosité et de l'expérience. Nombre de rétrécissements laryngés sont très difficiles à traiter. Que l'on pratique la dilatation lente et progressive à l'aide des sondes de Schrœtter, des simples pinces de Fauvel ou des Béniqué ; qu'on se serve, au contraire, de la dilatation rapide par les dilatateurs spéciaux de Mackenzie, de Navratil, de Whistler ou de Moure, certains rétrécissements se reproduisent sans cesse et ne peuvent être combattus que par des interventions répétées, parfois compliquées, souvent dangereuses, trop souvent inefficaces.

La méthode d'O'Dwyer constitue un grand progrès et compte déjà à son actif, comme nous le verrons, de nombreux succès. Nous aurons à étudier l'opportunité de son emploi dans des affections bien différentes : tuberculose, sclérome, pachydermie, néoplasmes du larynx, paralysie des dilatateurs de la glotte et ankylose des articulations crico-aryténoïdiennes, compression du larynx et de la trachée par affections extérieures, enfin lésions laryngées provoquées par la syphilis, la fièvre typhoïde, la variole, la rougeole, la diphtérie, et ayant déterminé un rétrécissement cicatriciel de l'organe.

Les indications précises de l'intubation, sont forcément

restreintes à quelques-uns de ces cas, l'intervention sanglante par voie endo-laryngée, par thyrotomie ou par
simple trachéotomie, restant pour les autres la seule
intervention rationnelle. Cependant, même contre-indiquée de façon générale, par la nature de l'affection, l'intubation a pu, dans certaines circonstances, rendre encore
des services réels, soit comme palliatif, soit comme
intervention d'urgence et d'attente, soit enfin comme
moyen auxiliaire. Dans les cas où son indication est
précise, elle constitue une méthode de choix que souvent
nulle autre ne peut remplacer.

Pour plus d'ordre et de clarté, nous jugeons utile d'é-
tablir ici deux grandes divisions : la première concernant les sténoses ayant atteint un degré plus ou moins
sérieux et qu'il s'agit de traiter par les voies naturelles,
sans avoir eu recours à l'ouverture préalable de la trachée ; la seconde ayant trait aux sténoses pour lesquelles
la trachéotomie a été pratiquée d'urgence, et dont nous
voulons obtenir la guérison pour délivrer le patient de sa
canule trachéale.

1. **Laryngosténoses chroniques traitées sans trachéotomie.** — Tuberculose laryngée. — Dans les sténoses liées à la tuberculose, la trachéotomie est plus
indiquée que l'intubation du larynx. L'introduction d'un
tube dans un larynx tuberculeux n'est pas toujours très
facile, quand l'épiglotte infiltrée est très épaissie et immobi-
lisée. De plus, le tube est assez souvent mal supporté, causant de la douleur, déterminant facilement des ulcérations
et des complications broncho-pulmonaires. Cependant,
quelques médecins ont obtenu de l'intubation, en certains
cas, un résultat favorable, eu égard au but poursuivi : le
soulagement de la dyspnée. Nous pouvons citer les noms
de Massei, Hopkins, Knight, Scheier, Roe, Ferroud, Ma-
sini, Claude, Egidi, Bókai, Gavino, Waldemar de Weg-

linski, Delavan, qui l'ont utilisée ou préconisée dans cette affection.

« *J'ai quelquefois employé l'intubation chez des* « *phtisiques,* écrit Massei, *mais seulement avec un* « *résultat passager* » [105]. Conseillant, d'une façon générale, la trachéotomie dans la tuberculose ı laryngée, cet auteur admet toutefois deux circonstances dans lesquelles l'intubation lui semble plutôt indiquée : celle d'un malade, porteur de grosses cavernes pulmonaires, et celle d'une femme enceinte. Nous devons à Massei [109] et à Delavan [143], deux observations d'intubations pour laryngosténose tuberculeuse pratiquées, l'une dans le cours d'une grossesse, l'autre pendant l'accouchement. Le résultat fut bon, en ce sens que dans le premier de ces cas, l'intubation fit disparaître en quinze jours, des symptômes graves de sténose laryngée et que dans le second, il sauva la vie à la mère et à l'enfant.

Une autre observation due à Hopkins (New-York) [144] a trait à une femme de 39 ans atteinte de tuberculose laryngée depuis 1886. « *En 1890, elle présente des* « *signes de caverne au sommet gauche ; puis survien-* « *nent des accès de suffocation nocturne et une. dys-* « *pnée continuelle. Une intervention s'imposant, le* « *30 janvier 1891, l'intubation du larynx est prati-* « *quée. Le soulagement de la malade est complet. Un* « *séjour de 24 heures du tube dans le larynx, suffit à* « *faire disparaître la sténose, et à partir de ce mo-* « *ment, l'état général s'améliore considérablement.* »

De Ferroud [11], nous citerons le cas d'un jeune homme de 23 ans, porteur de lésions pulmonaires avancées, d'ulcérations de la bouche et du pharynx, avec dyspnée habituelle. « *Quinze jours après son entrée à l'hôpital,* « *surviennent des accès de suffocation très inquiétants.* « L'intubation est pratiquée au toucher et le soulagement

« est immédiat. Le tube est extrait cinq jours après. La
« respiration reste assez facile, mais le malade dans un
« état de consomption très avancée, s'éteint dix heures
« plus tard. A l'autopsie on trouva deux énormes caver-
« nes pulmonaires, des ulcérations multiples du larynx
« et de l'épiglotte en partie détruite. »

SCLÉROME. — LARYNGITE CHRONIQUE AVEC PACHYDERMIE. —
La dilatation, soit avec les bougies de Schrœtter, soit avec
les tubes d'O'Dwyer, avant ou après trachéotomie, avec
ou sans thyrotomie et ablation des parties malades, a été
employée, souvent avec succès, dans le traitement de ces
affections par Sokolowski, Dionisio, Massei, Schmiegelow, Scheier, Kohler, Egidi, Bókai, Baumgarten, Delavan.

Hermann von Schrœtter [145] est partisan résolu, dans
le traitement du sclérome du larynx et de la trachée, de
la dilatation méthodique, associée à la compression latérale, excepté les cas où il existe des masses de tissu, très
étendues et rebelles au traitement endolaryngé. D'ailleurs, les auteurs qui pratiquent la laryngofissure suivie
de l'excision des tissus malades, sont dans l'obligation
de faire suivre l'opération, d'une dilatation méthodique.

Pour Schrœtter, la trachéotomie peut être évitée, ce
qui n'est pas à dédaigner, étant données les difficultés
qu'on éprouve fréquemment, lors du retrait de la canule.
Il s'est servi pour dilater des sujets déjà trachéotomisés,
de bougies d'étain qu'il a pu laisser en place plus d'une
semaine. Chez une malade non trachéotomisée, ayant
présenté une sténose grave à un certain moment, il em-
ploya deux fois, avec succès, les tubes d'O'Dwyer laissés
en place 24 et 48 heures. Après leur extraction, il revint
à la dilatation par les sondes en caoutchouc durci.

Nous ne comprenons pas très bien pourquoi cet auteur
emploie de préférence, pour la dilatation, les sondes de
L. von Schrœtter. Les tubes d'O'Dwyer répondent, en

effet, bien mieux aux deux conditions réclamées pour le traitement : dilatation et compression latérale. Le larynx atteint de sclérome supporte très facilement une pression de longue durée sans qu'on ait à redouter la production facile d'une ulcération.

L'intubation a bien donné de brillants résultats dans la laryngite chronique hypertrophique ou laryngite avec pachydermie, affection présentant une grande analogie avec le sclérome laryngé. Navratil (Budapest) [146], Flatau (Berlin) [147] et Massei [112] en ont publié d'intéressantes observations ; et le cas suivant emprunté à la pratique de Bókai [120] est très concluant : Il s'agit d'un enfant de douze ans, atteint de laryngite sous-glottique hypertrophique et traité inutilement depuis deux mois, par les sondes de Schrœtter, supportées à peine deux à trois minutes à chaque séance. A un moment donné, les progrès de la sténose furent tels, qu'une intervention s'imposa d'urgence. *« Se conformant aux conseils d'O'Dwyer et « de Krause, Bókai, au lieu de la trachéotomie, « pratiqua l'intubation du larynx le 17 décem-« bre. Le tube fut extrait après un séjour ininter-« rompu de 66 heures dans les voies aériennes. La « respiration était calme et le malade dormit tran-« quillement la nuit suivante. Les 22, 23 et 28 dé-« cembre, séances d'intubation de cinq heures chacune. « Le 2 janvier, on constate à l'examen laryngoscopi-« que, que les bourrelets sous-glottiques ont notable-« ment diminué de volume. Pendant les mois de « janvier, février et mars, on pratique l'intubation « tous les deux jours, en laissant, chaque fois, le tube « quelques heures en place. A partir d'avril, on intube « tous les trois jours avec le tube n° 5. A partir du « 25 mai, on emploie le tube n° 6. On commence « à toucher deux fois la semaine, au nitrate d'argent,*

« *les bourrelets qui n'avaient pas complètement dis-*
« *paru. Après chaque cautérisation, le tube est mis*
« *en place.* » Ce traitement fut continué jusqu'en juillet.
Du mois d'août au 15 septembre, l'intubation ne fut plus
faite qu'une fois par semaine. L'enfant quitta alors l'hôpital, complètement guéri.

NÉOPLASMES DU LARYNX. — Comme tumeurs de nature
bénigne, pour lesquelles l'intubation a été employée,
nous ne pouvons guère citer que les *papillomes laryn-*
gés. Baldwin, Ranke, Seifert, Baumgarten, Luc, Lohrs-
tofer, Cheatham, Wilson, Bókai, Delavan, Frankenberger,
ont publié des observations de papillomes laryngés, traités avec des sorts divers par l'intubation. Les uns ont
essayé l'intubation simple avec l'espoir d'atrophier par
une compression permanente, les néoplasmes, d'autres,
l'ont combinée avec l'ablation des papillomes par voie
endo-laryngée. Dans quelques cas, elle n'a été employée
que comme intervention d'urgence, pour combattre l'asphyxie imminente. W. Cheatham [148] (Louisville) a
rapporté un cas de papillomes laryngés, traité et guéri
après une intubation de dix-huit mois. Massei [112] chez
un adulte et nous-même chez un enfant de trois ans
avons employé avec succès l'intubation, après raclage des
papillomes à la curette.

Pour Sargnon et d'autres auteurs, l'intubation est contre-indiquée dans cette affection, aussi bien comme méthode curative que comme procédé d'urgence. Elle lui
semble illogique à cause de la trop longue durée du traitement, de l'irritation que peut déterminer le tube, de
son obstruction possible par la tumeur à son entrée dans
le larynx, de la difficulté de son introduction en certains
cas, et surtout de la possibilité du détachement de fragments de papillomes dans les voies respiratoires, déterminant une asphyxie rapide.

A côté de quelques succès, l'intubation a en effet donné lieu à des accidents sérieux. Egidi (Rome) au cours de deux opérations endolaryngées pour papillomes, se servit de l'intubation pour combattre des symptômes d'asphyxie survenus, après l'ablation à la pince, de fragments du néoplasme. Dans le premier cas, concernant une jeune religieuse, l'intubation aggrava la situation et la trachéotomie pratiquée, fit sortir des voies respiratoires un gros fragment de papillome tombé dans la trachée. Dans le second cas observé chez une femme de quarante ans, il survint, pendant des essais d'ablation à la pince, des papillomes, un spasme laryngé pour lequel l'intubation fut tentée également sans résultat. La trachéotomie dut encore être pratiquée.

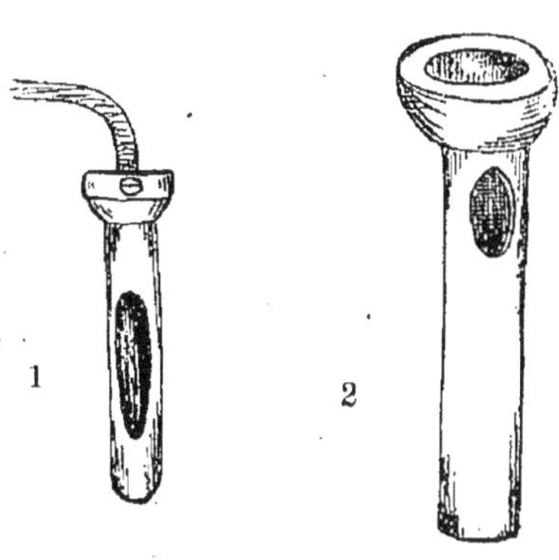

FIG. 43. — 1, tube-curette d'O'Dwyer pour râclage des papillomes laryngés; — 2, tube fenêtré de Lichtwitz pour opération endo-laryngée des papillomes.

Nous devons signaler ici l'emploi qui a été fait par O'Dwyer [111] et par Lichtwitz (Bordeaux) [149], de tubes fenêtrés pour l'ablation endolaryngée des papillomes. Le but d'O'Dwyer était de se servir du tube fenêtré comme d'une véritable cuiller tranchante. La fenêtre pratiquée dans un tube cylindrique, a un bord tranchant et peut à l'aide d'une vis, être tournée dans tous les sens. Introduit de la façon ordinaire, ce tube par des mouvements de grattage opérés de bas en haut, en divers sens, doit détacher les végétations siégeant au-dessous de la glotte et favoriser leur expulsion.

Lichtwitz emploie le tube pour faciliter le curettage des papillomes. La fenêtre est pratiquée au niveau du point où siège la végétation qui vient alors faire saillie dans l'intérieur du tube où la curette peut aller la détacher, sans crainte de spasme glottique. Ces deux méthodes d'intervention contre les papillomes laryngés, ne semblent pas s'être vulgarisées.

Nous ne croyons pas que l'intubation puisse être de quelque utilité pour d'autres néoplasmes de nature bénigne. L'opération endolaryngée ou par voie externe après pharyngotomie ou thyrotomie, est la seule qui puisse donner un résultat favorable.

Pour les laryngosténoses causées par des néoplasmes de mauvaise nature, l'intubation n'est guère, non plus, bien indiquée et a été très peu employée. Bayer (Bruxelles), Chapuis (Lyon) et Sargnon [68], ont publié quatre cas d'intubation pour épithelioma du larynx. La trachéotomie dut être faite ultérieurement. D'après Sargnon, le tube est bien supporté et ne' provoque ni ulcérations ni hémorragie ; il améliore momentanément l'état du malade, en dilatant la glotte, et remédie à la dyspnée aussi bien qu'une canule trachéale. Mais, comme il s'agit là d'une maladie le plus souvent incurable à cette période, mieux vaut faire la trachéotomie qui exige moins de surveillance.

Pitts et Brook [150], Massei et Damieno considèrent les néoplasmes malins comme une contre indication formelle de l'intubation.

Nous sommes toutefois de l'avis de Sargnon : en cas de diagnostic douteux, hésitant, par exemple, entre un néoplasme et une lésion syphilitique, il est indiqué de tenter l'intubation et d'attendre, pour prendre une décision définitive, les résultats du traitement spécifique prescrit comme pierre de touche.

Paralysie des abducteurs des cordes vocales. Ankylose des articulations crico-aryténoidiennes. — La paralysie double des dilatateurs de la glotte est une affection des plus sérieuses au point de vue de la fonction respiratoire du larynx. La respiration se trouve directement menacée par le rapprochement des cordes vocales sur la ligne médiane ; et la trachéotomie est souvent pratiquée, tant pour écarter l'asphyxie imminente, provoquée par un accès de suffocation, que pour mettre fin à l'état précaire de l'acte respiratoire.

Si la paralysie est curable, la trachéotomie enlève au malade des chances de guérison, car la respiration n'ayant plus lieu que par la plaie trachéale, le défaut complet d'exercice des articulations crico-aryténoïdiennes entraîne bien vite leur ankylose dans la position d'adduction où elles se trouvent. En retour, l'immobilisation complète de ces articulations, quelle qu'en soit d'ailleurs la cause, a pour conséquence l'atrophie des muscles crico-aryténoïdiens postérieurs, abducteurs des cordes vocales, dilatateurs de la glotte. Comme l'a fait remarquer O'Dwyer, l'inactivité forcée de ces petites articulations, est plus désastreuse dans ses résultats, que pour n'importe quelle autre articulation, par ce fait même que dans les conditions normales, elles ne restent jamais, ni jour ni nuit, en repos, pendant toute la durée de la vie. Aussi, avant de diagnostiquer un cas incurable de paralysie double des dilatateurs de la glotte et de recourir à une mesure plus radicale, est-il bon d'essayer une intubation assez longtemps prolongée.

Ces cas ne sont pas toujours incurables, même longtemps après le début de l'affection et après échec des autres moyens de traitement. Beaucoup d'entre eux diagnostiqués : paralysie des dilatateurs, ne sont souvent, selon toute probabilité, que des arthropathies laryngées. D'après Escat (Toulouse) [151], la confusion entre l'une et l'autre de ces affections est d'autant plus facile que leur symptomatologie présente les plus grandes analogies : l'arthrite crico-aryténoïdienne simule la paralysie du récurrent, et la similitude clinique se double de la similitude laryngoscopique.

L'intubation est donc nettement indiquée dans ces cas, pour lutter contre l'immobilisation en adduction, des articulations crico-aryténoïdiennes. O'Dwyer conseille de se servir, de préférence pour ce traitement, de tubes cylindriques en caoutchouc durci ou ébonite, le tube ordinaire, de section elliptique, ne déterminant pas un écart permanent, assez considérable, des cordes vocales. Dans les ankyloses peu accentuées, comme celle qui s'établit parfois après la trachéotomie, par inaction prolongée des muscles glottiques, le retour à l'état normal se fait souvent très vite. C'est très probablement là, le secret de ces guérisons étonnantes de rapidité qui sont obtenues par l'intubation, dans les cas de décanulement impossible après la trachéotomie. L'introduction d'un tube entre les cordes vocales a suffi pour mobiliser les articulations crico-aryténoïdiennes immobilisées en adduction.

Le nombre des observations d'intubation pour cas diagnostiqués : paralysie des dilatateurs glottiques est assez restreint, la trachéotomie se faisant d'habitude après insuccès des traitements médicamenteux et électriques. Flatau (Berlin) [147] en cite un cas où l'amélioratien obtenue ne fut que passagère. Simpson [152] et O'Dwyer [111] en rapportent chacun un cas suivi de guérison. Dans le cas d'O'Dwyer, l'intubation dura dix mois, après un séjour de deux ans, d'une canule dans la trachée.

La paralysie véritable et réellement incurable des dilatateurs de la glotte, réclame une intervention plus compliquée. En 1886, O'Dwyer [153], le premier en pareil cas, a réséqué une portion des deux cordes vocales et a pratiqué, ensuite, l'intubation. Un tube cylindrique en ébonite, fut laissé à demeure dans le larynx pendant plus de dix mois et détermina la béance permanente de l'entrée du larynx. Cet auteur pense que la résection des cordes vocales n'est même pas nécessaire, et qu'il suffit de la simple incision d'une seule corde, suivie de l'introduction d'un tube' cylindrique, jusqu'à ce que la corde incisée ait été fixée en position d'abduction. La valve formée par la juxtaposition des cordes à l'inspiration, est ainsi détruite et la respiration se trouve assurée de manière suffisante. La résection des cordes vocales non suivie d'intubation, ne donne pas de résultat durable ; et G.-B. Hope (New-York) [154], a publié un cas dans lequel une portion de chaque corde ayant été enlevée, la sténose se reproduisit, après un bon résultat temporaire, et la trachéotomie dut être pratiquée de nouveau.

Sténoses laryngées résultant d'une compression extérieure. — Barbera a conseillé et Waxham (Chicago) a essayé l'intubation dans la sténose trachéale causée par le goitre. Mais, cette méthode est rarement indiquée en pareil cas, et la plupart des auteurs la repoussent.

Nous avons cependant vu, à propos du traitement des laryngosténoses aiguës, l'heureux résultat obtenu à l'aide de l'intubation par Chapuis, dans un cas de thyroïdite survenue chez un malade atteint de goitre et chez lequel la trachéotomie était impossible à cause du développement du corps thyroïde. D'autre part, Doyen (Paris) a conseillé, pendant l'opération du goitre, d'employer l'intubation préventive pour prévenir l'asphyxie.

Pour Sargnon, l'intubation est contre-indiquée dans le goitre, à cause du siège souvent assez bas de la sténose et des lésions de la trachée (aplatissement et ramollissement des parois). Il en est de même en cas de compression du larynx ou de la trachée par un néoplasme.

STÉNOSES CICATRICIELLES RÉSULTANT DE LÉSIONS DU LARYNX SURVENUES AU COURS DE LA FIÈVRE TYPHOIDE, DE LA ROUGEOLE, DE LA VARIOLE, DE LA DIPHTÉRIE, DE LA SYPHILIS. — Ces sténoses se sont formées à la suite d'ulcérations, de sphacèle et de nécrose de la muqueuse et des cartilages du larynx.

Nous possédons quelques observations de sténoses post-typhoïdiques, dans lesquelles l'intubation a été pratiquée avec des succès variables, soit seule, soit concurremment avec des opérations endo ou extra-laryngées. Mais elles concernent, pour la plupart, des cas où la trachéotomie avait été faite au préalable, au moment de la période aiguë de l'affection. Tels sont les cas rapportés par Nanoth, Dundas, Grant, Casselberry, Bonain.

L'indication urgente est de commencer l'intubation le plus tôt possible, si l'on ne veut pas exposer le malade à la formation d'une sténose très étroite et de traitement difficile. C'est ainsi que Finny (Dublin) [155], a publié un cas d'ulcérations laryngées survenues au déclin d'une fièvre typhoïde et pour lesquelles une trachéotomie dut être faite. L'intubation n'ayant pas été pratiquée dès la guérison des ulcérations, il s'établit consécutivement, un rétrécissement cicatriciel qu'on ne réussit jamais dans la suite, à dilater. Nous avons nous-même observé un malade trachéotomisé dans la convalescence d'une fièvre typhoïde, pour accidents laryngés aigus, à l'hôpital maritime de Brest, et dont M. Vergniaud [156], a publié l'observation. Le décanulement devenant impossible on fit des applications médicamenteuses, on usa de l'électricité, on passa même des sondes dans le larynx sans grand résultat. Nous vîmes alors le malade et tentâmes chez lui l'intubation. Les divers tubes de la série d'O'Dwyer furent successivement introduits et déterminèrent une amélioration marquée, puisque la respiration, auparavant impossible par les voies naturelles pendant seulement quelques minutes, était devenue possible pendant sept heures et demie. Mais les tubes ne pouvant être fixés par le larynx, étaient rejetés presque immédiatement après leur introduction. Nous avions la sensation très nette de déprimer un diaphragme cicatriciel et élastique que ne pouvait franchir le ventre du tube. Un tube, de forme spéciale, eût sans doute permis d'arriver à un meilleur résultat. Au bout de quelques jours, le malade ne revint plus et nous savons qu'il porte encore actuellement sa canule trachéale.

Comme exemple de laryngosténose cicatricielle, consécutive à la diphtérie, nous avons une observation de Massei [157], concernant une jeune fille de 26 ans, atteinte de croup à l'âge de 14 ans et depuis ce temps, en proie à une dyspnée continuelle et progressive. « Au « laryngoscope : diaphragme membraneux sous-glottique « avec trou central ovalaire donnant passage à un « cathéter n° 30. Après cocaïnisation, la membrane est « incisée au couteau laryngien de Schrötter ; hémor- « ragie légère ; intubation quelques jours après, pendant « plusieurs heures. Deuxième incision quinze jours après, « suivie de quelques séances de cathétérisme. Guérison « complète. »

A la suite d'intubation pour laryngite rubéolique ou diphtérique, des lésions dues à l'affection elle-même ou provoquées par la présence du tube, peuvent déterminer la sténose cicatricielle du larynx. Plusieurs auteurs sont d'avis qu'en pareil cas, la seule chose à faire est de cesser l'intubation et de pratiquer la trachéotomie. Pour O'Dwyer, à l'exception des cas de destruction complète du cartilage cricoïde, dans lesquels le maintien d'un tube dans le larynx est impossible, la trachéotomie est la plus mauvaise chose qu'on puisse faire dans cette circonstance ; et il en donne les raisons suivantes : 1° La canule trachéale, si elle est longtemps portée, détermine invariablement par sa seule présence, un rétrécissement juste au-dessus de la plaie de la trachée, rétrécissement bien plus difficile à guérir que le premier. 2° S'il existe une ulcération étendue de la région sous-glottique, au moment où la trachée est ouverte, sa guérison rapide est très propre à produire un rétrécissement cicatriciel, serré, et même une occlusion complète de cette partie du larynx. Une lente guérison autour d'un tube convenablement choisi, est beaucoup moins propre à déterminer un rétrécissement cicatriciel et c'est la seule méthode offrant quelque garantie. L'essentiel est d'employer un tube de dimensions et de formes convenables et autant que possible en caoutchouc durci.

Les laryngosténoses chroniques résultant de lésions syphilitiques, offrent en général, de bonnes conditions pour un traitement par l'intubation. Se développant parfois très lentement, elles résultent soit de la rétraction d'ulcérations tertiaires, soit de l'infiltration chronique des tissus par des exsudats, soit de l'immobilisation des cordes vocales par des brides cicatricielles ou l'ankylose des articulations crico-aryténoïdiennes.

Lefferts (New-York) [158] qui, un des premiers, s'est servi avec succès de l'intubation dans les laryngosténoses syphilitiques de l'adulte, a posé les indications suivantes : 1° Dans la syphilis laryngée, l'intubation peut être employée comme moyen immédiat de remédier à la dyspnée, en créant mécaniquement et temporairement, une voie suffisante pour le passage de l'air nécessaire à la respiration. 2° Elle facilite et hâte par une pression suffisamment prolongée, progressive et directe du tube, la résorption des exsudats aigus, combat l'épaississement et l'induration qui accompagnent les inflammations chroniques. 3° Elle permet la dilatation forcée, la distension continue et progressive des brides cicatricielles et des néoformations. 4° Après la section endolaryngée ou par laryngofissure du tissu cicatriciel, elle permet la dilatation, maintenant, aussi longtemps qu'il est nécessaire, le calibre du conduit aérien. 5° Dans l'immobilisation des dilatateurs de la glotte, par ankylose, fixation mécanique par brides cicatricielles ou infiltration plastique des tissus voisins, des articulations crico-aryténoïdiennes, elle détermine, par l'introduction de tubes gradués, une influence favorable, mobilisant les articulations, distendant ou rompant les brides cicatricielles, déterminant la résorption des exsudats. 6° Enfin, dans la dyspnée liée à la parésie des abducteurs par dégénérescence commençante de ces muscles, la conservation, au moyen de l'intubation, d'une voie, même petite pour le passage de l'air, peut stimuler les mouvements physiologiques, conserver la nutrition des muscles et leur activité.

Il serait peut-être difficile de rapporter tous les cas de laryngosténoses chroniques d'origine syphilitique, traités et guéris par l'intubation, aussi bien chez l'adulte que chez l'enfant. O'Dwyer, Lefferts, Massei, Rosenberg, Schmiegelow, Valdo, Roë, Simpson, Bókai, Baumgarten, Chiari, Sargnon et Garel, en ont publié de très intéressants. Nous rapporterons seulement, aussi succinctement que possible, quelques observations offrant des particularités diverses.

La première observation de ce genre est due à O'Dwyer (décembre 1885) [111]. Une femme de 40 ans atteinte de dyspnée intense, pouvant à peine se mouvoir, sans danger d'asphyxie, avait été vue la veille au matin par un laryngologiste distingué de New-York, qui avait conseillé, comme urgente avant la nuit, la trachéotomie. Un autre praticien avait pratiqué, sans résultat, une tentative d'intubation et n'avait pas insisté. Le rétrécissement du larynx remontait à deux ans et s'était produit peu à peu, par suite de la cicatrisation d'une ulcération tertiaire. Après plusieurs essais infructueux, O'Dwyer reconnut qu'il était impossible d'introduire le plus petit tube de la série pour adultes et réussit enfin, non sans avoir déployé une certaine force, à introduire le plus gros des tubes d'enfant. L'intubation fut faite au toucher. Successivement, des tubes de plus en plus volumineux furent introduits, chaque tube étant laissé en place jusqu'à son expulsion. Une dilatation assez rapide fut ainsi obtenue et la malade put retourner chez elle, au bout de 18 jours, respirant de façon très satisfaisante. Au bout de deux mois et demi, la malade revint avec une dyspnée plus forte encore, s'il était possible, qu'avant le commencement du traitement. La même marche fut suivie et dès que la dilatation fut jugée suffisante, la malade revint une fois par semaine, se faire intuber quelques heures. L'intervalle des intubations fut successivement porté à un mois et parfois six semaines. Au 9me congrès international de médecine, O'Dwyer, parlant de ce cas, s'exprimait ainsi : « *Il y a maintenant un an* « *et neuf mois que la dilatation a été commencée et il* « *y a peu de doute qu'on ne soit obligé de la continuer* « *pendant toute la vie.* » Cependant 15 mois après ce pronostic défavorable, trois ans après le début du traitement, le tissu cicatriciel perdit son pouvoir de rétraction et la dilatation put être supprimée. En 1894, la guérison s'était maintenue depuis cinq ans, sans le moindre retour de la sténose laryngée.

Nous avons traité à l'hôpital de Brest un cas analogue chez un homme de 57 ans. Nous ne pûmes au début, non plus, introduire de tube d'adulte ; et c'est avec beaucoup de peine, qu'un tube en ébonite, pour enfant, put être introduit. Rejeté au bout de seize heures, il fut remplacé par le tube n° 4 de la série d'adultes. Quinze jours après, le plus gros tube de la série était introduit sans difficulté et il ne restait plus qu'à maintenir la dilatation obtenue, par des intubations de plus en plus espacées.

Comme autre exemple intéressant, citons l'observation suivante de Sargnon [68], concernant une femme de 28 ans traitée dans le service de Garel (Lyon). Cette malade ayant des antécédents syphilitiques et présentant des troubles laryngés, depuis un an, eut en août 1896 une dyspnée très marquée avec accès de suffocation nuit et jour :
« *A l'examen du larynx, on constatait une tuméfac-*
« *tion des deux bandes ventriculaires, avec une pe-*
« *tite ulcération à gauche et quelques végétations au*
« *niveau de la région interaryténoïdienne. Le traite-*
« *ment ioduré continué pendant 10 jours, ne don-*
« *nant aucune amélioration, on pensa à de la tuber-*
« *culose et l'on fit suivre un traitement avec créosote,*
« *glycérophosphate de chaux et badigeonnage du*
« *larynx à l'acide lactique. L'état resta le même jus-*
« *qu'au 26 janvier 1897 : dyspnée très pénible avec*
« *cornage et accès de suffocation. Sortie de l'hôpital*
« *pendant quelque temps, la malade y entra de nou-*
« *veau. On se décida alors à employer l'intubation*
« *concurremment avec le traitement mixte (frictions*
« *mercurielles et iodure de potassium 4 grammes par*
« *jour). Après essai de gros tubes, qui ne peuvent*
« *pénétrer, on introduit le tube n° 1 de la série*
« *d'adultes. Ce tube est rejeté au bout d'une demi-*
« *heure. La dyspnée cesse pendant 2 heures. Le 27*
« *janvier, dans un but uniquement de dilatation, un*
« *tube d'assez gros calibre est introduit après deux*
« *tentatives infructueuses. Rejet 7 heures après, dans*

« *un accès de toux provoqué par la déglutition de*
« *boissons. La dyspnée ne reparaît pas. La voix est*
« *plus forte et l'examen du larynx fait constater la*
« *dilatation de la région ventriculaire. Les 28 et 29*
« *tentatives infructueuses d'intubation, la forme de*
« *l'épiglotte gênant beaucoup pour la recherche de*
« *l'entrée du larynx. Le 30, intubation avec un intro-*
« *ducteur de courbure modifiée. Le tube est rejeté au*
« *bout de 3 heures et demie. La respiration reste très*
« *libre, même quand le malade monte et descend au*
« *galop une vingtaine de marches. Le 8 février, les*
« *cordes vocales rougeâtres à bords déchiquetés sont*
« *aperçues pour la première fois. Le 20 février la*
« *malade quitte l'hôpital. Elle continue l'iodure quinze*
« *jours encore. Revue un an après, elle était en excel-*
« *lent état de santé.* »

Terminons par le cas également intéressant d'une fillette de 14 ans, publié par Bókai (Budapest) [120]. Atteinte de dyspnée très forte depuis deux ans, et d'accès de
suffocation depuis dix jours, cette malade fut examinée
au laryngoscope par le Dr Baumgarten qui reconnut
l'existence d'une sténose trachéale accentuée : « *Au*
« *niveau des deuxième et troisième anneau, la lu-*
« *mière de la trachée était rétrécie par un dia-*
« *phragme circulaire de granulations rouges, pré-*
« *sentant l'aspect d'une fente semi-lunaire de 6*
« *millimètres environ de long et de 2 millimètres de*
« *large. Des stigmates significatifs font porter le dia-*
« *gnostic de sténose chronique d'origine syphilitique.*
« *Tout étant préparé pour faire une trachéotomie,*
« *en cas de besoin, l'intubation fut pratiquée le 25*
« *septembre, avec le tube d'enfant n° V qui pénétra*
« *facilement. Ce tube fut laissé en place six heu-*
« *res et on prescrivit de l'iodure de potassium. Le*

« 26, intubation de trois heures avec le tube n°
« VI. Le 29, intubation de trois heures également.
« Le 1er octobre, l'examen du larynx fait constater
« une amélioration très marquée. Tous les deux jours
« jusqu'au 17 octobre, séances d'intubation de 3 heu-
« res. Le 6 octobre déjà, on n'aperçoit plus, au miroir,
« aucune trace de sténose. La respiration se fait de
« façon normale. La malade quitte l'hôpital, mais
« revient toutes les deux ou trois semaines,.se faire
« intuber pendant quelques heures pour plus de
« sécurité. »

2° **Laryngosténoses chroniques traitées après trachéotomie.** — Une des indications les plus précises de
l'intubation est certes son emploi pour délivrer de leur
canule, les sujets trachéotomisés au cours d'une sténose
aiguë du larynx.

Pour des causes variables : spasme, immobilisation des
cordes vocales, bourgeons charnus ou polypes, rétrécissement cicatriciel, la sténose laryngée persiste et la respiration par les voies normales demeure impossible ou
très aléatoire. Nous avons cité, plus haut, l'opinion
d'O'Dwyer sur cette impossibilité du décanulement qu'il
attribue fréquemment à l'ankylose des articulations
crico-aryténoïdienne, résultant de l'immobilisation forcée
de la glotte après l'ouverture de la trachée.

On ne compte plus, actuellement, les brillants résultats
obtenus dans de tels cas, par la méthode d'O'Dwyer.
M. le Pr. Bókai [120], s'en est même servi de façon préventive, pour le décanulement de tous les enfants trachéotomisés. « Je puis dire, à écrit cet auteur, par expé-
« rience personnelle, que tandis qu'avant l'intubation,
« je procédais avec crainte à un enlèvement définitif de
« la canule chez les trachéotomisés, aujourd'hui, où dans
« chaque cas de trachéotomie, je pratique par principe

« l'intubation secondaire, au moment de l'enlèvement
« définitif de la canule trachéale, le décanulement a
« lieu de la façon la plus simple, sans aucun incident
« fâcheux. »

Dès 1890, Ranke (Munich) [159], dans un travail paru
dans le journal de Henoch, étudia l'application de l'intubation dans les cas d'impossibilité du décanulement après
la trachéotomie. La même année, Gampert (Paris) [160],
publia deux observations d'enfants trachéotomisés pour
croup et qui portaient encore leur canule, l'un depuis
40 jours, l'autre depuis 7 mois. Aucune des tentatives
essayées en pareil cas, n'ayant réussi, l'intubation fut
pratiquée et dans l'espace de 30 heures environ, l'entière
perméabilité du conduit aérien se trouva rétablie.

Pitts et Brook [147] ont rapporté deux observations d'enfants portant une canule trachéale depuis trois et cinq ans
et qui en furent délivrés par l'intubation.

Baër [48], cite neuf cas observés à l'Hôpital des Enfants, de Zurich, et dans lesquels l'ablation définitive de
la canule trachéale, ne put être réalisée que grâce à l'intubation. Dans un de ces cas, la trachéotomie avait été
faite pour corps étranger du larynx et dans les huit autres
pour croup. Il s'agissait, en général, de rétrécissements
cicatriciels. L'un des patients, âgé de 12 ans, portait sa
canule depuis 245 jours. Un autre âgé de 12 ans et demi,
après avoir subi quatre fois la trachéotomie et éprouvé
tous les moyens connus de dilatation, conservait depuis
6 ans sa canule. Dans ce dernier cas, la résection du
tissu cicatriciel après thyrotomie et intubation consécutive, amena la guérison.

Bókai [52] a publié deux cas de sténose cicatricielle du
larynx développée après intubation et trachéotomie secondaire, dans lesquels l'intubation reprise, après constatation du rétrécissement cicatriciel, 42 et 83 jours après

l'ouverture de la trachée amena la guérison au bout de 23 et 64 jours de traitement. Ce même auteur a également rapporté deux cas d'intubation pour décanulement impossible : l'un concerne un enfant de neuf ans trachéotomisé pour croup et portant sa canule depuis six ans. L'examen du larynx permit de constater, au niveau du troisième ou quatrième anneau de la trachée, une bride cicatricielle falciforme. Une guérison définitive fut obtenue en 60 jours par l'intubation. L'autre cas est celui d'un enfant d'un an, d'abord intubé pour croup, puis trachéotomisé pour ulcération du larynx. Des bourgeons charnus se développèrent dans la trachée, empêchant le décanulement. Trente-six jours après l'ouverture de la trachée, on pratiqua de nouveau l'intubation qui amena en huit jours, une guérison définitive.

Andersen, Eklund, Schmiegelow, Ferroud, Illberg ont publié des cas analogues. Rosenberg [161], chez un enfant trachéotomisé six mois auparavant pour croup, fit le curettage des bourgeons développés à l'intérieur de la trachée et pratiqua l'intubation qui en cinq jours procura la guérison.

La simple intubation, sans autre opération, suffit le plus souvent en pareille circonstance, et Damieno (Naples) [123] a rapporté en 1897, l'observation d'un enfant de six ans, trachéotomisé dans le cours d'une rougeole et chez lequel, six mois après, il était impossible de retirer la canule, à cause de granulations formées dans le conduit laryngo-trachéal. L'intubation donna la guérison au bout d'un mois, le tube étant tour à tour introduit et extrait suivant les circonstances. Revu deux ans et demi après, cet enfant continuait à jouir d'une excellente santé.

En cas de rétrécissement cicatriciel très prononcé du larynx, empêchant le décanulement, alors qu'on eût été en droit de n'espérer de guérison qu'après une thyrotomie, l'intubation a également suffi à rétablir l'état normal.

Une observation de Bókai publiée en 1898 dans « La médecine infantile » est caractéristique à ce point de vue : « *Un petit garçon fut intubé pour croup le 22* « *novembre 1892. Des ulcérations du larynx s'étant* « *produites, retardant l'extubation, une trachéotomie* « *secondaire fut pratiquée le 12 décembre. Une pneu-* « *monie catarrhale consécutive retarda le décanule-* « *ment qui, lorsqu'il fut tenté, demeura impossible.* « *Plusieurs tentatives d'intubation, même avec tube* « *du plus petit calibre, restèrent infructueuses à cause* « *d'une soudure cicatricielle des parois laryngées* « *(diaphragme cicatriciel).*

« *Le 15 avril, après trois tentatives énergiques, on* « *réussit cependant à faire pénétrer dans le larynx* « *le plus petit tube d'O'Dwyer. Le 19, le tube n° 2 put* « *déjà être introduit. A partir de ce moment, on pra-* « *tiqua, pendant quinze jours, quotidiennement, une* « *séance d'intubation d'une demi-heure de durée ;* « *après l'extubation, on réintroduisait toujours la* « *canule trachéale.*

« *A la fin de la première quinzaine de mai, le la-* « *rynx était suffisamment dilaté pour qu'on pût* « *pratiquer l'enlèvement définitif de la canule tra-* « *chéale. Le malade parfaitement guéri quitta le ser-* « *vice le 18 juin 1893, son larynx étant complète-* « *ment dilaté. L'enfant revu deux ans après, était* « *en parfaite santé. Depuis sa sortie de l'hôpital, il* « *n'avait jamais éprouvé de gêne respiratoire.* »

Pour abréger la durée du traitement et surtout, pour le rendre moins hasardeux, des auteurs ont proposé des méthodes plus compliquées. C'est ainsi que Kilian (Fribourg) [110], à la suite de quelques accidents, a cru devoir préciser des règles dont l'observation rendrait le traitement aussi peu dangereux que possible et en abrégerait souvent la durée.

Elles peuvent se résumer comme il suit :

1° Reconnaissance par en haut, au moyen du laryngoscope, ou par en bas, à travers l'ouverture trachéale dilatée par un speculum bivalve, de la nature et du siège de la sténose.

2° S'il y a des granulations : curettage et cautérisation au nitrate d'argent.

3° Introduction d'un tube en ébonite, allant jusqu'à la bifurcation des bronches.

4° Maintien d'un fil de sûreté permettant l'extraction facile du tube.

5° Adjonction d'un fil de fixation passant par un trou percé sur le bord antérieur du tube, au niveau de l'ouverture trachéale, et ressortant par celle-ci, à travers le canal creusé dans une cheville d'ébonite montée sur une plaque.

Egidi (Rome) [121] a préconisé un procédé à peu près semblable : Chloroformisation, excision du tissu cicatriciel entourant la plaie trachéale, raclage des fongosités situées au-dessus de la canule et à la partie inférieure du larynx, puis dilatation rapide ou lente suivant le cas, pratiquée de bas en haut, jusqu'à ce qu'il soit possible d'introduire un tube d'O'Dwyer.

Il ne saurait certainement y avoir de règle unique, et c'est au médecin connaissant les moyens dont il dispose de les utiliser pour le mieux, suivant les circonstances. L'intubation seule pourra suffire dans la plupart des cas, et nous sommes d'avis de ne recourir à des procédés plus compliqués, qu'en cas de sa non-réussite ou de la durée trop longue du traitement.

L'indication principale, pour agir en toute sécurité, est

de maintenir béante la plaie de la trachée pendant toute
la durée du traitement. Nous avons déjà parlé des divers
moyens employés dans ce but et nous avons émis l'avis
que la canule trachéale de Stœrk semblait remplir toutes
les conditions désirables, ne gênant pas l'introduction du
tube et assurant suffisamment en cas de rejet de ce tube,
le passage de l'air par la trachée. Nous l'avons employée
dans un cas, à notre entière satisfaction, pour délivrer un
enfant de la canule trachéale qu'il portait depuis six semaines.

Dans certains cas, une canule ordinaire fenêtrée à sa
paroi supérieure, pourra être utilisée, à condition de faire
usage d'un tube court, ne dépassant pas le deuxième ou
le troisième anneau de la trachée.

Quel que soit le moyen employé pour maintenir béante
l'ouverture trachéale, on devra, quand le malade sera
soumis à une surveillance étroite, intercepter le passage
de l'air par cette ouverture. Dans des conditions insuffi-
santes de surveillance, mieux vaudra laisser possible l'accès de l'air, en cas de rejet du tube. De temps à autre, on
extraira le tube et on s'assurera, la canule trachéale
étant bouchée, de la facilité avec laquelle se fait la respiration par la voie normale. Si elle se fait de façon satisfaisante, on cessera d'introduire le tube, tout en maintenant encore, pendant quelque temps, l'ouverture
trachéale, sans toutefois y laisser passer de l'air. Quand,
pendant vingt-quatre heures, la respiration par le larynx
sera restée bien libre, on pourra sans crainte alors, extraire définitivement la canule et laisser se fermer la plaie
de la trachée.

Assez rarement, on sera dans l'obligation de recourir à
des opérations endolaryngées préalables, telles que ; incision de diaphragme sous-glottique, de bride cicatricielle interglottique. D'ailleurs, ces opérations ne seront,

le plus souvent, possibles que chez l'adulte. Chez l'enfant, en cas de besoin, il vaudra mieux pratiquer la laryngofissure ou thyrotomie, détruire le tissu cicatriciel cause de la sténose et faire ensuite l'intubation.

Le cas suivant emprunté à la pratique de Bókai [120] nous fournit un exemple de ce genre. Il s'agit d'un enfant de deux ans et demi, atteint de diphtérie pharyngolaryngée traitée par le sérum et l'intubation (*400 heures*). Il se produisit des ulcérations laryngées et l'on fit la trachéotomie qui fut suivie de pneumonie catarrhale grave et de rougeole : « *Cyanose dès qu'on* « *bouche la canule, qui ne peut être enlevée. Intu-* « *bation essayée sans succès; le plus petit tube est ar-* « *rêté au niveau de la glotte. Un cathétérisme ex-* « *plorateur fait de bas en haut, par la plaie trachéale,* « *fait constater à un centimètre et demi au-dessus,* « *un diaphragme cicatriciel. Le 31 octobre 1895, la* « *laryngofissure est pratiquée. Le diaphragme cica-* « *triciel est incisé et un tube court n° 1 est mis en* « *place. Au bout de vingt-deux jours de séjour dans* « *le larynx, il est remplacé par un tube long. Après* « *diverses péripéties, la guérison complète, avec re-* « *tour de la voix, est obtenue le 4 août 1896.* »

Des cas semblables ont été publiés par Bókai [52], Ganghofner et Hagenbach [84]. Rappelons enfin que la transplantation de greffes de Thiersch après thyrotomie et excision du tissu cicatriciel, a donné un succès à Alapi (Budapest) [52] et que König (Berlin) [83], a obtenu un bon résultat de la résection de la portion du larynx sténosé et de la suture consécutive du larynx à la trachée.

TROISIÈME PARTIE

―――

EMPLOIS ACCESSOIRES DE L'INTUBATION DU LARYNX

I. — L'intubation comme moyen auxiliaire de la trachéotomie.

Quelques auteurs dont Northrup en 1890, Karewski en 1894, Carstens et Massei en 1895, Fronz en 1897, ont signalé les services que peut rendre l'intubation du larynx pour faciliter la trachéotomie. Mais c'est au Pr Bókai [120], que revient le mérite d'avoir appliqué systématiquement ce procédé chez l'enfant. De 1891 à 1897, cet auteur a pratiqué l'intubation préalable dans soixante-dix trachéotomies nécessitées par les indications les plus diverses (périchondrite laryngée, ulcérations de decubitus suite d'intubation, papillomes multiples du larynx), et a pu se convaincre que cette méthode est d'une importance pratique, considérable, par le fait qu'elle maintient pendant l'opération, le passage libre de l'air respiratoire. « *Quant à moi*, a-t-il écrit, *je suis d'avis que si l'intubation, en dehors de cette application, n'avait pas fait ses preuves dans la pratique et n'avait présenté que cet unique avantage, elle aurait déjà mérité de trouver de plus nombreux adeptes.* »

Chez l'adulte, pareille pratique a été suivie avec succès par Taptas (Constantinople) [162], dans un cas de laryngectomie pour tuberculose du larynx. Un tube d'O'Dwyer, fut introduit pour éviter la suffocation pendant l'ouverture et le curettage d'un abcès des parois trachéales et remplacé, après l'ouverture de la trachée, par une canule de Trendelenburg. Pour Taptas, en cas de trachéotomie pour sténose laryngée, on doit toujours opérer sous chloroforme et après introduction d'un tube d'O'Dwyer, muni d'un fil qui servira à l'extraire après l'ouverture de la trachée. C'est pour lui « *le seul moyen d'assurer l'hémostase parfaite avant l'ouverture de la trachée* ».

Que l'intubation soit pratiquée d'urgence, en attendant la trachéotomie, ou qu'elle soit faite de propos délibéré pour faciliter cette opération et la rendre moins hasardeuse, la présence d'un tube dans la trachée paraît constituer un avantage réel. Elle est une sauvegarde contre l'asphyxie, diminue les chances d'hémorragie en régularisant la circulation du champ opératoire, et surtout fournit au bistouri un guide précieux.

II. — L'intubation comme moyen de diagnostic des sténoses laryngo-trachéales.

Cette indication nouvelle de l'intubation a été, croyons-nous, nettement posée pour la première fois par Sargnon, bien qu'antérieurement, Pitts et Brook ainsi que Ferroud, aient admis ce mode d'exploration dans les cas de dyspnée de nature ou de siège douteux.

Ce moyen de diagnostic sera surtout utile chez l'enfant, quand l'examen au miroir laryngé n'aura pu être fait ou n'aura donné qu'un résultat incertain.

Si, le tube étant introduit, la dyspnée disparaît, il sera évident que l'obstacle siège dans le conduit laryngo-trachéal. Si l'amélioration est incomplète, il sera probable que l'obstacle siège ou s'étend à la partie terminale de la trachée. Si, enfin, aucune amélioration n'est obtenue ou si même la dyspnée est augmentée, il y aura tout lieu de croire à un obstacle siégeant plus bas encore, à l'origine des bronches.

Sargnon [68] s'est servi de ce moyen d'exploration chez un enfant de dix-huit mois, atteint d'une dyspnée de nature douteuse et de siège incertain. « *L'intubation* « *n'ayant apporté qu'une aggravation dans l'état de* « *l'enfant, le tube fut immédiatement extrait. La tra-* « *chéotomie ne fut pas, non plus, jugée utile et l'enfant* « *succomba quatre jours après. A l'autopsie, le larynx* « *et la trachée furent trouvés indemnes de toute* « *lésion. Le thymus était légèrement hypertrophié,*

« mais ne comprimait pas la trachée. Il existait une
« adénopathie trachéo-bronchique surtout marquée au
« niveau du groupe inter-trachéo-bronchique. Aux
« poumons on constata de la carnification : ils ne
« crépitaient pas et les fragments tombaient au fond
« de l'eau. Pas de foyer broncho-pneumonique. Rien
« aux autres organes. »

III. — L'intubation comme moyen de pratiquer la respiration artificielle et comme procédé de tamponnement du larynx permettant l'anesthésie générale par les voies normales.

D'après O'Dwyer [6], la seule méthode pour pratiquer la respiration artificielle, d'une façon à la fois efficace et prolongée, est celle du soufflet, inventée par G.-E. Fell (Buffalo). Pour la simplifier et rendre inutile la trachéotomie qu'elle nécessitait, il a fait construire une série de tubes laryngés remplissant le but proposé. Ces tubes de forme conique, de façon à pouvoir s'adapter à des larynx de dimensions différentes, sont introduits dans la portion sous-glottique du larynx qu'ils obstruent complètement. Des rainures circulaires dans lesquelles viennent se placer les cordes vocales, assurent une bonne fixation du tube auquel fait suite, en guise d'introducteur, un cathéter métallique légèrement évasé à sa terminaison extérieure et auquel vient se raccorder le tuyau d'une soufflerie actionnée, soit par la main, soit par le pied. Des anneaux servent au maintien de l'instrument par les doigts index, médius et annulaire ; le pouce, d'autre part, devant alternativement boucher et rendre libre, l'orifice extérieur du cathéter, au moment de l'entrée et de la sortie de l'air insufflé dans les poumons.

L'air est insufflé régulièrement, environ douze fois par minute chez l'adulte, et seize fois chez l'enfant. Quand le thorax s'est dilaté pendant quelques secondes, sous

l'effort de l'insufflation, le pouce débouche l'orifice du
cathéter et l'air sort de la poitrine qui revient à ses
dimensions primitives. Pour prévenir le desséchement
des bronches, une éponge mouillée est placée dans la
soufflerie, ou plus simplement, une goutte d'eau est introduite, de temps en temps, dans le cathéter.

Cette méthode de respiration artificielle se recomman-
derait dans tous les genres d'asphyxie et dans les empoi-
sonnements par l'opium et la morphine.

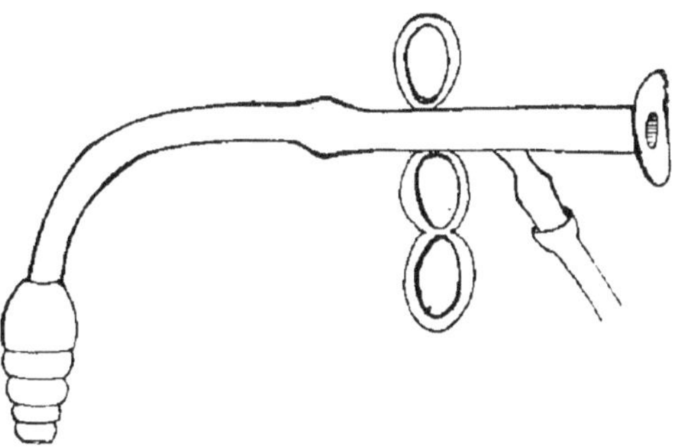

Fig. 44. — Appareil de Fell et O'Dwyer pour la respiration artificielle
et l'anesthésie chloroformique. Fabricant : G. Ermold, New-York.

D'après les expériences qui ont été faites par Northrup [163], Voorhees [164]. Löwy [165] et Bókai [52], elle donnerait d'excellents résultats et serait, de plus, d'un secours
précieux pour le tamponnement du larynx au cours des
opérations sur la bouche, le pharynx et les fosses nasales.
Pour Bókai, il ne paraît pas douteux que cet ingénieux
appareil ne soit rapidement introduit au nombre des
instruments indispensables dans tout hôpital moderne.

Des appareils analogues, surtout en vue de l'anesthésie
chloroformique dans les opérations sur la bouche, le nez
et le pharynx, ont été imaginés par Van Stockum [166]
et par Doyen [167]. L'appareil de Doyen consiste simple-

ment, en un tube assez court, en aluminium, semblable comme formes générales aux tubes cylindriques d'O'Dwyer, mais terminé en bec de flûte à son extrémité inférieure. La tête est surmontée d'un embout cylindrique sur lequel se fixe le tube de caoutchouc destiné au passage de l'air chargé des vapeurs anesthésiques. Une pince de forme spéciale, saisissant le tube au niveau du collet, sert d'introducteur. Nous trouvons ce tube un peu court et par

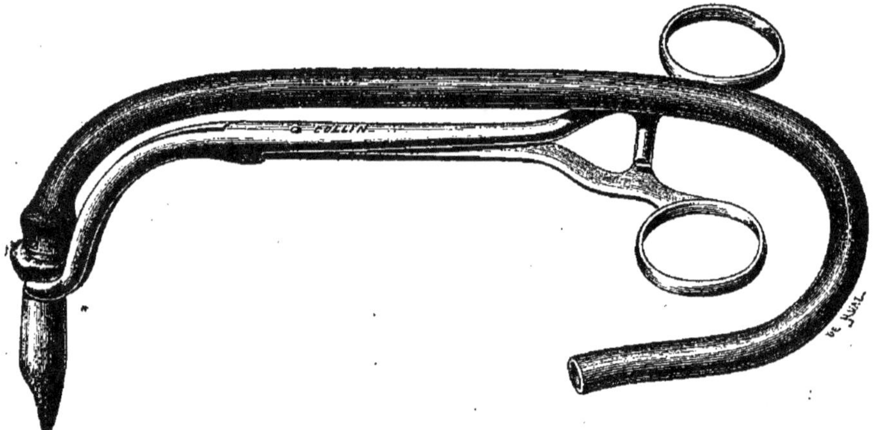

Fig. 45. — Appareil de Doyen pour l'anesthésie chloroformique dans les opérations sur la bouche, le pharynx, les fosses nasales. Fabricant : Collin, à Paris.

cela même en quelques cas, d'introduction peu facile, pour le médecin dont l'index n'est pas assez long pour le guider jusqu'au vestibule glottique. En outre, sa fixation dans tous les larynx ne semble pas offrir des garanties suffisantes.

L'appareil de Van Stockum est beaucoup plus compliqué, visant à un tamponnement hermétique du larynx. A ce point de vue, il présente plus de garanties que les appareils précédents.

La forme du tube est encore celle du tube d'O'Dwyer.

Un petit sac de caoutchouc, en forme de bague, entoure son extrémité inférieure et est relié par un tuyau passant dans un œillet de la tête du tube, à une poire à insufflation. Un bourrelet circulaire, terminant l'extrémité inférieure du tube, empêche la chute du sac qui, une fois gonflé d'air, détermine l'obstruction complète de la trachée. En haut, le cartilage cricoïde empêche le sac gonflé de sortir de la trachée. Un morceau d'éponge comprimée, entourant la tête du tube, vient seconder le premier tamponnement, en empêchant la pénétration des liquides entre les parois du tube et celles du larynx. Un ajutage, surmontant la tête du tube, donne attache au tuyau de caoutchouc nécessaire au passage de l'air chargé des vapeurs anesthésiques. Une pince dans le genre de celle de Doyen, sert à l'introduction.

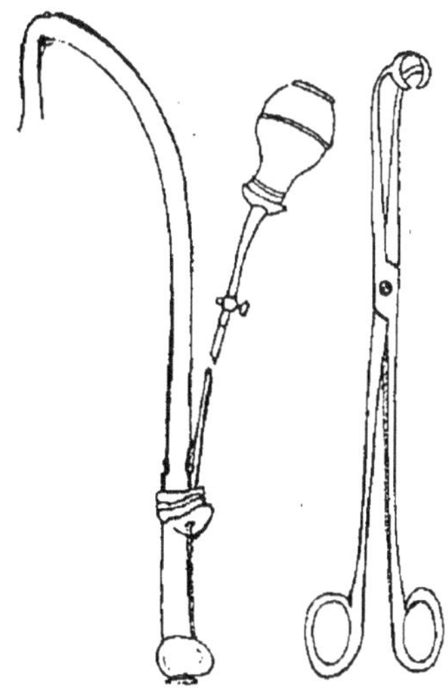

Fig. 46. — Appareil de Van Stockum pour le tamponnement du larynx.

L'appareil peut être maintenu en place après l'opération, pendant quelques jours, dans le but d'empêcher l'infection des voies aériennes. Si on craint des lésions provoquées par le contact prolongé du sac-tampon, au niveau de la trachée et du cricoïde, on peut le dégonfler et se contenter de la protection de l'éponge entourant la tête du tube.

BIBLIOGRAPHIE

(1) Bouchut. — Sechste Sitzung. Donnerstag den 7 August. In *Gemeinschaft mit der pädriatrischen Abtheilung : Tubage du larynx.* Congrès international de médecine. Berlin, 1890.

(2) De Saint-Germain. — *Chirurgie des enfants.* Paris, 1884.

(3) Bouchut. — *Traité pratique des maladies des nouveau-nés, des enfants à la mamelle et de la seconde enfance.* Paris, 1885.

(4) *Bulletins de l'Académie impériale de médecine.* Paris, 1858-1859.

(5) Geo. Mc Naughton. — *Intubation of the larynx.* New-York, 1893.

(6) O'Dwyer. — *The evolution of intubation.* Archives of Pediatrics. June, 1896, n° 6.

(7) Dillon-Brown. — *Intubation of larynx.* Papers read before the New-York Academy of medicine, in the stated meeting of June 2, 1887.

(8) Jacques. — *Intubation du larynx dans le croup.* Thèse de Paris, 2 mai 1887.

(9) Lubet-Barbon. — *Archives roumaines de médecine et de chirurgie*, 1887.

(10) D'Heilly. — *Tubage du larynx dans le croup.* Société médicale des hôpitaux, 27 avril 1888.

(11) Ferroud. — *L'intubation du larynx chez l'enfant et chez l'adulte.* Simplification des instruments d'O'Dwyer. Thèse de Lyon, 1894.

(12) A. Bonain. — *Bulletins et Mémoires de la Société française de laryngologie, otologie et rhinologie*, mai 1893 et 1894.

(13) Roux. — Communication au VIIIe Congrès international

d'hygiène et de démographie. Budapest, septembre 1894. In *Bulletin médical*.

(14) Moizard et Perregaux. — *231 cas de diphtérie traités par le sérum antitoxique*. Société médicale des hôpitaux, 7 décembre 1894.

(15) Lebreton et Magdelaine. — *Société méd. des hôpitaux*, 1er février 1895.

(16) Galatti. — *Contribution à l'anatomie du larynx chez l'enfant*. (Travail de l'Institut anatomique du Pr E. Zuckerkandl.) Extrait de La Parole, n° 6, 1899.

(17) L. Bauer. — *Eine modification der O'Dwyer'schen Tuben*. Jahrb. f. Kinderheilk, Bd. XLIV, H. 3, 1897.

(18) Gottstein. — *Maladies du larynx*. Traduit de l'allemand par Rougier. Paris, 1888.

(19) Sappey. — *Traité d'anatomie descriptive*, t. IV, p. 436.

(20) A. Bonain. — *La fixation des tubes d'O'Dwyer dans le larynx*. Lettre ouverte à M. le Pr Von Bókay. Ann. de méd. et chir. infantiles, 15 mai 1901.

(21) A. Bonain. — *De l'énucléation et de la théorie cricoïdienne de la fixation des tubes d'O'Dwyer*. La Presse médicale, 21 juillet 1897.

(22) R. Bayeux. — *Fréquence et gravité de l'obstruction des tubes laryngés dans le croup. Méthode nouvelle d'intubation qui met à l'abri de ce danger*. La Médecine moderne, nos 42 et 46, mai et juin 1895.

(23) R. Bayeux. — *La Presse médicale*, 20 janvier 1897.

(24) R. Bayeux. — *Thérapeutique chirurgicale du croup*. La Médecine infantile, 15 juillet 1897, p. 318.

(25) Dillon-Brown. — *The construction of O'Dwyer tubes, with a report of 350 cases of intubation of the larynx*. New-York, 1890 (in *Archives of Pediatrics*, janvier 1891).

(26) O'Dwyer. — *Retained intubation tubes. Causes and treatment*. Read before the American Pediatric Society. Washington, may 6, 1897.

(27) G. Froin. — *Traitement du croup. Tubage du larynx et trachéotomie*. La Presse médicale, 13 avril 1901.

(28) J.-G. Tsakyris. — *Instruments anciens et nouveaux pour l'intubation du larynx dans le croup*. Thèse de Paris, 1895.

(29) Boudin. — *Lyon médical*, 26 mars 1899.

(30) F. Egidi. — *Nuovo apparecchio d'intubazione laryngea semplificato*. Supplemento al Policlinico, vol. I, n° 35. Roma, 1895.

(31) J. TRUMPP. — *Die umblitige operative Behaudlung von La-rynxstenosen mittelst der Intubation.* Leipzig und Wien, 1900.

(32) W. PERRY NORTHRUP. — *On the treatment of acute laryngeal stenosis.* New-York medical Journal, déc.29th., 1894.

(33) BELL. — *Journ. of Amer. med. Assoc.*, août 1890.

(34) GALATTI. — *Die Intubation in der Privatpraxis.* M. Perles, Wien, 1894.

(35) ESCAT. — *Tubage sans surveillance permanente.* Archiv. intern. de laryngologie, mars-avril 1899.

(36) J. BÓKAI. — *Meine Erfolge mit der O'Dwyer'schen Intubation.* Verhaud. der Gesellsch. f. Kinderheilk. in Halle, 1891 sept.

(37) CHAILLOU. — *La sérumthérapie et le tubage du larynx.* Thèse de Paris, 1894.

(38) A. BONAIN. — *Tubes longs et tubes courts pour l'intub. du larynx.* Bull. et Mém. de la Soc. franç. de laryng., etc., mai 1896.

(39) TSAKIRIS. — *Gazette des hôpitaux*, 14 mai et *Médecine moderne*, 12 juin 1895.

(40) J. TRUMPP. — *Notiz zur Technik der Intubation.* München. med. Wochenschr., n° 17, 1896.

(41) L. MARTIN. — *Bulletin médical*, 11 déc. 1895, n° 99, p. 1134.

(42) RABOT. — *Province médicale*, 8 janvier 1898.

(43) O. HEUBNER. — *Klinische Studien über die Behandlung der Diphterie.* Leipzig, 1895.

(44) RANKE. — *Münchener med. Wochenschr.*, 1895, n° 8.

(45) BÓKAI. — *Die Dauer der Intubation bei geheilten Diphteric-kranken vor der Serumbehandlung und jetz.* Deutsch. medicin. Wochenschr., 1895, n° 46.

(46) BÓKAI. — *Bericht über die in der Diphterie-Abtheilung des Stefanie-Kinderspitals*, in Budapest vollführten Intubationen. Jahrb. f. Kinderheilk. Bd. XXXV, H. 1, 1893.

(47) M. BLEYER. — *Verhandlungen des intern. med. Congresses.* Abth. XII. Berlin, 1890.

(48) G. BAER. — *Tracheotomie und Intubation im Kinderspital Zürich.* Deutsch. Zeitschr. f. Chirurg., XXXV, 3-4.

(49) SEWARD. — *A case of intubation of the larynx of unusual interest.* The New-York med. Journ., 3 mars 1894.

(50) JACQUES. — Lettre du 17 octobre 1898.

(51) A. BONAIN. — *Revue hebdomadaire de laryngologie, etc...*, 3 sept. 1898, n° 36.

(52) Bókai. — *Ueber das Intubationstrauma.* Sonderabdruck aus der Deutsch. Zeitsch. f. Chir., 58 B., p. 82. Leipzig, 1901.

(53) Köhl. — *Ueber die Ursachen der Erschwerung des Decanulement nach Tracheotomie.* Arch. f. klin. Chir., Bd. XXXV.

(54) Richardière. — *Soc. méd. des hôpitaux*, 15-22 avril 1898.

(55) Bókai. — *Orvosi Hetilap*, n° 1, 1894.

(56) O'Dwyer. — *Ueber Intubation des Larynx.* Verhandl. des X intern. med. Congresses. Abth. XII, p. 93. Berlin, 1890.

(57) Variot et Glover. — *Traité des mal. de l'enfance* (Grancher, Comby, Marfan), t. III, p. 851.

(58) Rist et Bensaude. — *La Presse médicale*, 27 avril 1896.

(59) Heymann. — *Des indications actuelles de la trachéotomie dans le croup des enfants.* Thèse de Paris, 1897.

(60) Egidi. — *Ann. di laryngol. ed otol. di Genova*, avril 1900.

(61) *Münch. med. Wochenschr.*, 1890, n°s 36 et 37 (X° Congrès intern. des Sc. méd.).

(62) Northrup. — *Anatomie pathologique après tubage.* Med. Record, juin 1887.

(63) G. Baudrand. — *Contribution à l'étude des ulcérations laryngées consécutives au tubage.* Thèse de Paris, 1897.

(64) Jacques. — *De l'intubation du larynx dans la clientèle privée.* Marseille, 1899.

(65) Castelain. — *Parallèle de la trachéotomie et du tubage.* Extrait du Bulletin médical du Nord. Lille, 1896.

(66) F. Barbera. — *L'intubation étudiée dans le passé, son manuel opératoire, ses accidents et ses applications au traitement des laryngosténoses et spécialement du croup.* Valence, 1897.

(67) Mayo. — *Medical Record*, 1895, V. II, p. 641.

(68) Sargnon. — *Tubage et trachéotomie en dehors du croup chez l'enfant et chez l'adulte.* Thèse de Lyon, 1900, p. 236.

(69) Lambert Lack. — *Soc. de laryngol. de Londres*, avril 1896.

(70) Prescott and Goldthwaith. — *A report of 392 cases of intubation.* Boston med. Journal, 1891.

(71) Ganghofner. — *Behandlung der Diphterie des Keuchhustens und des Mumps.* Handbuch der Therapie des Infectionskrankeiten, herausgegeben von Penzoldt und Stinzing, Bd. I.

(72) Sevestre et Martin. — *Traité des maladies de l'enfance* (Grancher, Comby, Marfan), art. Diphtérie, p. 700.

(73) Galatti. — *L'intubation du larynx dans la clientèle.* Lyon médical, 23 et 30 septembre 1894.

(74) Hugues. — *Des inconvénients de l'intubation dans le croup.* Thèse de Lyon, 1895.

(75) Sevestre et Meslay. — *Bulletin médical,* 1895, p. 209.

(76) Boulay. — *Arch. de méd. des enfants,* 1898, n° 2.

(77) Galatti. — *Un caso di intubazione con permanenza della canula nella larynge per lo spazio di 436 ore. La Pedatria,* n° 8, 1894.

(78) L. Bauer. — *Zwei Fälle subcutanen Emphysems während der Intubation.* Pester med. chir. Presse, n° 49, 1895.

(79) J. Kemenyffy. — *Abscessbildung nach Intubation.* B.-G. Teubner. Leipzig, 1896.

(80) Oppenheimer. — *Ueber entzündliche Processe und tiefgehende Eiterungen am Helse.* Archiv. f. Kinderheilk. Bd. XXIII u. XXIV, 1897.

(81) Galatti. — *Ueber Narbenstricturen nach Intubation.* Jarhb. f. Kinderheilk. NF. XLII Band, 3 u. 4 Heft, 1896.

(82) Variot. — *La diphtérie et la sérumthérapie.* Paris, 1898.

(83) Wiederhofer. — *Verhandl. d. Gesellsch. f. Kinderheilk.,* 1894.

(84) Hagenbach. — XXXIII Jahresb. d. Kinderspitals in Basel, 1895.

(85) König. — *Centralblatt f. Chirurgie,* 1897 (Rapporté par Bókay (52).

(86) J. Trumpp. — *Die Intubation in der Privatpraxis.* Münch. méd. Wochenschrift. n° 45, 1899.

(87) Dillon-Brown. — *Archives of Pediatries,* mars 1893.

(88) Landouzy. — *Note sur les prédispositions de terrains innées ou acquises, envisagées dans leurs rapports avec le diagnostic précoce et la prophylaxie de la tuberculose.* Paris, 1888.

(89) Trumpp et Pfaundler. — *Münch. méd. Wochenschr.* n° 43, 1901.

(90) Bayeux. — *Ann. de méd. et chir. infantiles,* 15 juin 1898.

(91) Baumann. — *Thèse de Bonn,* 1898.

(92) Gillet. — *Revue générale de clinique et de thérapeutique,* 21 juillet 1894.

(93) Geo. Mc. Naughton and W. Maddren. — *Statistics of the different methods of treating true croup.* New-York, 1893.

(94) Ganghofner. — *Jahrb. f. Kinderheilk.,* XXX, 1890. Rapporté par R. Romme (Tribune médicale, 8 oct. 1891).

(95) Sevestre. — *Statistique de la diphtérie à l'hôpital des Enfants-Malades en 1895.* Bulletin médical, 1896, p. 591.

(96) SEVESTRE. — *Soc. méd. des hôpitaux*, 1er mars 1898.

(97) RICHARDIÈRE. — *Soc. méd. des hôpitaux*, 15-22 avril 1898.

(98) EHRLICH, KOSSEL UND WASSERMANN. — *Ueber die Anwendung des Diphterieantitoxins.* Deutsche méd. Wochenschr, n° 16, 1894.

99) WASHBOURN, GOODALL et CARD. — *Clinical Society*, 14 et 21 déc. 1894 (Londres).

100) KÖRTE. — *Berliner klin. Wochenschr.* 1894, n° 46.

101) RANKE. — *XIIIe Congrès allemand de médecine interne.* avril 1895. In Bull. méd., n° 29, 1895.

(102) GANGHOFNER. — *Prager medic. Wochenschr.*, 1-3, 1895.

(103) BÓKAY. — *Jahrb. des Stefanie Pester Armenkindérspital Vereines für* 1895, 1896, 1898, 1899, 1900.

(104) LANDOUZY. — *Les sérothérapies. Traitement du croup*, 15e et 16e leçons. Paris, 1895.

(105) ESCAT. — *La pratique du tubage dans la clientèle.* Presse médicale, n° 70, 2 sept. 1899.

(106) DILLON-BROWN. — *New-York med. Journal for March* 9, 1889.

(107) CARSTENS. — *LXXI. Naturforscher und Aertzte Versammlung.* Münch., 17-22 sept. 1899.

(108) MASSEI. — *Die Intub. des Kehlkopfes bei Kindern und bei Erwachsenen.* Deutsche Ausgabe von E. Fink. Leipzig und Wien, 1893.

(109) SCHMIEGELOW. — *Le tubage laryngien chez les adultes.* Rapport lu au Congrès de Rome, 1894 (Revue de laryngologie, etc..., n° 20, 15 octobre 1894).

(110) KILIAN. — *Münchener med. Wochenschr.*, n° 28, 1895.

(111) O'DWYER. — *Intubation in the treatment of chronic stenosis of the larynx.* British med. Journal, déc. 29th, 1894.

(112) MASSEI. — *L'intubation du larynx chez les adultes.* Revue de laryngologie, n° 14, 15 juillet 1891.

(113) SIMPSON. — *Med. Record*, 12 mars 1892.

(114) LEFFERTS. — *New-York med. Journ.*, 9 déc. 1893.

(115) SCHEIER. — *Berlin. laryng. Gesellsch.*, 15 juillet 1892.

(116) JAMES BALL. — *Rapport sur 22 cas d'intub. laryngienne.* Lancet, 26 nov. 1892.

(117) S. METTZER. — *Med. Record*, 1887. *Prager medicin. Wochenschr.*, 2 juillet 1890.

(118) A. BONAIN. — *Revue mensuelle des maladies de l'enfance*, juillet 1895.

(119) Sevestre et Bonus. — *Soc. méd. des hôp.*, 29 oct. 1897.

(120) Bókai. — *Applications de l'intubation à la pratique infantile en dehors des cas de diphtérie.* La méd. infantile, 15 nov. 1897.

(121) Egidi. — *Contribution à la statistique des abcès péri-trachéaux laryngiens chez les enfants.* 3° Congrès biennal de la Soc. ital. de laryngol., etc., 28 oct. 1897 (Revue hebd. de laryng., n° 12, 19 mars 1898).

(122) Massei. — *L'abcès péri-trachéo-laryngien chez les enfants.* Rev. hebd. de laryngol., etc., n° 7, 13 février 1897.

(123) Damieno. — *3° Congrès biennal de la Soc. ital. de laryngol.* etc., 28-30 oct. 1897.

(124) Bayeux et Roger. — *Société anatomique*, 9 avril 1897.

(125) Sevestre. — *Soc. de thérapeutique*, 12 mai 1897.

(126) Variot. — *Soc. méd. des hôp.*, 17 mars 1899.

(127) Percy Jakins. — *British. med. Journ.*, 1889.

(128) Casselberry. — *Soc. oto-laryng. Suisse.* 30 mai 1896.

(129) Lefferts. — *Intubation of the larynx in acute and chronic syphilitic stenosis.* Med. Record, oct. 4 1890.

(130) O'Roé. *Assoc. laryng. améric.* 3° Congrès annuel, mai 1894.

(131) O'Dwyer. — *Brit med. Assoc.*, sept. 1897.

(132) Gauthier. — *Traitement de la syphilis laryngée et en particulier de la sténose laryngée par le tubage.* Thèse de Lyon, 1897.

(133) Irsai. — *Prager medic. Wochenschr.*, 1892, n° 48, p. 586.

(134) E.-J. Moure. — *Leçons sur les maladies du larynx.* Paris, 1890.

(135) Sestier. — *Traité de l'angine laryngée œdémateuse.* Paris, 1852.

(136) Barjon. — *Gazette des hôpitaux*, 19 mai 1894.

(137) Damieno. — *Arch. ital. de laryng.*, n° 3, 1898.

(138) D'Espine et Picot. *Manuel pratique des mal. de l'enfance.*

(139) Rabot. *Lyon médical*, 21 fév. 1894.

(140) Taub. — *Deutsch. med. Zeitung*, 4 mai 1894.

(141) Muselier. — *Gaz. méd. de Paris*, 3 oct. 1891.

(142) Rosenberg. — *Soc. laryng. de Berlin*, 15 juillet 1892.

(143) Delavan. — *Med. News*, 19 mars 1898.

(144) Hopkins. — *Med. Journ.*, 27 fév. 1892.

(145) H.-V. Schroetter. — *Contribution à l'étude du sclérome.* Ann. des mal. de l'oreille, etc., n° 3, mars 1901.

(146) NAVRATIL. — *Soc. Hongroise d'otol. et laryng.*, 24 fév. et 3 mars 1898.

(147) FLATAU. — *Soc. laryng. Berlin.*, 25 juillet 1892.

(148) W. CHEATHAM. — *Arch. of Pediatrics*, mai 1897.

(149) LICHTWITZ. — *Journal de méd. de Bordeaux*, 3 avril 1892.

(150) PITTS et BROOK. — *Traitement des sténoses laryngées par l'intubation* (Lancet, janvier 1891).

(151) ESCAT. — *Des arthrites du larynx.* Arch. intern. de laryngol., janvier-février 1901.

(152) SIMPSON — *Med. Record*, 15 avril 1893.

(153) O'DWYER. *New-York med. Journal*, 28 déc. 1895.

(154) G.-B. HOPE. — *New-York med. Journal*, 21 déc. 1895.

(155) FINNY. — *Dublin Journ. of med. sciences*, mars 1898.

(156) VERGNIAUD. — *Rev. hebd. de laryngol.*, 1er déc. 1894.

(157) MASSEI. — *Arch. ital. de laryng.*, avril 1892, f. 2.

(158) LEFFERTS. — *New-York med. Journ.*, 9 déc. 1893.

(159) RANKE. — *Intubation des Kehlkopfes bei erschwerten Decanulement nach Tracheotomie.* Henoch's Festschrift, 1890.

(160) GAMPERT. — *Paris médical*, 22 fév. 1890.

(161) ROSENBERG. — *Soc. laryng. de Berlin*, 10 mars 1893.

(162) TAPTAS. — *Thyrotomie pour laryngectomie pour tuberculose du larynx.* Ann. des mal. de l'or., etc., mai 1901.

(163) NORTHRUP. — *Brit. med. Journ.*, 29 sept. 1894.

(164) VOORHEES. — *New-York med. Record*, nov. 1895.

(165) LEO LOEVY. — *Deutsche med. Wochenschr.*, 1898, et *Orvosi Hetilap*, 1896.

(166) VAN STOCKUM. — *Weekblad van het nederlandsch Tijdschrift voor Geneeskunde*, n° 5, 1898.

(167) DOYEN. — *Arch. intern. de laryng.*, n° 3, mai-juin 1897.

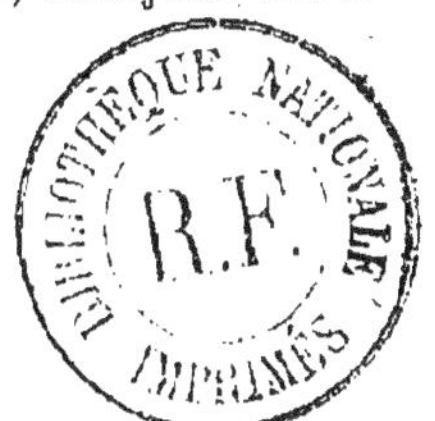

TABLE DES MATIÈRES

DEUXIÈME PARTIE

De l'intubation du larynx dans les sténoses laryngées non pseudomembraneuses chez l'enfant et chez l'adulte.

TROISIÈME PARTIE
Emplois accessoires de l'intubation du larynx.

FÉLIX ALCAN, ÉDITEUR

RÉCENTES PUBLICATIONS

A. et G. BOUCHARDAT. **Nouveau formulaire magistral.** 32ᵉ édit. revue et augmentée. 1 vol. in-18, broché 3 fr. 50 ; cart. souple à l'anglaise 4 fr., relié.. . . . . 4 fr. 50

BOUCHUT et DESPRÉS. **Dictionnaire de médecine et de thérapeutique médicale et chirurgicale,** 6ᵉ édit., très augmentée. 1 vol. in-4, avec 1000 fig. dans le texte et 3 cartes. — Prix ; broché, 25 fr., relié.. . . . . 30 fr.

CORNIL, RANVIER, BRAULT et LETULLE. **Manuel d'histologie pathologique.** — Tome I. 1 vol. gr. in-8, avec 369 figures en noir et en couleurs. . . . . 25 fr.
Tome II. 1 vol. gr. in-8, avec figures en noir et en couleur. 25 fr.
(L'ouvrage comprendra 4 volumes.)

DELORME. **Traité de chirurgie de guerre.** 2 forts vol. in-8, avec 492 fig. et 1 planche en couleurs hors texte. . . . . . . 42 fr.

FINGER. **La syphilis et les maladies vénériennes.** 2ᵉ édition française, traduit par les Dʳˢ *Doyon* et *Spillmann*. 1 vol. grand in-8. avec 5 planches en couleurs. . . . . 12 fr.

FLEURY (Maurice de). **Introduction à la médecine de l'esprit,** 6ᵉ édit., 1 vol. in-8. . . . . 7 fr. 50

— **Les grands symptômes neurasthéniques.** *Pathogénie et traitement.* 2ᵉ édit., 1 vol. in-8 avec graphiques. . . . . 7 fr. 50

ICARD. **La femme pendant la période menstruelle,** étude de psychologie morbide et de médecine légale, 1 vol. in-8. 1890. . . . 6 fr.

RAYMOND et JANET (Pierre). **Névroses et idées fixes.** 1898, 2 vol. grand in-8, avec figures, TOME I. . . . . 12 fr.
TOME II. . . . . 14 fr.

LABADIE-LAGRAVE et LEGUEU. **Traité médico-chirurgical de gynécologie.** 2ᵉ édition revue et augmentée. 1 vol. in-8 avec 326 gravures, cartonné.. . . . . 25 fr.

LAGRANGE. **La méditation par l'exercice.** 1 vol. in-8, avec grav. et carte coloriée hors texte. . . . . 12 fr.

— **Les mouvements méthodiques et la mécanothérapie.** 1 vol. in-8, avec 55 gravures. . . . . 10 fr.

LEGUEN. **Leçons de clinique chirurgicale** (Hôtel-Dieu, 1901), 1 vol. in-4 avec figures. . . . . 10 fr.

MARVAUD. **Les maladies du soldat,** étude étiologique, épidémiologique, clinique et prophylactique. 1 fort vol. in-8. . . . . . 20 fr.

NIMIER et DESPAGNET. **Traité élémentaire d'ophtalmologie.** 1 fort vol. grand in-8 de 800 pages, avec 432 fig. dans le texte.. . 20 fr.

COLLECTION MÉDICALE

Volumes in-12, cartonnés à l'anglaise, à **4 francs** et à **3 francs**

Hygiène de l'alimentation dans l'état de santé et de maladie, par le Dr J. LAUMONIER, avec gravures. 2ᵉ édition.............. **4 fr.**

L'alimentation des nouveau-nés, *Hygiène de l'allaitement artificiel,* par le Dr S. ICARD, avec 60 gravures (*Ouvrage couronné par l'Académie de médecine*).. **4 fr.**

L'hygiène sexuelle et ses conséquences morales, par le Dr S. RIBBING, professeur à l'Université de Lund (Suède), 2ᵉ édition... **4 fr.**

Hygiène de l'exercice chez les enfants et les jeunes gens, par le Dr F. LAGRANGE, lauréat de l'Institut, 7ᵉ édition.............. **4 fr.**

De l'exercice chez les adultes, par *le même,* 4ᵉ édition........ **4 fr.**

Hygiène des gens nerveux, par le Dr LEVILLAIN, 4ᵉ édition.... **4 fr.**

L'idiotie. *Psychologie et éducation de l'idiot,* par le Dr J. VOISIN, médecin de la Salpêtrière, avec gravures............................ **4 fr.**

La famille névropathique. *Hérédité, prédisposition morbide, dégénérescence,* par le D^r CH. FÉRÉ, médecin de Bicêtre, avec gravures, 2ᵉ édition... **4 fr.**

L'éducation physique de la jeunesse, par A. Mosso, professeur à l'Université de Turin, préface de M. *le Commandant Legros*...... **4 fr.**

Manuel de percussion et d'auscultation, par le Dr P. SIMON, professeur à la Faculté de médecine de Nancy, avec gravures...... **4 fr.**

Éléments d'anatomie et de physiologie génitales et obstétricales, par le Dr A. POZZI, professeur à l'École de médecine de Reims, avec 219 gravures.. **4 fr.**

Le traitement des aliénés dans les familles, par le Dr FÉRÉ, 2ᵉ édition.. **3 fr.**

NOTICES SUR LES VOLUMES DE CETTE COLLECTION

La Famille névropathique

Théorie tératologique de l'hérédité
et de la prédisposition morbides et de la dégénérescence

Par le **D^r Ch. FÉRÉ,** médecin de Bicêtre.

1 vol. in-12, 2ᵉ édit., avec 25 gravures dans le texte, cart. à l'angl.. **4 fr.**

M. Féré montre que les exceptions connues sous le nom d'hérédité dissemblable et d'hérédité collatérale se retrouvent dans les familles tératologiques qui, souvent, sont aussi des familles pathologiques. Ce qui est héréditaire, ce sont des troubles de la nutrition de la période embryonnaire, entraînant des effets différents suivant l'époque à laquelle ils se produisent. Les troubles du développement commandent la prédisposition morbide, de nombreux faits le prouvent. Ces troubles héréditaires ou accidentels de l'évolution réalisent une destruction progressive des caractères de la race ; la dégénérescence, quelle que soit sa cause, peut être définie une dissolution de l'hérédité qui aboutit en fin de compte à la stérilité.

Envoi franco contre mandat-poste.

Le Traitement des Aliénés
dans les familles
Par *le même.*

1 vol. in-12, cartonné à l'anglaise. 2ᵉ édition..................... **3 fr.**

L'Instinct sexuel, Évolution et dissolution
Par *le même.*

1 vol. in-12, cartonné à l'anglaise, 2ᵉ édition.................... **4 fr.**

L'instinct sexuel n'est pas un instinct incoercible auquel tous seraient réduits à obéir, si anormale que soit la forme sous laquelle celui-ci se manifeste. L'auteur s'est proposé de mettre en lumière la nécessité du contrôle et de la responsabilité dans l'activité sexuelle, tant au point de vue de l'hygiène qu'au point de vue de la morale.

M. Féré prouve qu'il n'y a aucune raison pour que les actes sexuels échappent à la responsabilité, et les faits montrent qu'ils n'y échappent pas ; la nature et la société éliminent les pervertis et favorisent les sobres.

L'Hystérie et son traitement
Par le Dʳ Paul SOLLIER

Cartonné à l'anglaise... **4 fr.**

Cet ouvrage s'adresse tout spécialement aux praticiens, à qui, depuis quelques années, on semblait dénier la capacité de traiter l'hystérie qui rentrait de plus en plus dans le domaine des psychologues.

L'auteur a eu pour but précisément, en faisant d'abord l'examen critique des théories sur la nature de l'hystérie et le mécanisme de ses phénomènes, de montrer qu'ils sont d'ordre essentiellement physiologique, et que leur traitement est par conséquent du ressort des cliniciens. Établir la pathogénie générale des troubles hystériques et partir de là pour en déduire le traitement rationnel, telle est l'idée directrice de l'ouvrage.

Aussi l'auteur a-t-il cru devoir rentrer dans les plus minutieux détails sur la conduite à tenir vis-à-vis des malades et de leur famille, sur la mise en œuvre des procédés à employer contre les divers accidents, procédés anciens et empiriques mais reconnus excellents, ou procédés nouveaux. Pour les premiers, il montre comment la pathogénie proposée les explique et les justifie ; pour les seconds, il expose comment ils découlent de cette pathogénie.

La théorie et la pratique se trouvent donc toujours intimement liées ; l'auteur ne donne aucun conseil, aucune manœuvre, aucun procédé dont il n'explique le pourquoi en même temps que le comment de leur application.

Envoi franco contre mandat-poste.

Basé sur la longue expérience de l'auteur, cet ouvrage constitue pour les praticiens le guide le plus complet et le plus pratique du traitement de l'hystérie.

Hygiène des Gens nerveux

PRÉCÉDÉE DE NOTIONS ÉLÉMENTAIRES

Sur la Structure, les Fonctions et les Maladies du Système nerveux

Par le D**r** F. LEVILLAIN

Ancien élève de la Salpêtrière,
lauréat de la Faculté de médecine de Paris.

1 vol. in-12, avec figures dans le texte, 4e édition, cartonné à l'anglaise. **4 fr.**

L'auteur a fait un choix judicieux des préceptes d'hygiène générale spécialement applicables aux gens nerveux et se livre à une étude rapide des principaux procédés de traitement usités contre les maladies nerveuses (hydrothérapie, électrothérapie, traitement psychique, hypnotisme et suggestion, médicaments).

Morphinomanie et Morphinisme

Par le D**r** Paul RODET

(Ouvrage couronné par l'Académie de médecine, Prix Falret.)

1 vol. in-12, cartonné à l'anglaise...................................... **4 fr.**

Cet ouvrage contient d'abord un historique complet du morphinisme, en faisant assister le lecteur aux différentes étapes que cette affection a traversées avant d'être reconnue comme une véritable entité. Après avoir étudié les mœurs des morphinomanes, la morphinomanie à deux, sa propagation rapide, M. Rodet aborde la symptomatologie et la théorie de l'abstinence qui constituent deux chapitres importants de son ouvrage. Puis il continue par l'examen des intoxications coexistant si communément avec la morphinomanie, en particulier de l'alcoolisme et de la cocaïnomanie, l'étude médico-légale du morphinisme, et donne, pour terminer, une large place au *traitement*, exposant les diverses méthodes employées et appréciant leur valeur thérapeutique.

L'Idiotie

Hérédité et dégénérescence mentales,
Psychologie et éducation mentale de l'idiot

Par le D**r** Jules VOISIN, médecin de la Salpêtrière.

1 vol. in-12, avec 17 gravures dans le texte, cartonné à l'anglaise... **4 fr.**

L'auteur, choisissant ses exemples parmi différents types d'idiots étudiés dans son service d'hôpital, examine leurs instincts, leurs sentiments, leurs

Envoi franco contre mandat-poste.

lueurs d'intelligence et de volonté, ainsi que leurs caractères physiques. De là, il passe à l'éducation et au traitement qui doivent être appliqués à ces déshérités, pour qu'ils cessent d'être à charge à tous, et qu'ils deviennent utiles à eux-mêmes et à la société.

Manuel de
Percussion et d'Auscultation

Par le Dr Paul SIMON
Professeur à la Faculté de médecine de Nancy.

1 vol. in-12, cartonné à l'anglaise, avec gravures.................... **4 fr.**

Le
Phtisique et son traitement hygiénique

SANATORIA — HOPITAUX SPÉCIAUX — CURES D'AIR

Par le Dr E.-P. LÉON-PETIT
Médecin de l'hôpital d'Ormesson, secrétaire général de l'Œuvre des Enfants tuberculeux.

Préface de M. le Dr HÉRARD, membre de l'Académie de médecine.
(*Ouvrage couronné par l'Académie de médecine.*)
1 vol. in-12, cart. à l'angl. avec 20 grav. dans le texte, 2e éd.. **4 fr.**

Hygiène de l'Alimentation
Dans l'état de santé et de maladie
Par le Dr LAUMONIER
1 vol. in-12, cartonné à l'anglaise, avec gravures dans le texte, 2e édit.. **4 fr.**

La Profession Médicale
Ses devoirs, ses droits
Par le Dr G. MORACHE
Professeur de médecine légale à la Faculté de médecine de l'Université de Bordeaux,
Membre associé de l'Académie de médecine.

1 vol. in-12, cartonné à l'anglaise................................. **4 fr.**

M. Morache a cherché à envisager avec la plus entière indépendance les conditions de la profession médicale. Les futurs médecins, ceux qui

Envoi franco contre mandat-poste.

déjà s'engagent sur le terrain si difficile de la pratique professionnelle, recueilleront dans cet ouvrage d'excellents principes qui pourront leur servir de guide, tout au moins les aider à fixer leurs légitimes hésitations. Cet ouvrage intéresse également le grand public qui, prenant part à la vie des médecins, est curieux de connaître leurs devoirs professionnels.

L'Alimentation des Nouveau-nés

Hygiène de l'allaitement artificiel

Par le Dr S. ICARD

(Ouvrage couronné par l'Académie de médecine et par la Société protectrice de l'enfance de Paris.)

1 vol. in-12, cartonné à l'anglaise, avec 60 gravures dans le texte... **4 fr.**

Quelles sont les lois de l'allaitement artificiel? Quel est le lait que nous devons choisir pour remplacer celui de la mère? Le lait est-il la seule nourriture qui convienne à l'enfant? Que penser des produits industriels présentés comme succédanés du lait? Faut-il donner le lait pur ou coupé? Quelle doit être la ration quotidienne et quels sont les meilleurs procédés pour administrer le lait? Celui-ci doit-il être cru, bouilli ou stérilisé? La contamination est-elle possible par le lait cru? Quelles sont les différentes méthodes de stérilisation du lait? Quels sont les signes d'une bonne alimentation? A quel âge convient-il de donner à l'enfant une nourriture plus substantielle que le lait et quelle doit être cette nourriture?

Telles sont les questions que l'auteur traite dans ce livre, questions capitales et auxquelles doit pouvoir toujours répondre tout médecin qui assume la responsabilité de faire élever un enfant à l'allaitement artificiel.

De l'Exercice chez les Adultes

Par le Dr Fernand LAGRANGE

Lauréat de l'Institut.

1 vol. in-12, 4e édition, cartonné à l'anglaise..................... **4 fr.**

Les livres de M. Lagrange ont toujours beaucoup de succès auprès du grand public, à qui nous n'avons pas craint de recommander le présent volume d'une façon spéciale. Comme il n'est personne qui ne soit, sinon arthritique, ou goutteux, ou obèse, ou dyspeptique, ou diabétique, ou essoufflé, ou quelque peu névrosé, du moins candidat à quelqu'une de ces petites infirmités avec lesquelles il faut passer une partie de l'existence, chacun voudra savoir comment il devra se comporter pour rendre cette partie la plus supportable et la plus longue possible.

(Revue Scientifique.)

Envoi franco contre mandat-poste.

Hygiène de l'Exercice
Chez les Enfants et les Jeunes gens

Par *le même*.

1 vol. in-12, 7ᵉ édition, cartonné à l'anglaise..................... **4** fr.

Les jeunes gens doivent pratiquer des exercices physiques destinés à fortifier leur santé, des exercices hygiéniques et non pas athlétiques, M. le docteur Lagrange développe cette saine doctrine en un charmant petit volume que je viens de lire avec le plus grand plaisir, et je le recommande aux méditations de toutes les mères de famille et même des pères qui ont le temps de s'occuper de leurs enfants.

Avec quel bonheur j'ai vu M. Lagrange proscrire aux écoliers la gymnastique de chambre et de gymnase, et l'escrime dans une salle d'armes, où l'on respire la sueur et l'haleine empoisonnante de ses voisins ou de ceux qui vous ont précédé. M. Lagrange veut que les exercices physiques des enfants soient effectués en plein air, que leurs poumons se dilatent pour appel du bon air... Ce sont les jeux qui sont les plus favorables au développement des enfants et des jeunes gens des deux sexes.

Dʳ G. Daremberg (*Les Débats*).

La Fatigue et l'Entraînement physique

Par le **Dʳ Philippe TISSIÉ**

Chargé de l'inspection des exercices physiques dans les lycées et collèges de l'Académie de Bordeaux,

Précédé d'une lettre-préface de M. le Professeur Ch. Bouchard, de l'Institut.

1 vol. in-12, avec gravures dans le texte, cartonné à l'anglaise...... **4** fr.
(*Ouvrage couronné par l'Académie de médecine.*)

M. Tissié expose les recherches qu'il a faites et les observations qu'il a recueillies sur la psychodynamie de l'entraînement physique et sur les réactions mentales provoquées par l'entraînement intensif. Dans le cours de ces études, il a été conduit à trouver dans l'émission nerveuse profonde la principale cause pathologique de l'entraînement intensif chez les sujets sains et surtout chez les débiles nerveux, qu'il désigne sous le nom de *fatigués*, considérant la fatigue comme un phénomène neurique qui se manifeste par un abaissement plus ou moins rapide et intense du *potentiel* nerveux de chaque individu.

L'auteur traite successivement de l'entraînement physique, de l'entraînement intensif, de la fatigue chez les débiles nerveux (fatigue d'origine physique, fatigue d'origine psychique, hygiène du fatigué), des méthodes en gymnastique (méthode suédoise, méthode française, méthode psychodynamique qu'il a créée et qui repose sur les réactions nerveuses de chaque groupe d'individus), de l'entraînement physique à l'école, de l'hérédité.

Envoi franco contre mandat-poste.

L'Éducation physique de la Jeunesse

Par **A. MOSSO**, professeur à l'Université de Turin.

1 vol. in-12, cart à l'angl., précédé d'une préface du Commandant Legros. **4 fr.**

L'auteur aborde les problèmes scientifiques et sociaux les plus variés, sans en excepter les problèmes physiologiques pour lesquels sa compétence est universellement reconnue et appréciée. La préface du commandant Legros, montrant l'importance de ces questions au point de vue militaire, complète utilement les chapitres consacrés par l'auteur à l'éducation et au développement des forces physiques du soldat.

L'Hygiène sexuelle
et ses conséquences morales

Par le **D' SEVED RIBBING**, Professeur à l'Université de Lund (Suède).

1 vol. in-12, cartonné à l'anglaise, 2ᵉ édition...................... **4 fr.**

Le livre du Dʳ Ribbing, qui effleure tous les sujets, qui prend et étudie l'homme et la femme depuis leur naissance à la vie sexuelle jusqu'au déclin de leur virilité et de leurs facultés, sera lu avec un vif intérêt aussi bien par les médecins que par les personnes qu'intéressent les problèmes sociaux.

Ce petit ouvrage contient des documents statistiques et littéraires très bien dressés, et possède une allure que la nationalité de son auteur rend particulièrement piquante.

(Le Scalpel.)

La Mort réelle et la Mort apparente
Nouveaux procédés de diagnostic et traitement de la mort apparente

Par le **Dʳ S. ICARD**

1 vol. in-12, avec gravures, cartonné à l'anglaise.................... **4 fr.**

(Ouvrage récompensé par l'Institut.)

M. Icard passe d'abord en revue tous les signes de la mort connus jusqu'ici; il en discute la valeur et l'importance. Puis il expose ses recherches personnelles et décrit une nouvelle méthode dont il est l'auteur; il en démontre la certitude par des preuves expérimentales et cliniques et en fait l'application au diagnostic des principaux états de mort apparente.

Envoi franco contre mandat-poste.

L'ouvrage se termine par l'étude de la mort apparente et par l'exposé des lois et des mesures administratives qui, chez les différents peuples et plus spécialement en France, président aux inhumations.

L'Éducation rationnelle de la Volonté

Son Emploi thérapeutique

Par le **Dr Paul-Émile LÉVY**, ancien interne des hôpitaux.

Préface de M. le Professeur BERNHEIM, de Nancy.

1 vol. in-12, cartonné à l'anglaise, 3e édition.............. .... **4 fr.**

L'auteur s'est proposé de montrer qu'il nous est possible de préserver de bien des atteintes notre être moral et physique et, s'il arrive quelque mal à l'un ou à l'autre, de tirer de notre propre fonds soulagement ou guérison.

Il s'agit en somme d'une éducation de la volonté, mais en spécifiant que celle-ci doit et peut agir sur les maux de notre corps comme sur ceux de notre esprit; la thérapeutique du corps par l'esprit ou thérapeutique psychique, appuyée sur l'auto-suggestion, peut rendre les plus grands services.

Les applications pratiques de ces procédés sont nombreuses, et M. P.-E. Lévy présente d'intéressantes observations de guérison, par cette méthode, de l'habitude de fumer, de l'insomnie, de troubles divers (par exemple somnolence, défaillances), de douleurs, de troubles oculaires, circulatoires, respiratoires, digestifs, sexuels, etc.

Éléments d'Anatomie

et de Physiologie génitales et obstétricales

PRÉCÉDÉS DE LA *Description sommaire du corps humain*

Par le **Dr A. POZZI**

Professeur à l'École de médecine de Reims, ancien interne des hôpitaux de Paris.

1 vol. in-12, avec 219 gravures dans le texte, cartonné à l'anglaise.. **4 fr.**

M. Adrien Pozzi a condensé dans ce volume les matières de l'examen qui doit être subi à la fin de la première année d'études des sages-femmes. Il donne d'abord la description sommaire du corps humain, en dehors des

Envoi franco contre mandat-poste.

organes génitaux de la femme, puis l'anatomie génitale de la femme et en particulier les recherches de Farabeuf, Pinard et Varnier sur le bassin obstétrical. Enfin, il présente l'histoire du produit de la conception jusqu'au moment où, se libérant des attaches maternelles, celui-ci va vivre d'une existence indépendante.

Manuel théorique et pratique
d'Accouchements

Par *le même.*

1 vol. in-12, avec 138 grav. dans le texte, cart. à l'anglaise, 3ᵉ édit... **4 fr.**

Ce livre s'adresse aux praticiens, aux étudiants en médecine et aux sages-femmes. Ses principales divisions comprennent : *la symptomatologie et la physiologie générale de l'accouchement, l'étude clinique et pratique de ιa grossesse et de l'accouchement, une étude clinique des différentes présentations, en particulier la pathologie de la grossesse, la dystocie, les complications de l'accouchement et de la délivrance, la grossesse extra-utérine, les interventions obstétricales, la pathologie des suites de couches, les soins à donner à l'enfant, la pathologie du nouveau-né.*

Il répond, en outre, aux programmes des examens des sages-femmes et, avec *l'anatomie et la physiologie génitales et obstétricales,* du même auteur, correspond à l'enseignement complet des Maternités.

Les Maladies de l'urèthre et de la vessie
chez la Femme

Par le **Dʳ KOLISCHER**

Traduit de l'allemand

Par le **Dʳ BEUTTNER**, privat-docent à l'Université de Genève.

1 vol. in-12, avec gravures, cartonné à l'anglaise................... **4 fr.**

Ce petit volume est la mise en lumière des théories de Schauta, qui voua dans sa clinique de Vienne une attention particulière aux maladies des organes urinaires de la femme. L'auteur débute par les règles générales de l'examen de l'urèthre et de la vessie, puis il étudie les diverses maladies de ces régions. Incontinence, énurésis, uréthrite, rétrécissement, calculs uréthraux, — catarrhe, œdème, inflammation, cystites gonorrhéique et tuberculeuse, calculs vésicaux, hémorroïdes, hernies, pneumaturies, ruptures, sont successivement examinées par le Docteur Kolischer, qui expose des procédés de traitement encore peu connus.

Envoi franco contre mandat-poste.

Cours de Médecine opératoire
de la Faculté de Médecine de Paris
Par M. le professeur Félix TERRIER
Membre de l'Académie de médecine, Chirurgien de la Pitié.

Petit Manuel
d'Antisepsie et d'Asepsie chirurgicales

En collaboration avec **M. PÉRAIRE**, ancien interne des hôpitaux de Paris.

1 vol. in-12, cartonné à l'anglaise, avec gravures..................... **3 fr.**

L'ouvrage est divisé en quatre parties : I. Méthode antiseptique telle que l'a formulée Lister, et modifications apportées à cette méthode. — II. Asepsie. — III. Méthode mixte. — IV. Application des principes antiseptiques et aseptiques à chaque région en particulier.

Petit Manuel d'Anesthésie chirurgicale
Par *les mêmes*.
1 vol. in-12, avec 37 gravures dans le texte, cartonné à l'anglaise.. **3 fr.**

L'Opération du Trépan
Par *les mêmes*.
1 vol. in-12, cartonné à l'anglaise, avec 222 gravures............... **4 fr.**

TABLE DES MATIÈRES : I. Histoire de la trépanation depuis les temps préhistoriques. — II. Description des circonvolutions et des localisations cérébrales et étude de la topographie cranio-cérébrale. — III. Manuel opératoire et description des instruments actuellement employés ; opérations nouvelles destinées à remplacer, jusqu'à un certain point, l'opération du trépan, ou à la compléter. — IV. Indications et contre-indications de l'opération du trépan.

Chirurgie de la face

En collaboration avec MM. **GUILLEMAIN**, chirurgien des hôpitaux,

et **MALHERBE**, ancien interne des hôpitaux de Paris.

1 vol. in-12, avec 214 gravures dans le texte, cartonné à l'anglaise... **4 fr.**

Les différents chapitres traitent successivement de la chirurgie des maxillaires, des lèvres, des joues, de la bouche et du pharynx, du nez, des fosses nasales et de leurs annexes les sinus de la face.

Envoi franco contre mandat-poste.

Chirurgie du cou

Par *les mêmes.*

1 vol. in-12, avec 101 gravures dans le texte, cartonné à l'anglaise. . . **4** fr.

TABLE DES MATIÈRES : I. *Chirurgie des voies aériennes* : laryngoscopie, cathétérisme et dilatation des voies aériennes, traitement endo-laryngé et extra-laryngé des polypes et tumeurs du larynx, laryngotomies, laryngectomies, trachéotomie. — II. *Chirurgie du corps thyroïde* : thyroïdectomie, exothyropexie, indications thérapeutiques du goitre. — III. *Chirurgie de l'œsophage.* — IV. *Chirurgie des vaisseaux, des ganglions lymphatiques des muscles et nerfs du cou :* ligature des artères, anévrismes, torticolis, etc.

Chirurgie de la plèvre et du poumon

En collaboration avec **M. E. REYMOND**, ancien interne des hôpitaux de Paris.

1 vol. in-12, avec 67 gravures dans le texte, cartonné à l'anglaise. . . **4** fr.

Les auteurs ont reproduit les leçons professées par M. Terrier à la Faculté de médecine de Paris. Ces leçons intéressent à la fois les médecins et les chirurgiens, certaines opérations sur la plèvre étant restées dans le domaine de la médecine.

Les différents chapitres sont consacrés à *la thoracocentèse*, à *la pleurésie purulente* et à *la pleurotomie*, à *la thoracoplastie*, à *la chirurgie de la plèvre pulmonaire*, aux *interventions pour les plaies du poumon*, à *la pneumotomie*, à *la pneumectomie.*

Chirurgie du cœur et du péricarde

Par *les mêmes.*

1 vol. in-12, cartonné à l'anglaise, avec 79 gravures dans le texte. . . **3** fr.

Les auteurs débutent par les généralités relatives à la *chirurgie du péricarde* ; puis ils donnent le manuel opératoire de la chirurgie du péricarde, les indications et les complications de la thoracocentèse ; ils traitent ensuite de la péricardotomie avec ou sans résection des cartilages costaux, du manuel opératoire, des soins consécutifs et des indications.

Pour la *chirurgie du cœur*, ils étudient successivement le traitement des plaies, les plaies abandonnées à elles-mêmes, leur traitement sans opérations, les sutures du cœur, les interventions sur le cœur en dehors des plaies, etc.

Envoi franco contre mandat-poste

Coulommiers. — Imprimerie PAUL BRODARD. — H. 1901.

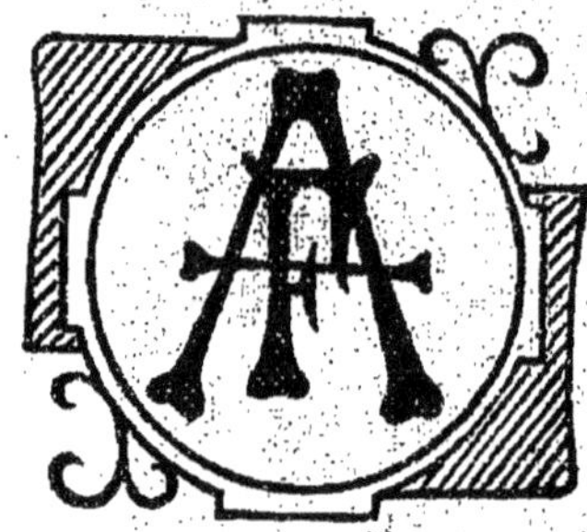